现代实用医学影像诊断学

主编◎ 张付举 等

U0345664

辽宁科学技术出版社

沈 阳

图书在版编目（CIP）数据

现代实用医学影像诊断学 / 张付举等主编. — 沈阳
：辽宁科学技术出版社，2022.7

ISBN 978-7-5591-2586-6

Ⅰ．①现… Ⅱ．①张… Ⅲ．①影像诊断 Ⅳ.
①R445

中国版本图书馆CIP数据核字（2022）第133421号

出版发行：辽宁科学技术出版社
　　　　　（地址：沈阳市和平区十一纬路25号 邮编：110003）
印 刷 者：辽宁鼎籍数码科技有限公司
经 销 者：各地新华书店
幅面尺寸：185 mm×260 mm
印　　张：15.25
字　　数：363千字
出版时间：2022年6月第1版
印刷时间：2022年6月第1次印刷
责任编辑：郑红
封面设计：李娜
责任校对：王玉宝

书　　号：ISBN 978-7-5591-2586-6
定　　价：120.00元

联系电话：024-23284526
邮购热线：024-23284502
http://www.lnkj.com.cn

前　言

　　近年来,随着电子技术的快速发展及自然科学理论的不断深入,以 X 线、计算机断层扫描术(CT)、磁共振成像(MRI)等为主导的各种影像学新技术也变得日新月异。它们在各自的领域为临床诊疗发挥着巨大的作用,令病变的发现更富有特征性、早期性、全面性。然而,这些诊断方法在敏感性、特异性、准确性及经济实用性方面各有其优缺点,因而迄今尚不能用一种方法取代其他方法。故应根据不同疾病的特点做出选择,将多种方法结合,取长补短,才能更好地为临床诊断服务。为了普及和更新影像诊断学的相关知识和最新进展,进一步满足临床需要,帮助广大临床医师和影像技师在实际工作中更好地认识、了解疾病,正确地诊断与治疗疾病,提高疾病的诊断率与治愈率,编者编写了本书。

　　本书比较深入地对临床疾病影像技术与诊疗进行了阐述,包括影像成像技术在心血管系统疾病、呼吸系统疾病、消化系统疾病、神经系统疾病、头颈部疾病、乳腺疾病、泌尿系统疾病、肌骨系统疾病等方面的应用。本书内容翔实、新颖,结构严谨,且能直观反映常见疾病的影像学特征,可读性高,总体上实现了基础与应用、影像与临床、局部与系统的高度结合,是一本集专业性、前沿性和可操作性于一体的影像诊断学专著,适合各级临床医师及各类影像专业工作者参考、研读。

　　由于编写时间仓促,书中难免存在不足和错误之处,恳请各位读者予以指正,以便进一步修订完善。

编　者

目　　录

第一章　影像形成技术

第一节 X 线成像

一、X 线成像概述

X 线是一种波长很短的电磁波,波长范围居 γ 射线与紫外线之间,为 0.0006～50 nm,用于 X 线成像的波长为 0.031～0.008 nm(相当于 40～150 kV)。它具有穿透性、荧光效应、感光效应和电离生物效应四大特性。

二、X 线成像原理

利用 X 线穿透性、荧光效应、感光效应,当 X 线穿过人体不同密度和厚度的组织结构时,被吸收的程度不同,到达荧光屏和胶片上衰减的 X 线量有所差异,因此,在荧光屏和胶片上就出现黑白对比不同的影像(天然对比)。对缺乏天然对比的组织器官采用人为的造影方法使其产生密度差别,称人工对比。X 线诊断是通过天然对比和人工对比形成的图像而实现的,亦是 X 线诊断的应用基本原理。

X 线成像的 2 个基本条件:首先是 X 线特性,特别是穿透性,能穿透人体不同组织结构;其次是人体组织结构之间存在着密度和厚度的差别,X 线片上人体组织分为 4 种密度不同的组织,即:骨骼,主要含钙,为高密度组织,X 线片上为白色,荧光屏上为黑色;软组织(皮肤、肌肉、结缔组织、内脏、软骨、血管等)与液体(血液、淋巴液、分泌液等),均由氢、碳、氮、氧等元素组成,使其相互间无法形成对比,属中等密度组织,X 线片上为灰白色,荧光屏上为灰黑色;脂肪成分与软组织相近,但其结构稀疏,吸收 X 线量少,属低密度组织,只有在 X 线片上显示较清晰时,呈灰黑色阴影;气体,由以上几种元素组成,但排列更为稀疏,吸收 X 线量最少,属低密度组织,X 线片上为黑色,荧光屏上为白色。

影响图像质量的三大基本因素如下:一是物体的密度,即单位体积内原子的数目,取决于组成物体的原子种类。原子种类又由不同的原子序数和原子量而定,物体的密度与本身的比重成正比。物体的密度越高,比重越大,吸收 X 线量越多。反之物体的密度越低,比重越小,吸收 X 线越少;二是物体的厚度与吸收 X 线量成正比。物体越厚,吸收 X 线越多,物体越薄,吸收 X 线越少;三是 X 线的波长与 X 线的穿透力成反比。X 线的波长越长,穿透力越弱,被照物吸收 X 线就越多,反之,X 线的波长越短,穿透力越强,被照物吸收 X 线就越少。总之,物体的密度越高,物体越厚,X 线的波长越长,被照物吸收的 X 线量就越多,在 X 线片上就越呈白色,荧光屏上越呈黑色,反之,物体的密度越低,物体越薄,X 线的波长越短,被照物吸收的 X 线量就越少,在 X 线片上就越呈黑色,荧光屏上越明亮。

三、X 线诊断的临床应用

(一)普通检查

1.荧光透视

简称透视。

(1)优点:可转动患者体位进行多方向观察;了解脏器的动态变化,如心脏大血管的搏动及胃肠蠕动等。

(2)缺点:荧光屏亮度较低,影像对比度及清晰度较差,难以观察密度与厚度差别小的器官及密度与厚度较大的部位,如头颅、脊柱、腹部等部位。

2.X 线摄影

是最常用的 X 线检查技术。

(1)优点:通过曝光条件的改变,可较好的显示密度、厚度较大或密度、厚度差别较小的组织结构。

(2)缺点:每一照片仅是一个方位和一个瞬间的影像,为避免重叠的遮盖,常需做互相垂直的两个方位的摄影;对功能方面的观察不及透视方便和直接。

(二)特殊检查

1.体层摄影

普通 X 线片上,一部分影像因与其前后影像重叠而不能显示。利用动态平面聚焦,体层摄影可获得某一选定层面上结构的清晰影像,而选定层面以外的结构则在投影过程中被模糊掉,CT、MRI 和超声的应用使体层摄影逐渐淡出。

2.软线摄影

采用能放射波长较长的 X 线的钼靶管球,提高软组织分辨率,用以软组织,特别是乳腺的检查。

3.高电压摄影

采用 120 kV 以上的电压进行摄片。穿透力强,有助于突出密度差别较大组织的对比度。

4.放大摄影、荧光摄影、记波摄影

目前很少使用。

四、X 线成像的数字化进展

(一)CR 系统

1.成像原理

将透过人体的 X 线影像信息记录在影像板(IP)上,经过读取、处理和显示等步骤,显示出数字化图像。

2.图像处理

CR 图像可在一定范围内调节,包括以下几种方式:

(1)灰阶处理。

(2)窗位处理。

(3)数字减影血管造影(时间减影)处理。

(4)X 线吸收率(能量)减影处理。

3.优点

(1)实现常规 X 线摄影信息数字化。

(2)提高图像的分辨、显示能力。

(3)采用计算机技术实施后处理功能,增加显示信息层次。

(4)降低常规 X 线摄影辐射量。

4.缺点

(1)时间分辨率较差。

(2)空间分辨率不足。

（二）DR 系统

1.成像原理

(1)硒鼓方式:以硒鼓为检测器的数字 X 线摄影。

(2)DDR 检测器:成板形固定于胸片架或检查床的滤线栅中。

(3)电荷耦合器件(CCD):摄像机阵列方式。

2.优点

(1)空间分辨率高。

(2)信噪比高。

(3)省去 IP 转换。

(4)直接成像。

(5)曝光量小。

(6)探测器寿命长。

3.缺点

(1)不能与原 X 线设备匹配。

(2)不能灵活搬动。

第二节　　CT 成像

一、CT 成像基本原理

计算机断层扫描(CT)是根据人体对 X 线吸收率不同,使用计算机重建方法得到人体二维横断面图像的影像设备。CT 是计算机和 X 线相结合的一项影像诊断技术,主要特点是密度分辨率高,能准确测量各组织的 X 线吸收衰减值,通过计算进行定量分析。

CT 成像的基本过程为:X 线→人体→采集数据→重建图像→显示图像。CT 球管产生的 X 线经准直器校准后,穿过具有密度差异的被检体组织,部分能量被吸收,衰减后带有组织的信息由探测器接收,通过数据采集系统进行模数转换,数据转换后由计算机重建成横断面图像,最后由显示器显示图像。

因此,CT 成像是以 X 线为能源,以 X 线的吸收衰减特性为成像依据,以数据重建为成像方式,以组织的密度差为 CT 成像的基础,以数据采集和图像重建为重要环节的 X 线成像技术。

1.数据采集

CT 球管与探测器成对称排列,每排探测器由 500～1000 个探测器单元组成。当 X 线以扇形束的形式穿过患者横断面时被检体衰减,每个探测器单元会接收透过该层面的 X 线并测量其衰减后的强度。单个探测器单元在每个角度每条射线上探测到的 X 线信号强度可通过衰减定律方程进行计算:

$$I = I_0 \cdot e^{-\mu d}$$

公式中,I_0 代表 X 线在空气或未进入物体前的初始强度,I 为衰减后 X 线强度,d 为物体厚度,μ 为物体的线性衰减系数,e 是自然对数的底。

单层 CT 图像重建多采用滤波反投影法,利用平行线束几何学原理进行断层图像重建,要求在图像重建前要把所获的扇形线束投影数据转换为平行线束投影数据。在滤波反投影法的应用中,"重建函数核"代表对投影的高通滤波法,它决定图像的锐利度和噪声。重建图像用像素的数字矩阵来代表(通常为"512×512"像素),每个像素代表被 X 线束透射的体内欲成像层面的衰减系数。每个像素的 X 线束衰减系数需要转换为 Hounsfield(HU)单位。范围从 1024～3071,作为以灰阶或彩色阶代表图像的基础。

2.图像重建

CT 图像重建的基本算法可分为 3 种。

(1)直接反投影法:又称总和法。是将众多的投影近似地复制成二维分布的方法。基本原理是把与各向投影强度成正比的量沿投影反方向投影回矩阵里,并将它们累加起来,组成该物体的层面图像。该方法是 CT 成像算法的基础。

(2)迭代法:又称近似法,是将近似重建所得图像的投影同实测的层面进行比较,再将比较得到的差值反投影到图像上,每次反投影之后可得到一幅新的近似图像。通过对所有投影方向都进行上述处理,一次迭代便可完成;再将上一次迭代的结果作为下一次迭代的初始值,继续进行迭代。迭代重建技术有三种方法:联立迭代重建法(SIRT)、代数重建法(ART)和迭代最小二乘法(ILST)。该方法图像较为真实准确,但耗时较多,现已不采用。

(3)解析法:是目前 CT 图像重建技术中应用最广泛的一种方法,它利用傅里叶转换投影定理。主要有 3 种方法:二维傅里叶转换重建法、空间滤波反投影法和摺积反投影法。其中摺积反投影法目前应用最多,其无须进行傅里叶转换,速度快,转换简单,图像质量好。解析法的特点是速度快,精度高。

普通 CT 每个探测器单元的宽度、焦点的大小、每转的投影数量决定图像的空间分辨率,患者长轴的扇形束厚度则决定图像层厚及长轴的空间分辨率。普通 CT 只支持一排探测器单元,球管每旋转一圈只扫描一层,扫描时探测器获得的是平面投影数据,而每一层的投影数据是一个完整的闭合环。

二、单层螺旋CT 成像原理

螺旋CT 扫描是在球管—探测器系统连续旋转的基础上,患者随检查床一起纵向连续运动,CT 球管连续产生 X 线,探测器同步采集数据的一种 CT 检查方法。螺旋 CT 采用滑环技术,去除了 CT 球管与机架相连的电缆,球管—探测器系统可连续旋转,使扫描速度加快。由于螺旋 CT 扫描时检查床连续单向运动,球管焦点围绕患者旋转的运行轨迹类似一个螺旋管形,故称为螺旋扫描。扫描时,螺旋 CT 探测器采集到的不是某一层面的数据,而是一个部位或一个器官的容积数据,故又称为容积扫描。

滑环技术和检查床连续运动技术的应用是单层螺旋 CT 在硬件上的重要改进,使用热容量大于 3 M 的 CT 球管,可满足进行较大范围的容积扫描。

用滑环代替电缆传递信号的方法,称为滑环技术。螺旋 CT 扫描机架内有多组平行排列的滑环和电刷,CT 球管通过电刷和滑环接触实现导电。X 线球管的滑环部分根据传递电压的不同,分为高压滑环和低压滑环。前者传递高压发生器输出的电压为几万伏,高压发生器安置在扫描机架外;后者为几百伏,高压发生器安置在扫描机架内。高压滑环上的高压经铜环和碳刷摩擦传递进入转动部分时,易发生高压放电,产生高压噪声,影响数据系统采集,进而影响图像质量。低压滑环的 X 线发生器需与 X 线球管一起旋转,增加了旋转部分重量。因而要求 X 线发生器体积小、重量轻。现在的螺旋 CT 普遍采用低压滑环技术。螺旋 CT 的高压发生器体积小,可安装在机架内。并可产生 80~140 kV 的高压。单层螺旋 CT 与非螺旋 CT 相比有以下优点:①扫描速度快,检查时间短,对比剂利用率高。②一次屏气可完成一个部位检查,克服了呼吸运动伪影,避免了小病灶的遗漏。③利用原始数据,可进行多次不同重建算法或不同层间距的图像重建,提高了二维和三维图像的质量。螺旋 CT 扫描无明确层厚概念,扇形线束增宽,使有效扫描层厚增大。

1.基本原理

CT 图像重建的理论基础是二维图像反投影重建原理,该原理要求被重建的一幅二维图像平面上的任意点,必须采用 360°角的全部扫描数据。螺旋扫描是在检查床移动过程中进行的。数据采集系统获得的信息为非平面数据。由于只有平面数据才能重建无伪影的二维图像,为了消除伪影,螺旋 CT 常采用线性内插的数据预处理方法把螺旋扫描的非平面数据合成平面数据,再采用非螺旋扫描的图像重建方法重建一幅螺旋扫描的平面图像。线性内插(LI)是指螺旋扫描数据段上的任意一点可采用相邻两点的扫描数据进行插补。数据内插的方式有 360°线性内插和 180°线性内插两种。360°线性内插法采用 360°扫描数据向外的两点,通过内插形成一个平面数据,优点是图像噪声较小,缺点是实际重建层厚比标称层厚大 30%~40%,导致层厚响应曲线(SSP)增宽,图像质量下降。180°线性内插法则采用靠近重建平面的两点扫描数据,通过内插形成新的平面数据。180°线性内插与 360°线性内插的最大区别是前者采用第二个螺旋扫描数据,并使第二个螺旋扫描数据偏移 180°角,从而能够更靠近被重建的数据平面。180°线性内插法重建改善了层厚响应曲线,图像分辨率较高,但噪声增加。

2.成像参数

由于螺旋 CT 与普通 CT 的扫描方式不同,产生了一些新的成像参数,如扫描层厚与射线束宽度、床速、螺距、重建间隔与重建层厚等。

(1)扫描层厚与射线束宽度:扫描层厚是 CT 扫描时被准直器校准的层面厚度,或球管旋转一周探测器测得 Z 轴区域的射线束宽度。单层螺旋 CT 使用扇形 X 线束,只有一排探测器,其射线束宽度决定扫描的厚度,扫描层厚与准直器宽度一致。

(2)床速:是 CT 扫描时扫描床移动的速度,即球管旋转一圈扫描床移动的距离,与射线束的宽度有关。若扫描床移动的速度增加,则射线束宽度不增加,螺距也增大,图像质量下降。

(3)螺距:是扫描旋转架旋转一周,检查床移动的距离与层厚或准直宽度的比值。公式如下。

$$Pitch = TF \div W$$

式中 TF 是扫描旋转架旋转一周检查床移动的距离,单位是 mm。W 是层厚或准直宽度,单位是 mm,螺距是一个无量纲。

单层螺旋 CT 的准直器宽度与层厚一致。其螺距定义为球管旋转一周扫描床移动的距离与准直器宽度的比值。若单层螺旋 CT 的螺距等于零时,扫描方式为非螺旋扫描。通过被检体的 X 线在各投影角相同,可获得真实的横断面图像数据;螺距等于 0.5 时,球管旋转两周扫描一层面,类似于重叠扫描;螺距等于 1 时,数据采集系统(DAS)可获取球管旋转一周的扫描数据;螺距等于 2 时,DAS 只获取球管旋转半周的扫描数据。扫描剂量恒定不变时,采用大螺距扫描,探测器接收的 X 线量较少,可供成像的数据相应减少,图像质量下降。采用小螺距扫描,探测器接收的 X 线量较多,成像数据增加,图像质量得到改善。常规螺旋扫描的螺距用 1,即床速与层厚相等;如病灶较小,螺距可小于 1;病灶较大,螺距可大于 1。

三、多层螺旋 CT 成像原理

普通 CT 和单层螺旋 CT 的球管—探测器系统围绕人体旋转一圈只获得一幅人体断面图像,而多层螺旋 CT 的球管—探测器系统围绕人体旋转一周,能同时获得多幅横断面原始图像,故称为多层螺旋 CT(MSCT)。由于多层螺旋 CT 探测器在 Z 轴上的数目由单层 CT 的一排增加到几十排至几百排,故又称为多排 CT(MDCT)。多层螺旋 CT 是指两层及两层以上的螺旋 CT 扫描机,目前临床普及机型为 16 层,16 层以上的有 64 层、256 层、320 层等。

多层螺旋 CT 使用锥形线束扫描,采用阵列探测器和数据采集系统(DAS)获取成像数据。锥形线束和阵列探测器的应用,增宽了每次扫描的线束覆盖范围,实现了多排探测器并行采集多排图像的功能,降低了采集层厚,增加了采集速度,为复杂的影像重组奠定了基础。多层螺旋 CT 的优势是薄层(高分辨)、快速、大范围扫描。

1.数据采集

多层螺旋 CT 与单层螺旋 CT 相比,X 线束由扇形改为锥形,线束宽度在 Z 轴方向从 1cm 增加到几厘米。探测器在 Z 轴方向从单层 CT 的一排增加到几排至几百排。探测器排列有两种类型,一种是 Z 轴方向上所有探测器的宽度一致,即探测器宽度均等分配的等宽型(对称型)。另一种是探测器宽度不均等分配的非等宽型(非对称型)。探测器的绝对宽度决定多层螺旋 CT 容积覆盖范围,探测器单元的大小决定图像的层厚。探测器单元越小,获得的图像分辨率越高。16 层以上 CT 的采集单元可达 0.625 mm,实现了"各向同性"的数据采集。各向同性是指 Z 轴分辨率与 XY 轴的分辨率一致或相近,体素为一正方体,任意重建平面(冠、矢状位)的图像质量保持高度一致。

多层螺旋 CT 主要是采用多排探测器和多个数据采集系统,探测器排数大于图像层数。如 4 层螺旋 CT 探测器排数最少为 8 排,最多可达 32 排。DAS 的数目决定采集获得的图像数目,探测器的组合通过电子开关得以实现,目前,DAS 系统有 4 组、16 组、64 组、256 组和 320 组,选择合适的层厚可获得与 DAS 对应的图像数。

Siemens64 层 CT 采用的 Z-Sharp 技术又称 Z 轴双倍采样技术,球管周围的偏转线圈无极调控偏转电子束,灵活改变 X 线焦点大小和在 Z 轴方向上的位置;每一个焦点投影可读出 2×32 层图像数据;每两个 32 层投影融合得到一个在 Z 轴采样距离 0.3 mm 的 64 层投影;每 150°旋转应用 AMPR 方法可重建 64 层图像。Z-Sharp 技术的特点在于 Z 轴飞焦点使到达每一个探测器单元的 X 线投影数量加倍,两次相互重叠的投影导致 Z 轴方向上的重叠采样,即 Z 轴双倍采样。GE 使用的共采集技术是根据系统设置最佳螺距,在插值求解某重建标准层面上不同投影角位置的数据时,自动根据当前的扫描数据结果,动态采集所需的插值数据点。

2.图像重建

多层螺旋 CT 的重建原理是用多列探测器的数据来重建一个标准层面的图像。若在 Z 轴某位置重建图像,则把与此重建位置同一投影角的 Z 轴上相邻两个探测器阵列的数据用于插值,并以此作为重建标准层面的投影数据,最后用二维反投影重建算法(2DBP)进行图像重建。

多层螺旋 CT 使用锥形线束扫描,在图像重建前,需要对扫描长轴方向的梯形边缘射线进行必要的修正。多层螺旋 CF 图像重建预处理是线性内插的扩展应用,4 层以下的 CT 大部分采用不考虑锥形线束边缘的图像预处理。常用的图像重建预处理方法有以下几种。

(1)优化采样扫描:是通过扫描前的螺距选择和调节缩小 Z 轴间距,使直接成像数据与补充数据分开,故又称为扫描交迭采样修正。

(2)Z 轴滤过长轴内插法:是在扫描获得的数据段内选定一个滤过段,并对该段内所有扫描数据作加权平均化处理。滤过段的范围称为滤波宽度(Fw),滤波参数、宽度和形状可影响图像质量。

(3)扇形束重建:是将锥形束射线平行分割模拟成扇形束后,再使用扇形束算法进行图像重建的方法。16 层以上 CT 则都已将锥形线束边缘的射线一起计算,各生产厂家采用不同的图像重建预处理方法。常用的方法有以下几种:①自适应多平面重建(AMPR)法:是将螺旋扫描数据中两倍的斜面图像数据分割成几部分,采用各自适配螺旋的轨迹和 240°螺旋扫描数据,并辅以适当的数据内插进行图像重建。②加权超平面重建法:是将三维的扫描数据分成二维的系列,采用凸起的超平面做区域重建的方法。③Feldkamp 重建法:是沿扫描测量的射线,把所有测量的射线反投影到一个三维容积,并以此计算锥形束扫描射线的方法。④心脏图像重建方法:多层螺旋 CT 心脏图像重建方法主要有单扇区重建法(CHR)和多扇区重建法(MSR)。单扇区重建法(CHR)是用回顾性心电门控获得螺旋扫描原始数据,利用半重建技术进行影像重建。多扇区重建法(MSR)是利用心电门控的同期信息,从不同的心动周期和不同列的检查器采集同一期相,但不同角度半重建所需的原始数据来进行影像重建。单扇区与多扇区重建的主要区别是单扇区重建的时间分辨率仅由 X 线管的旋转速度决定,而多扇区重建的时间分辨率不仅受 X 线管的旋转速度的影响,同时也受心率的影响。

四、电子束 CT 成像原理

电子束 CT(EBCT)由大功率的电子枪产生电子束,电子束通过电磁偏转打击固定于机架上的靶环产生 X 线,实现 CT 扫描。由于没有机械运动,电子束 CT 一次曝光扫描的时间可以达到 50 毫秒。

EBCT 从 1982 年开始应用于冠状动脉疾病的诊断成像。现在仍在使用的 EBCT 有两排探测器和 4 排钨靶阳极,对受检者的不同检查部位进行 8 层图像数据的扫描采集。在采用"容积模式"进行扫描时,可以在 300～400 毫秒的成像周期内只需曝光 50～100 毫秒就可以获得 8 幅图像。在进行钙化积分、冠状动脉 CT 成像或者心功能评价时,EBCT 采用"电影模式"或"流动模式"进行扫描成像,这两种扫描模式分别采用单排探测器(C-150/C-300)和双排探测器(e-speed)的采集方式。电影模式的曝光时间是 50 毫秒,以 17 次/秒的扫描频率对同一解剖结构进行扫描;流动模式是在扫描时,根据心跳周期时相对同一解剖结构曝光 50～100 毫秒进行扫描采集。由于 EBCT 的扫描模式是非螺旋的,因此,要在受检者一次屏住呼吸的情况下完成整个心脏的扫描,扫描层厚受到了限制。当采用单层数据采集模式(C-150/C-300)时,图像厚度是 3 mm,采用双层数据采集模式时,成像厚度是 1.5 mm。进行钙化积分时,EBCT 的纵轴分辨率是足够的,但要实现冠状动脉的三维可视化显示则纵轴分辨率还不够。

EBCT 扫描过程由电子束及四个钨靶环的协同作用完成,避免传统 CT 的 X 线球管、探测器(扫描机架),甚至扫描床的机械运动。电子束 CT 的成像原理与常规 CT 的主要区别在于 X 线产生的方式不同。由于电子束 CT 采用电子束扫描技术代替 X 线球管的机械运动,消除了 X 线球管高速旋转运动产生的离心力,使扫描速度大为提高,将扫描速度缩短为 50 毫秒或更短(17～34 幅/秒),成像速度是普通 CT 的 40 倍、螺旋 CT 的 20 倍(需 500 毫秒),从而减少了呼吸和运动伪影,有利于运动脏器的检查。

当然,目前高档的多层螺旋 CT 扫描机的扫描速度和扫描范围取得了很大进步,在某些方面甚至超过了电子束 CT 的成像水平,促使电子束 CT 扫描机需要在扫描速度、图像信噪比和空间分辨率等方面进一步提高。

五、双源 CT 成像原理

双源 CT(DSCT)采用双球管和双探测器系统,扫描速度为 0.33 秒,时间分辨率达到 83 毫秒,使心脏 CT 成像不受心率约束;两个球管的管电压设置不同时,可作功能性 CT 检查。

1.球管与探测器系统

双源 CT 配置了两个球管和与之对应的探测器,这两套数据获取系统(球管-探测器系统)放置在旋转机架内,互呈 90°排列。CT 球管采用电子束 X 线管,单个球管的功率为 80 kW,扫描速度 0.33 秒,最大扫描范围 200 cm,各向同性的空间分辨率≤0.4 mm,使用高分辨率扫描时可达到 0.24 mm。两套探测器系统中,一套探测器系统(A)覆盖整个扫描野(直径 50 cm FOV),另一套探测器系统(B)主要用于覆盖扫描中心视野(直径 26 cm FOV)。每组探测器各有 40 排,中间部分准直宽度为 32 mm×0.6 mm,两边各有 4 排探测器,准直宽度是 8 mm×1.2 mm。在机架等中心处,两组探测器的 Z 轴覆盖范围都是 28.8 mm。通过对采集信号数据的正确组合,两组探测器都可以实现 32 mm×0.6 mm 或 24 mm×1.2 mm 的扫描。

2.数据采集

通过 Z 轴飞焦点技术,32 排 0.6 mm 准直宽度的探测器能同时读取 64 层的投影数据,采样数据的空间间隔是等中心的 0.3 mm。通过使用 Z-Sharp 技术,双源 CT 机架旋转一周,每组探测器都能获取相互重叠的 64 层 0.6 mm 的图像数据。

双源 CT 扫描系统内,两组呈 90°排列的互相独立的数据获取系统(球管—探测器系统),只需同时旋转 90°,就可以获得平行于射线投影平面的整个 180°图像数据,这 180°的图像数据由两个 1/4 的扫描扇区数据组成。由于机架只需旋转 1/4 的扫描扇区,扫描时间只有机架旋转时间的 1/4,即获得半圈扫描数据的时间分辨率只有机架旋转时间的 1/4;而机架的旋转时间是 0.33 秒,那么数据采集的时间分辨率就是 83 毫秒,和受检者的心率无关,在一次心跳周期内就可以完成单扇区数据的采集。

3.图像重建

双源 CT 的基本扫描重建模式是单扇区重建,这是双源 CT 和单源 CT 最主要的区别。双源 CT 也可采用双扇区重建方法来进一步提高时间分辨率,在采用双扇区重建的方法时,每组探测器采集的 1/4 扫描扇区数据来自相邻连续的两个心跳周期,在每个心跳周期内采集的扇区数据都小于 1/4 扫描扇区数据,这和传统单源多层 CT 的双扇区重建方法相似。双源 CT 在使用双扇区重建方法时,时间分辨率是心率的函数,随着心率的变化而变化,机架旋转时间为 0.33 秒时,在某些特定心率条件下,时间分辨率可以达到 42 毫秒。由于心率的小变化都会引起时间分辨率的大变化,在双扇区重建的条件下,时间分辨率的平均值是 60 毫秒。在考虑进行高级的心功能的评估时,可以考虑使用双扇区重建扫描方式,比如在评价异常的心肌运动或者是计算射血分数的峰值时,在进行冠状动脉的检查或者进行心脏功能大体评估时,单扇区重建扫描模式就已能够在临床任何心率条件下提供足够的时间分辨率。

双源 CT 在进行常规 CT 检查时,可以只运行一套 X 线系统,方法与普通 64 层 CT 相同。特殊临床检查,如心脏扫描、心电门控血管成像,全身大范围全速扫描,以及双能量减影成像等,则需使用两套射线/探测器系统的双源组合。两套 X 线系统由球管和一体化高压发生器组成,可以分别调节相应的电压和电流。由于每个球管的电压都可独立设置为 80 kV、100 kV、120 kV 和 140 kV,当两个球管的管电压不一致时,如一个球管设置为 80 kV,另一个球管设置为 140 kV,双源 CT 就可以实现双能量扫描,从而获得双能量的扫描数据。

第三节　磁共振成像

生物体组织能被电磁波谱中的短波成分(如 X 线)穿透,但能阻挡中波成分如紫外线、红外线及微波。令人惊异的是,人体组织允许磁共振产生的长波成分如无线电波穿过,这是磁共振能用于临床的基本条件之一。磁共振(MRI)实际上是指核磁共振(NMR)。由于害怕"核"字引起某些人的误解与疑惧,目前通称为磁共振(MRI)。核子自旋运动是自然界的普遍现象,也是磁共振的基础。1946 年,美国科学家 Bloch 与 Purcell 几乎同时独立地完成了磁共振试验,这一科研成果获得了 1952 年诺贝尔物理学奖。自从揭示了"化学位移"现象以来,磁共振学迅速发展起来。1967 年,Jasper Jackson 在活的动物身上首次获得 MRI 信号,1972 年,Lauterbur 利用水模成功地获得了氢原子核二维的 MRI 图像,MRI 从 20 世纪 80 年代开始进入了医学临床应用阶段。

根据 19 世纪的 Gauss 学说,电与磁是一回事,可统称为电磁。电荷沿一导线运动或质子沿轴自旋即可产生磁场,而导线切割磁力线又可产生电流。原子核的自旋运动可以产生自旋磁场。具有偶数电核的原子核其自旋磁场相互抵消,不能产生磁共振现象。只有那些具有奇数电核的原子核在自旋中才能产生磁矩或磁场,如 ^1H(氢)、^{13}C(碳)、^9F(氟)、^{31}P(磷)等可被选用为磁共振成像术中的靶子,而氢原子更是首选。氢原子是人体内数量最多的物质,原子核中只含 1 个质子而不含中子,最不稳定,最易受外加磁场的影响而发生磁共振现象,所以以现阶段临床应用的磁共振成像主要涉及氢原子核。氢原子核带 1 个正电荷,又能自旋,其周围自然形成一个小磁场,整个氢原子核实际上是一个自旋的小磁体,"核"的意思是指磁共振成像主要涉及到原子核(尤其是氢原子核),与核周围的电子层关系不大。"磁"有两个含义:①磁共振过程发生在一个巨大外磁体的孔腔内,它能产生一个恒定不变的强大的静磁场(B_1)。②在静磁场上按时叠加另外一个小的射频磁场以进行核激励并诱发磁共振(B_1);还要叠加一个小的梯度磁场以进行空间描记并控制成像。"共振"是借助宏观世界常见的自然现象来解释微观世界的物理学原理。例如一个静止的音叉在另一个振动音叉的不断作用下即可能引起同步振动,先决条件是两个音叉固有的振动频率相同。核子间能量的吸收与释放亦可引起共振,处于低能级的氢原子核吸收的能量恰好等于能级差即跃迁到高能级水平,释放的能量恰好等于能级差又可跌落回低能级水平,核子这种升降波动是在一个磁场中进行的,故称之为"核—磁共振"。

从人体进入强大的外磁场(B_0),到获得清晰的 MRI 图像,人体组织与受检部位内的每一个氢原子核都经历了一系列复杂的变化。①氢原子核群体的平时状态:在无外磁场 B_0 的作用下,平常人体内的氢原子核杂乱无章地排列着,磁矩方向不一相互抵消。②在外加磁场中的氢原子核状态:人体进入强大均匀的外加磁场 B_0 中,体内所有自旋的混乱的氢原子核,其磁矩将重新定向,按量子力学规律纷纷从杂乱无章状态变成顺着外磁场磁力线的方向排列,其中多数与 B_0 磁力线同向(处于低能级),少数与 B_0 磁力线逆向(处于高能级),最后达到动态平衡。③通过表面线圈从与 B_0 磁力线垂直的方向上施加射频磁场(RF 脉冲),受检部位的氢原子核从中吸收了能量并向 XY 平面上偏转。④射频磁场(RF 脉冲)中断后氢原子核放出它们吸收的能量并回到 Z 轴的自旋方向上。⑤释出的电磁能转化为 MRI 信号。⑥在梯度磁场(由梯度线圈发出)辅助下 MRI 信号形成 MRI 图像。

一、氢原子核群体的平时状态

某些原子核(如氢原子核)可以看成是一个具有自旋能力的小星球,因为它带有电荷,自旋进动必然产生磁矩声,由这种磁偶极产生的小磁场颇似一个旋转着的小磁棒。平时人体内的氢原子核处于无规律的进动状态,无数的氢原子核杂乱无章地进动着,漫无方向地排列着,其磁矩与角动量相互抵消,整个人体不显磁性。

二、在外加静磁场中的氢原子核状态

人体进入强大均匀的磁体空腔内,在外加静磁场 B_0 的作用下,原来杂乱无章的氢原子核一齐按外磁场方向排列并继续进动,整个人体组织处于轻度磁化状态。由于氢原子核的自旋量子数 $I=1/2$,只有两种基本的排列方向,一是顺向排列(向上自旋);二是逆向排列(向下自旋),前者与静磁场磁力线方向相同,相应的磁化量子数 $m=+1/2$,处于低能级状态;后者与静磁场磁力线方向相反,相应的量子数 $m=-1/2$,处于高能级状态。在静磁场中氢原子核自旋矢量的方位角 $\theta=\arccos m\sqrt{1(I+1)}$。在静磁场中自旋(磁动量)矢量有一个转矩或电偶,它们环绕静磁场的纵轴进动,其速率可用 Larmor 公式算出。

$$F=\omega/2\pi=\gamma B_0/2\pi$$

其中 F 为共振频率(Hz),ω 为每秒的角频率(弧度),γ 为旋磁比,B_0 为静磁场。对每一种原子核来说 γ 是一个常数。

一大群原子核在静磁场中进动,每一个原子核的磁矩其位相是杂乱无章的。也就是说,它们在进动的圆环中其磁化矢量的顶端处于不同的位置,但联合起来可形成一个总的磁矩 $\overline{M}$。

这个净磁矩 $\overline{M}$ 是接收线圈产生 MR 信号的根据。对 MR 成像作用最大的氢原子核。因为它在人体内数量最多,其重量小而磁动量大,在水溶液中氢原子核的数量级为 $10^{23}/cm^3$,其中半数以上与静磁场 B_0 的磁力线方向相同,处于低能级状态。每个氢原子核磁矩的总矢量(Σ)可用以下公式计算。

$$\overline{M} = \Sigma P\mu i$$

公式中 $\overline{M}$ 为净磁矩,μi 为氢原子核的磁矩,Pi 为氢原子核的数量。由于能量差极小,因此在两个能级状态中自旋＝1/2 的氢原子核数目基本相等。如在 1.5 T 的静磁场中处于同向低能级状态的氢原子核比处于逆向高能级状态者仅多 1×10^{-5}。

在低能级与高能级状态之间根据静磁场场强大小与当时的温度,势必要达到动态平衡,称为"热平衡"状态。此时从低能级转入高能级的氢原子数恰好等于从高能级转入低能级的氢原子数,最后的磁化状态 M。称为"平衡"状态或"静息"状态。

三、施加射频(RF)脉冲后的氢原子核状态

MRI 信号的产生分两个步骤:一是磁共振的激励过程;二是磁共振的弛豫过程。如前文所述,氢原子核是一群处于一定能量级与方向上不断自旋进动的微粒,它们类似于一般磁体,具有磁性、角动量与旋转性。在 MRI 扫描机的孔腔内,人体内所有的氢原子核小磁体都将顺着强大静磁场 B_0 的方向排列,其中较多的氢原子核其磁矩方向与静磁场 B_0 相同(处于低能级),较少的氢原子核其磁矩方向与静磁场 B_0 相反(处于高能级)。人体内大量氢原子核的小磁极相加,形成一个微弱的小磁场,其总磁化矢量 M 仅为静磁场 B_0 的几百万分之一,但方向相同。在常温的"热平衡"状态下顺静磁场 B_0 排列的氢原子核数毕竟比逆向排列者多 10^6 倍,因此,人体磁化矢量 M 与静磁场 B_0 方向一致。

通过射频(RF)线圈中的电流对 MR 孔腔中的人体组织施加一个垂直方向的交变磁场 B_1,诱发氢原子核产生磁共振,这就是磁共振的激励过程。交变磁场 B_1 是由射频线圈发出的,所以 B_1 又称为射频磁场。B_1 交变地发出与中断,按磁共振所需要的频率工作,所以又称为射频脉冲。射频磁场 B_1 与静磁场 B_0 有两点不同:①B_1 十分微弱,为 B_0 的万分之一,如 B_0 的场强为 1.0 T,而 B_1 仅为 0.0001T 即足以诱发磁共振。②静磁场 B_0 不仅强大,而且恒定,其磁力线方向与 MR 扫描机的孔腔平行。B_1 磁场迅速交变,其磁力线方向总是与静磁场方向垂直。

B_1 磁场的交变振动频率具有严格的选择性,必须准确地选择 B_1 磁场的频率,使之相当于 Larmor 共振频率,才能诱发受检组织内氢原子核的磁共振现象。Rabi 发现,在静磁场 B_0 的垂直方向上施加一个交变磁场 B_1,只有在 Larmor 频率时,交变磁场的能量才会突然大量地被吸收,这种现象称为共振吸收现象。按照量子力学理论,氢原子核在磁场中只能采取两种能级状态:高能级与低能级。通过原子间的热运动相互碰撞,能量相互传递,氢原子核可在 2 个能级间跃迁;通过吸收电磁场的光子氢原子核也能从低能级跃迁到高能级,因为光子只能整个地被吸收,所以在一定的场强下能级差也是一定的,射频磁场 B_1 发射的电磁能(射频能量)必须

恰好等于能级差才会被处于低能级状态的氢原子核吸收,并借助于这个射频能量跃迁到高能级状态。在一定的场强条件下射频磁场的交变频率必须符合 Larmor 频率,它所发出的射频电磁能才恰好等于能级差。

所谓磁共振就是指氢原子核在两种能级上相互转换,当按照 Larmor 频率施加射频能量时,迫使氢原子核的磁矩从 $m=+1/2$ 低能级跃迁到 $m=-1/2$ 高能级状态。两者的能级差 $E_{1/2}-E_{-1/2}=rhB_0$,$rhB_0(=h/2\pi)$ 是一个常数。

磁共振的能量吸收只能在垂直于静磁场 B_0 的横向上查出来。因为横向上的磁化矢量 MXY 具有时间依赖性,按照法拉第感应定律,MXY 在进动过程中切割静磁场 B_0 的磁力线,可在接收线圈上感应出相应的电压。与此相反,在热运动平衡状态下的纵向磁化矢量是静止的,它不切割磁力线,因而不产生感应电流。当施加射频(RF)磁场 B_1 时,随着氢原子核自旋进动的同步旋转,即会产生横向磁化矢量。射频磁场 B_1 垂直于静磁场 B0,其作用是旋转磁化矢量 M 偏离静息状态,M 在纵向上逐渐缩短,在横向上逐渐延长。如果射频磁场 B_1 施加的时间足够长,净磁化矢量 M 可俯垂 90°,在横向上垂直于静磁场 B_0 而不断转动。旋转角度 θ 称为 RF 偏转角,$\theta=\gamma B_1 T_2$,该公式中 B_1 是射频磁场的大小,T 是施加的时间。由此可见,RF 偏转角度可通过 B_1 磁场的强弱与施加时间加以控制。

在射频磁场 B_1 的作用下,磁化矢量 M 开始转动,随着时间的延长 M 在横向上逐渐增大,从原来的 Z 轴上向 XY 平面贴近。

(1)射频磁场 B_1 是以无线电波的频率提供的,所以又称为射频脉冲。施加射频脉冲会使氢原子核旋转在同一相位上,称为同步。同步化可以看作净磁化矢量 M 在静磁场 B_0 中的相对性同步转动。

(2)控制射频磁场 B_1 的幅度与时限,可准确地控制 M 与静磁场 Z 轴(纵轴)的夹角,使之转至 90°,180°或其他角度。

(3)使磁化矢量 M 产生 90°或 180°转动的射频脉冲分别称为 90°脉冲或 180°脉冲。

(4)磁化矢量的转动角度可以通过 Larmot 公式加以计算,即 $V_1=\dfrac{1}{2x}\gamma B_1$。这个公式说明在激发脉冲后磁化矢量的进动过程,$V_1$ 是旋进的频率,B_1 是射频脉冲的幅度。在单位时间内 (tp)磁化矢量转动的周数为 rBtp,每周 360°,所以磁化矢量的转动角度为 $\theta=2\pi B_1 tp\cdot 360°$根据标准射频频率的理论,一个长度为 t 的射频脉冲可以覆盖其频率范围的 1/2,也就是说,100 微秒脉冲可以覆盖 5kHz。

总之,施加 90°、180°或其他角度的射频脉冲后,人体组织内受检部位的氢原子核因接收了额外的电磁能,其磁化矢量偏离了静磁场的方向而转动 90°或 180°,部分处于低能级的氢原子核因吸收了能量而跃迁到高能级状态。这一接收射频磁场电磁能的过程就称为磁共振的激励过程。在激励过程中氢原子核吸收了额外的电磁能,由低能级升入高能级,从而进入了磁共振的预备状态。

四、射频脉冲停止后的氢原子核状态

一旦射频(RF)磁场 B_1 停止,净磁化矢量 M 就仅受静磁场 B_0 的作用,并环绕着 B_0 进动。如果在静磁场 Y 轴方向上安置一个线圈,净磁化矢量 M 在盘旋转动时必将在该线圈中感应出一个 AC 电压，V＝$M_{XY}°\cos\omega T_2$，该公式中 $M_{XY}°$ 是 90°射频脉冲中止时横向上的磁化矢量，T 是从 90°盘旋转动至电压测量时的间隔，由此引起的信号强度是一个余弦，其大小与磁化矢量呈正比，其频率相当于 Larmor 频率。当横向磁化矢量从缩短至消失，信号也衰减至零，这种衰减呈指数衰减，需要恒定的时间 T_2^*，与此同时线圈上测出的电压也递减至零。因此，感应电压比较准确的表达公式应为：V＝$M_{XY}°e^{-T/T_2^*}\cos\omega T_2$，上述现象称为"自由感应衰减"或称 FID 信号。无论吸收或释放电磁能，都必须在 Larrook 共振频率的特殊条件下才能进行。氢原子核等在 Larmor 共振频率条件下这种电磁能的吸收与发射过程，就是磁共振。

如果知道静磁场 B_0 的场强大小，即可计算出 Larmor 共振频率，Larmor 方程式为 $\omega_0＝\gamma B_0$，即：共振频率（MHz）＝-γ·静磁场场强（T）；其中 W_0 为共振频率（MHz）；B_0 为静磁场场强（T）；γ 为一个常数，称为旋磁比，氢原子核的旋磁比为 42.58MHz/T_2 以超导型 MR 扫描机为例，当静磁场场强为 0.5T 时，$\omega_0＝42.58×0.5＝21.3MHz$；当场强为 1.0T 时，$\omega_0＝42.58×1.0＝42.58MHz$；当场强为 1.5T 时，$\omega_0＝42.58×1.5＝63.9MHz$。上述频率非常接近于自动电话机与民用无线电收音机的波频，因此通常称 B_1 磁场为射频磁场，称产生这一波频的线圈为射频（RF）线圈。对 MRI 来说，Larmor 方程有以下实用价值。

（1）静磁场场强的大小决定了 MRI 扫描机工作时所需要的射频频率，静磁场场强与共振频率之间呈线性关系。

（2）除氢原子核以外还有某些原子核亦可产生磁共振，但其旋磁比有所不同。

（3）静磁场的微小变化将使共振频率发生相应的微小变化，梯度线圈产生的微小磁场叠加在静磁场上，会引起频率与时相的微小变化，通过频率编码与相位偏码，可以确定每一个像素的空间位置，这是 MR 成像的基础。

当射频磁场 B_1 中断时，激励过程即告完成，弛豫过程随之开始，受激励的氢原子核将释放出它们吸收的能量，重新回到静磁场原先排列的平衡位置上。在回返过程中转动的净磁化矢量 M 将感应出一个电磁波，通过接收线圈检测出来，就是呈指数衰减的 MRI 信号。

总而言之，激励的氢原子核释放能量并回返原先排列方位的过程就称为弛豫。释放的能量以无线电磁波的形式发射出来，是 MRI 成像的基础。

弛豫过程伴随着能量释放，只有在发射频率与吸收频率相同的条件下，即在 Larmor 共振频率时吸收的能量才能释放出去。能量释放会伴发下列情况：①射频线圈可兼做天线接收器（接收线圈），释放的能量以无线电波的形式发射，被接收线圈接收并记录成 MRI 信号。②能量不可逆性地散布于人体周围组织"晶格"中，化为热量或诱发分子运动（T_1 弛豫）。③能量可逆性地转移到其他正在共振的氢原子核上，使其相位的一致性丧失（T_2 弛豫）。

射频线圈（接收线圈）只能记录与静磁场 B_0 方向垂直的能量成分；与静磁场 B_0 平行的能量成分因变化太慢，不能在 RF 线圈内诱发出有意义的 MRI 信号。受检部位每个小的组织体素（容积）所发出的 MRI 信号均有细微的差异，利用梯度磁场的频率编码与相位编码方法，足以破译出 MRI 信号的细微差异，通过傅立叶转换，可将组织内每个 MRI 信号的位置及强度计算出来，并重建成电视屏幕上的亮点，信号越强则亮点越白。

净磁化矢量 M 回返的过程由两个时间常数所决定，分别称为 T_1 弛豫时间与 T_2 弛豫时间。净磁化矢量先从静磁场 B_0 的垂直面上开始衰减，称为横向弛豫（T_2 弛豫），继之逐步返回

静磁场 B_0 的方向,称为纵向弛豫(T_1 弛豫)。

净磁化矢量 M 在弛豫过程中是不断转动的,在垂直于静磁场 B_0 的 XY 平面上转动的半径越来越短(T_2 弛豫),在平行于静磁场 B_0 的 Z 轴上逐渐延长(T_1 弛豫)。

在 MRI 技术中仍然沿用横断面(轴面)、冠状面及矢状面代表人体的三维空间。Z 轴代表静磁场 B_0 的磁力线方向,人体进入磁体圆孔腔内,组织形成的净磁化矢量 M_0 与 Z 轴平行,这一过程需时几秒钟。施加 90°射频脉冲后,净磁化矢量 M 偏转 90°,在 XY 平面上转动。90°脉冲中断后弛豫开始,此后随着弛豫时间的延长 M_XY 缩短,而 M_Z 延长。

弛豫过程中纵向磁化矢量的增长(T_1 延长)与横向磁化矢量的缩短(T_2 缩短)均呈指数函数关系,在一定的静磁场中 T_1 与 T_2 是两个时间常数。90°脉冲后净磁化矢量 M 与静磁场 B_0 呈 90°角,此时 M_1(M_2)成分为 0;纵向弛豫开始后 M 矢量偏转,并回返至平衡状态,此时 M_1(M_2)最长并与静磁场 B_0 的方向平行。M_1(M_2)方向上的纵向弛豫过程呈指数增长曲线,其特征性的时间常数 T_1 在磁共振学上被定义为从零增长到 $1-1/e$ 所需要的时间,即从零到达其最终最大值 63% 所需要的时间。

T_2 弛豫代表 90°脉冲之后在均一静磁场 B_0 中共振氢原子核脱离相位(丧失相位一致性)所需要的时间。90°脉冲中断的瞬间,M 矢量的 M_2(M_XY)成分最大,弛豫开始后横向上的 M_2(M_XY)成分向零递减,达到平衡状态时横向磁化矢量 M_2(M_XY)不复存在,此刻共振质子间的相位一致性丧失殆尽。M_2(M_XY)递减过程也是一个指数递减曲线,其特征性的时间常数 T_2 在磁共振学上被定义为最大值递减至 $1/e$ 所需要的时间,即从最初最大值到达 37% 所需要的时间。

T_1 弛豫方向平行于外磁场 B_0 方向,在此过程中能量从共振氢核向周围晶格中散失。T_2 弛豫方向垂直于外磁场 B_0,在此过程中不涉及从共振氢核向周围晶格的能量散失,共振质子失去相位的一致性,共振核之间有彼此的能量交换,但无能量丢失。T_1 与 T_2 弛豫过程是理解人体组织 MRI 成像的关键。目前 MRI 成像中常见的 T_1 与 T_2 加权像即表现了组织的 T_1 与 T_2 弛豫特征。

T_1 弛豫即纵向弛豫,又称为"自旋—晶格弛豫"。RF 脉冲使氢原子核吸收能量而处于激励状态;激励的氢原子核必须将它们吸收的过多的能量逸散于周围的环境即分子晶格中,才能重新回返原来的平衡状态,所以这一弛豫过程称为"自旋—晶格弛豫"。回返到平衡状态也需要一个激发的射频磁场,引起自旋—晶格弛豫的射频磁场是由周围环境中的原子核晶格提供的,又称为晶格磁场。晶格磁场的波动频率必须与激励氢原子核的进动频率相一致,也就是在 Larmor 共振频率的条件下才能激发氢原子核释放它们吸收的能量,从而回返到原来的平衡状态。在液体中晶格磁场的波动是由分子盲目的热运动(布朗运动)引起的。

分子重新定向的平均速率与分子的大小有关。小分子(如水)比大分子(如脂质)重新定向要快得多,巨大分子(如蛋白质或 DNA)重新定向则十分缓慢。在适当的 MR 场强中,中等大小的分子如脂肪分子,其转动频率最接近于 Larmor 进动频率,因此脂肪质子的弛豫比水分子要弛豫得快;而水分子的平均转动频率远远大于氢原子核的进动频率,所以水分子弛豫相当缓慢。巨大分子如蛋白质的转动频率比氢原子核的进动频率缓慢得多,所以蛋白分子弛豫得相当缓慢。进动频率与外加静磁场的场强成正比,所以 T_1 弛豫时间还具有场强依赖性。

分子弛豫快其 T_1 弛豫时间就短,如脂肪的 T_1 为几百毫秒,而纯水的 T_1 为 3 秒。在共振频率(ω_0)中弛豫率与晶格磁场的场强成正比,因此,Larmor 频率的变化势必改变组织的弛豫时间。外加静磁场场强增大会使共振频率 ω_0 增大,组织的弛豫时间也随之延长(长 T_1)。

游离水弛豫缓慢(长 T_1 与长 T_2),但生物组织中的水却弛豫得相当快,T_1 弛豫时间仅为几百毫秒。为了解释这一现象,有人认为组织中的部分水分子吸附在蛋白质分子的表面上,形成结合水。由于蛋白大分子的牵扯结合水的运动速度缓慢下来,比较接近于 Larmor 进动频率,因而弛豫增快,T_1 值得以缩短。正常组织中的游离水与结合水处于一种快速的动态平衡状态,在病理情况下这种快速动态平衡发生紊乱,如肿瘤及邻近的水肿区,其结合水释放,游离水增加,因而呈长 T_1 与长 T_2 信号。

T_2 弛豫即横向弛豫,在此过程中不存在能量从氢原子核向周围晶格中的转移,但激励氢核与静息氢核之间彼此交换能量,也就是说,处于静息状态的氢核吸收了激励氢核释放的能量。横向磁化矢量丧失的速率决定着 T_2 弛豫时间的长短。横向磁化矢量之所以丧失,是由于氢核之间相互作用使其磁动量丧失了位相上的一致性。在一个理想的均匀磁场中,所有氢核的进动频率应当相同并保持位相的一致性。但外加静磁场都不够均匀,人体组织的固有晶格小磁场也不够均一,这就导致了磁场的不均匀性,后者使氢核以略有差异的速率进动,共振频率的差异会越来越大,必然引起位相一致性的丧失及横向磁化矢量的丧失。T_2 弛豫时间就是指人体局部小磁场横向磁化矢量丧失所需要的时间,它主要与人体组织的固有小磁场有关。大分子比小分子的 T_2 弛豫快,因为大分子重新定向比较缓慢。结合水(与巨大分子如蛋白质紧密结合)的进动速度接近于 Larmor 共振频率,所以 T_2 弛豫快,但比 Larmor 共振频率慢得多的巨大分子其 T_1 弛豫慢。与 T_1 相比 T_2 对外磁场的大小不那么敏感。在生物组织中 T_2 的波动范围为 50~100 毫秒。游离水的 T_2 值比结合水长得多,病灶处 T_2 值延长显然与游离水/结合水比率增大有关,肿瘤、梗死、炎症及其水肿区内游离水比例高,所以呈长 T_2 高信号。

如果不检测自由感应衰减,可以另外观测"自旋回波"。众所周知,在一个 90°脉冲之后一定的时间(T_2)内,MRI 信号应衰减殆尽,这段时间即所谓自旋—自旋弛豫时间,或称为横向弛豫时间。但实际上横向磁化矢量的衰减速度比自由感应衰减速度快得多,即 T_2 值比 T_2 值短得多,T_2 就是所谓的实际横向弛豫时间。造成横向弛豫速度加快的主要原因是外加静磁场的空间不均匀性。由于静磁场场强在空间上不太均匀,人体不同部位的氢原子核实际上是在略有差异的不同的场强条件下自旋,其进动频率自然也会略有差异。这样一来,必然加速自旋氢原子核丧失其位相上的一致性,因而横向磁化矢量的实际缩短速度比单纯的 T_2 弛豫速度要快。世界上迄今尚未制造出理想的完全均匀的静磁场,为了克服磁场空间不均匀性带来的弊端,物理学家在 MR 技术中创用了 180°射频脉冲。在 90°脉冲后一定时间内(T),再施加一个 180°射频脉冲,在 Tms 后(即所需时间 t=90°脉冲后 2T)可以重建位相的一致性(重聚焦),这样一来,因静磁场空间不均匀而失去位相一致性的原子核,又回到彼此一致的位相上,并能从这一过程中记录下 MR 信号,故称为回波。2T 也称为回波延迟时间(TE)。

自旋回波形成的过程像一场独出心裁的赛马。T=0 相当于比赛开始,所有的参赛马都排列在起跑线上。比赛开始后 t=T,每匹马按自己的速度拉开了距离,快马(F)跑得远,慢马(S)跑得近。此时一声回跑令,马匹均按原速回返,t=2T 时快马慢马几乎同时回到起跑线。

第四节　不同成像技术及检查方法的应用价值

一、X 线检查

骨骼含有大量的钙盐,密度高,同周围软组织有良好的自然对比,而且骨骼内的骨皮质、骨松质和骨髓之间也有良好的自然对比。因此,一般摄影即可使骨与关节清晰显影,而骨关节的病变也容易在 X 线片上显示出来。

X 线检查不但能显示病变的范围和程度,而且还可能做出定性诊断。但是有些骨关节疾病的 X 线表现比病理改变和临床表现出现晚,因此,初次检查有可能无法发现早期病变。应根据临床拟诊和不同疾病的发展规律,定期复查或进一步做 CT、MRI 检查。也有些病变需经过再次复查才能做出定性诊断。还须注意,不少骨关节疾病缺乏典型和特征性的 X 线表现,需结合临床资料才能确诊。

1.X 线片

摄片要注意以下几点:①任何部位,包括四肢长骨、关节和脊柱,都要用正侧位投照。某些部位还要用斜位、切线位和轴位等。②应包括周围软组织,四肢长骨摄片要包括邻近的一个关节。③两侧对称的骨关节,病变在一侧而症状与体征较轻,或 X 线片上一侧有改变但不够明显时,应在同一技术条件下摄照对侧,以便对照。

2.血管造影

多用于检查肢体动脉。主要用于血管疾病的诊断和良、恶性肿瘤的鉴别。

3.关节造影

向关节腔内注入对比剂,形成人工对比,然后对关节腔进行观察。目前由于 CT、MRI 在临床广泛应用,一般 X 线关节造影已很少使用。

二、CT 检查

骨关节与软组织疾病一般应先选用 X 线检查,当临床和 X 线诊断有疑难时可选用 CT 进一步检查。有时对软组织肿块和骨骼解剖较复杂的部位,如脊柱和骨盆,也可首选 CT。

CT 横断面上能清晰显示组织结构的空间关系,对病变显示更细致,能发现 X 线片上不能看到的病变,能显示细微的钙化和骨化,而且密度分辨率高,能区分脂肪、肌肉和软骨等组织,因此能为疾病诊断提供更多的依据。尤其多层螺旋 CT 广泛应用后,可以更多地进行三维及二维图像重建,重建后的二维及三维图像能立体、直观地显示骨关节正常结构和病变特征,可弥补单纯横断面图像的缺点。

1.平扫

检查时尽量将病变部位与对侧对称部位同时扫描,以便对照观察。一般行横断面扫描,参照 X 线片,根据病变的可能性质和范围,确定扫描计划,一般层厚 2~5 mm。选择适当的窗宽窗位分别观察骨骼和软组织。要做二维和三维重建时,扫描层厚可选 0.6~2 mm。

2.增强扫描

软组织和骨关节病变的软组织肿块常需增强扫描,有助于确定病变的范围和性质。

3.CT 造影检查

血管造影(CTA):将高密度对比剂注入血管,通过螺旋 CT 快速扫描后三维重建,可显示局部肢体血管结构。

CT 关节造影是将对比剂注入所需检查的关节腔内做 CT 扫描。脊髓造影 CT(CTM)是向硬膜囊内注射非离子型有机碘对比剂,再做 CT 扫描,现多被 MRI 所替代。

三、MRI 检查

MRI 是检查骨肌系统疾病的重要手段,能任意平面成像,观察更全面,而且对软组织的分辨力比 X 线和 CT 都高,能很好显示正常组织和病变,能早期发现病变区骨髓信号的改变。但 MRI 对钙化和细小骨化的显示不佳。因此,对多数骨关节和软组织病变的诊断,应在 X 线片的基础上进行。

1.平扫

MRI 检查应根据受检部位选择不同的体线圈或表面线圈,以提高信噪比,使图像更清晰。自旋回波和快速自旋回波的 T_1WI 和 T_2WI 是基本的扫描序列,脂肪抑制 T_1WI 和 T_2WI 也是常用序列。层面方向可选用横断、冠状、矢状或各种方向的斜切面。常规先做横断面 T_1WI 和 T_2WI 检查,在此基础上选做冠状位和矢状位扫描。

MRI 关节造影:如果关节内积液较多,可采用 T_2WI 扫描序列,T_2WI 上关节内液体信号很高,能达到关节造影的效果。一般情况下也可将稀释的含钆对比剂注入关节腔后做 T_1WI。

2.增强扫描

骨关节和软组织 MRI 增强扫描有助于判断病变的性质和范围。

第二章　心血管系统疾病

第一节　先天性心脏病

一、房间隔缺损

（一）概述

房间隔缺损（ASD）（继发孔型）即房间隔发育不良造成左右心房之间异常交通的一种先天性心脏畸形，是最为简单的一种心内畸形，在所有先天性心脏病中其发病率为 10％～20％。

房间隔缺损的症状多不一致，与缺损大小和分流量多少有密切关系。缺损大者，症状出现较早；缺损小者，可长期没有症状，一直潜伏到老年。多数病例在小儿时期并无任何症状，常在体格检查时始被发现；一般到了青年期后，大多为 21～40 岁开始出现症状，主要症状为劳动后气急、心悸或呼吸道感染和心力衰竭等。

（二）影像学检查

1.X 线检查

（1）心脏扩大：尤为右心房和右心室最明显，这在右前斜位照片中更为清晰。

（2）肺动脉段凸出：肺门阴影增深，肺野充血，在透视下有时可见到肺门舞蹈征，晚期病例可有钙化形成。

（3）主动脉结缩小。

此外，一般病例并无左心室扩大，可与室间隔缺损或动脉导管未闭区别。

2.CT 检查

（1）增强：CT 横断扫描自上腔静脉入口水平至下腔静脉隔下水平，逐层进行分析，如发现房间隔连续性中断 2 个层面以上，提示房间隔中断。

（2）间接征象：右心房、室增大；中心肺动脉增大，外围分支增大；腔静脉增大。小房间隔缺损心肺改变不明显；大房间隔缺损常存在肺动脉高压征象。

（三）治疗

1 岁以上的继发孔型房间隔缺损罕有自发性闭合者，对于无症状的患儿，如缺损小于 5 mm 可以观察，如有右心房、右心室增大一般主张在学龄前进行手术修补。约有 5％婴儿于出生后 1 年内并发充血性心力衰竭。内科治疗效果不佳者也可施行手术。成年人如缺损小于 5 mm、无右心房室增大者可临床观察，不做手术。成年病例如存在右心房室增大可手术治疗，合并有心房颤动者也可同时手术，但肺血管阻力大于 12 U、出现右向左分流和发绀者则禁忌手术。

有一部分继发孔房间隔缺损如位置合适，可行微创的经心导管介入治疗。经股静脉插管，将镍钛合金的封堵器夹在房间隔缺损处，闭合房间隔缺损达到治疗目的。不用开胸手术。

继发孔房间隔缺损常经胸骨正中入路于体外循环下直视修补,右前外侧切口也可提供良好的手术显露,但需排除合并有其他类型心脏畸形。小的继发孔型房间隔缺损可直接缝合,如缺损大则需用心包片或涤纶补片修补,完成修补前左心房注水以防止心脏复跳后出现空气栓塞。

静脉窦型房间隔缺损修补较为复杂,一般经上腔静脉直接插入引流管以增加缺损显露,修补中必须辨别右上肺静脉开口并避开窦房结,将补片缝于右肺静脉入口前沿的右房壁上,以保证肺静脉引流入左心房,如有必要则需补片加宽上腔静脉入口,防止静脉回流受阻。

年龄大的房间隔缺损病例术后窦性心动过缓发生率较高,可用异丙肾上腺素或阿托品增快心率,术中安置临时起搏电极为有效措施。

二、室间隔缺损

(一)概述

室间隔缺损(VSD)是胚胎期心室间隔发育不全造成的左、右心室之间的异常交通,并在心室水平出现左向右血液分流的先天性心血管畸形,占先天性心血管畸形的 $12\%\sim20\%$。它可以单独存在,亦可以是其他复杂先天性心脏病畸形的一个组成部分,如在法洛四联症、大动脉转位、矫正型大动脉转位、完全性房室通道、三尖瓣闭锁与主动脉弓中断等。

室间隔缺损是常见的先天性心脏病之一,约为先天性心脏病总数 20%,可单独存在,也可与其他畸形并存。

本病临床表现与缺损大小、肺血流量、肺动脉压力及是否伴发其他心脏畸形有关。小型缺损,分流量小者,一般无临床症状,生长、发育也正常。缺损大,分流量大者,可在婴儿期即出现症状,表现为体形瘦小、面色苍白、喂养困难、多汗、生长发育滞后及反复呼吸道感染等。严重者常有显著的呼吸窘迫、肺部湿啰音、肝大等慢性充血性心力衰竭的表现;孩子大后可出现活动后易疲劳、心悸和气促。

(二)影像学检查

1.X 线检查

缺损小、分流量少者,心脏和大血管的形态正常。缺损中等、分流量较大者,左心室增大,主动脉较小,肺动脉圆锥凸出。缺损较大、分流量大者,则肺动脉段明显扩张,肺动脉分支粗大,呈充血状态,且见肺门舞蹈,左、右心房均扩大,左、右心室均肥厚。

艾森曼格综合征的 X 线,肺动脉显著扩大,但心影扩大反而不明显,属于正常者占 45%,肺门血管阴影增大,但外周肺纹理纤细而稀少,呈残根状改变。

2.CT 检查

(1)以要观察的解剖为中心,行不同切面多角度多层重组,对判定缺损位置、测量大小有一定价值。

(2)间接征象:分流量小者,除室间隔中断直接征象外,余心肺所见可无异常。分流量大者可见肺野密度增高,支气管血管束增多增粗,如有肺动脉高压,主肺动脉及左右肺动脉可有不同程度增粗,分支的扭曲,可有左右心室增大。室间隔缺损常是复杂畸形的重要组成部分,诊断分析应予以注意,避免漏诊。

（三）治疗

1.内科治疗

主要防治感染性心内膜炎、肺部感染和心力衰竭。

2.外科治疗

直视下可行缺损修补术。缺损小、X线与心电图正常者不需手术；若有或无肺动脉高压，以左向右分流为主，手术以 4～10 岁效果最佳；若症状出现早或有心力衰竭，也可在婴幼儿期手术；显著肺动脉高压，有双向或右向左分流为主者，不宜手术。

手术方法：在气管插管全身麻醉下行正中胸骨切口，建立体外循环。阻断心脏循环后，切开右心室流出道前壁，虽可显露各类型室间隔缺损，但对心肌有一定损伤，影响右心功能和损伤右束支。目前，多采用经右心房切开途径，这对膜部缺损显露更佳。高位缺损，则以经肺动脉途径为宜。对边缘有纤维组织的较小缺损可直接缝合，缺损小于 1 cm 者则用涤纶织片缝补。

三、动脉导管未闭

（一）概述

动脉导管连接肺动脉总干与降主动脉，是胎儿期血液循环的主要渠道，95%的婴儿在出生后一年闭塞，如此时仍未闭塞，即为动脉导管未闭（PDA）。未闭的动脉导管按形态分为 3 型，以漏斗形者多见。本病可单独存在或合并其他畸形。本病女性多见，总体预后良好。

1.症状

主要取决于分流量大小，分流量越大，肺动脉高压越早。临床症状就越明显。轻型者无症状，重的有乏力、劳累后心悸、气喘、胸闷、咳嗽、咯血等。晚期可出现心力衰竭，重度肺动脉高压者出现发绀，肺动脉或未闭的动脉导管破裂出血等。

2.体征

最突出的体征是在胸骨左缘第 2 肋间有响亮的连续性机器声样杂音，占据几乎整个收缩期与舒张期，以收缩期末最响并伴有震颤。分流量较大的患者心尖区可闻及舒张期杂音（相对性二尖瓣狭窄），肺动脉瓣区第二心音增强，周围血管征阳性。出现右向左分流者上述杂音减轻，并有发绀，此种发绀下半身较上半身更为明显。

（二）影像学检查

1.X 线检查

分流量小的患儿 X 线检查可无异常。分流量较大的患儿，X 线示心脏增大，以左室扩大为主，心影向左向下扩大，心房有时也可增大，肺动脉段凸出，肺门血管阴影增粗，肺野充血，透视下可见搏动，升主动脉扩张，主动脉结呈"漏斗"征。若伴有严重肺动脉高压，则右心室也增大，肺动脉段凸出明显，周围血管影变细，此时，肺野充血反而不明显。

2.心导管检查和选择性血管造影检查

一般病例可不做心导管检查。如果临床杂音不典型或疑有合并其他畸形时，应做右心导管检查。右心导管检查可见肺动脉水平血氧饱和度或血氧含量高于右心室，当两者血氧含量差值超过 0.5 %时，表示肺动脉水平有左向右分流。血含氧量差异越大，分流量越大，并可计算出分流量。如心导管通过未闭导管进入降主动脉至横膈水平，更能明确诊断。

当发生肺动脉高压,血氧改变不明显时,或对不同部位左向右分流的疾病,如主-肺动脉间隔缺损、主动脉窦瘤破裂、室间隔缺损合并主动脉瓣关闭不全鉴别困难时,需要进行逆行主动脉造影检查。当经导管注入造影剂时,可见升主动脉和主动脉弓扩大,肺动脉同时显影,并可见未闭动脉导管显影,以观察导管的直径、长度和形态。

3.CT 检查

增强扫描于动脉弓下层面见一条增强的血管与主肺动脉分歧部稍左侧相连,呈管状、漏斗状、动脉瘤状,少数可见主动脉峡部与主肺动脉紧邻,呈窗型相通。典型的动脉导管未闭,可见左心房室增大,主肺动脉及左右肺动脉增宽,两肺支气管血管束增多增粗及肺动脉高压征象。

3.治疗

动脉导管未闭诊断确立后,如无禁忌证应择机施行手术,中断导管处血流。目前大多数动脉导管未闭的患者可用经心导管介入方法(使用 Amplatzer 蘑菇伞或弹簧圈封堵)得到根治。对于过于粗大、或早产儿的动脉导管未闭可考虑使用开胸缝扎的方法。

近年来,对早产儿因动脉导管未闭引起呼吸窘迫综合征者,可先采用促导管闭合药物治疗,如效果不佳,可主张手术治疗。

动脉导管闭合手术一般在学龄前施行为宜。例如,分流量较大、症状较严重,则应提早手术。年龄过大、发生肺动脉高压后,手术危险性增大,且疗效差。患细菌性动脉内膜炎时应暂缓手术;但若药物控制感染不力,仍应争取手术,术后继续药疗,感染常很快得以控制。

四、主动脉缩窄

(一)概述

主动脉弓缩窄是指动脉导管开口附近降主动脉上段的先天性有血流动力学意义的狭窄。狭窄程度最重者可以是管腔闭锁。但是有别于主动脉弓中断的是,主动脉弓缩窄两端的主动脉壁是连续的。在某些罕见病例中,主动脉弓缩窄发生于左颈总动脉和左锁骨下动脉之间的主动脉弓。

随着肺循环阻力下降和动脉导管闭合,患有重度主动脉弓缩窄的新生儿会出现面色苍白、全身组织低灌注、代谢性酸中毒等症状,甚至出现腹腔脏器缺血坏死。婴幼儿期的患者最常见的症状是呼吸急促、易激惹、多汗、喂养困难、恶病质等心力衰竭的表现。如果侧支循环发育较好,儿童和成年患者可仅有运动受限和下肢易疲劳的自觉症状。大多数未合并其他心内畸形的患者甚至没有症状。

(二)影像学检查

1.X 线检查

主动脉弓缩窄的特征性表现有两个。

(1)后肋下缘切迹:第 3~5 后肋下缘受扩张的肋间动脉压迫形成的切迹,但是在 3 岁以前不出现。后肋无切迹,在右侧切迹意味着右锁骨下动脉异常起源,在左侧则提示左锁骨下动脉开口狭窄。

(2)左上纵隔的"3"字征:该征象的上、下两半部分分别由左锁骨下动脉和主动脉峡部、缩窄后扩张的降主动脉的影像组成。几乎所有的新生儿主动脉弓缩窄患者都有非常显著的心脏扩大,同时伴有充血性心力衰竭的肺部表现。1/3 的儿童患者有心脏扩大,15% 有肋骨下缘切迹。成年患者几乎都有这两个特征性表现。

2.心导管检查和选择性血管造影检查

对于非婴儿期的患者,主动脉内跨缩窄的心导管连续测压和主动脉造影是传统上的标准诊断方法。同时,主动脉造影还可以显示侧支循环的发育程度。需要注意的是,当合并大的未闭动脉导管和肺动脉高压时,心导管连续测压不能准确显示血流的跨缩窄压差。

3.CT 和 MRI 检查

对于非婴儿期的患者,MRI 和 CT 检查越来越多的代替导管检查成为手术前确诊和手术后复查的手段。这两种方法对畸形和侧支循环细节的显示甚至超过了造影。可清晰显示缩窄部位、范围、形态(隔膜形、漏斗形、曲折形、主动脉弓发育不全、闭锁形)、缩窄程度(以邻近增长管腔直径为准,缩窄≤50%为轻度,50%~74%为中度、75%~99%为重度,100%为完全闭塞)。对合并畸形的检出有重要意义。对于年龄大于 20 岁的患者,必须除外可能合并于主动脉弓缩窄的主动脉瘤。MRI 和 CT 检查对血流动力学的检测是间接的,如果诊疗过程中血流动力学数据起关键的作用,患者仍需接受心导管检查。

(三)治疗

1.药物治疗

主要用降压药物控制高血压。

2.介入治疗

包括单纯球囊扩张血管成形术和支架植入术两种方式。总体而言,主动脉缩窄的介入治疗尚处于摸索阶段。

3.手术治疗

原则上讲一旦明确诊断主动脉缩窄,均应尽早手术,以解除主动脉缩窄的远近端血压差异。缩窄部切除及端—端吻合术,适用于年幼儿童,狭窄比较局限的病例;主动脉缩窄成形术包括补片成型及人工血管移植术,适用于缩窄段较长,切除后端端吻合有困难者,以 16 岁以上患者为佳;主动脉缩窄旁路移植术适用于缩窄范围广泛以及缩窄部位不易暴露,切除有困难以及再缩窄需要再次手术者。

五、法洛四联症

(一)概述

法洛四联症是联合的先天性心脏血管畸形,包括肺动脉口瓣狭窄、室间隔缺损、主动脉右位(骑跨于缺损的心室间隔上)和右心室肥大 4 种情况。如无主动脉骑跨,只有其他 3 种异常者,称为非典型的法洛四联症;同时有房间隔缺损时称为法洛五联征。

临床表现主要是自幼出现的进行性青紫和呼吸困难,易感乏力,劳累后采取下蹲位休息,严重缺氧时可引起昏厥发作,甚至有癫痫、抽搐。

(二)影像学检查

1.X 线检查

肺野异常清晰,肺动脉段不明显或凹入,右心室增大并心尖向上翘起,心影呈木靴状,在近1/4 的患者可见右位主动脉弓。

2.CT、MRI 检查

对于各种解剖结构的异常可进一步清晰显示。

（三）治疗

临床上手术治疗有以下几种方法。

1.四联征矫正术

仰卧位,全麻,胸部正中切口,一般主张应用中度低温体外循环,新生儿则主张在深低温停循环和低流量体外循环下进行。一般采用4℃冷血心脏停搏液行冠状动脉灌注诱导心脏停搏进行心肌保护。心内矫正操作包括室间隔缺损修补、妥善解除右室流出道梗阻。

2.姑息手术

肺血管发育很差、左心室发育小以及婴儿冠状动脉畸形影响应用右心室流出道补片者,均应先行姑息性手术,以后再行二期纠治手术。姑息手术的选择:①对年龄大的儿童多采用锁骨下动脉—肺动脉吻合术,或右心室流出道补片加宽术,后者适于两侧肺动脉过于狭小的病例。②3个月以内的婴儿则采用升主动脉—肺动脉吻合术或中心分流术。

六、心内膜垫缺损

（一）概述

1.部分性心内膜垫缺损

指病变除单纯原发孔缺损外,二尖瓣的大瓣亦呈分裂状态。其发病率相对完全性心内膜垫缺损较为常见,有人指出在1000例先天性心脏病尸解中,占2.5%。

临床表现:①无明显二尖瓣反流的部分性心内膜垫缺损患者,其临床表现相似于大的继发孔房间隔缺损者。出现临床症状一般在儿童期。患儿主要表现消瘦,易患呼吸道感染,活动量略低于正常同龄儿。②分流量小的部分性心内膜垫缺损症状不明显,仅在查体时发现心脏杂音。③分流量大者,随着出生后肺血管阻力的下降,患者会出现大汗、呼吸急促、喂养困难、反复的上呼吸道感染、生长发育迟缓、活动量受限,以及充血性心力衰竭。

2.完全性心内膜垫缺损

指除具有上述部分性心内膜垫缺损病变外,兼有三尖瓣的隔瓣分裂,甚至心内膜垫腹、背两部分也未融合,并伴有室间隔缺损,使4个心腔都相互交通。

完全性心内膜垫缺损包括:房室瓣下方巨大的室间隔缺损,原发性房间隔缺损以及房室瓣发育异常,超过50%的患者合并先天愚型。完全性心内膜垫缺损,发病率低于部分性心内膜垫缺损。

完全性心内膜垫缺损的临床特点是症状出现早,而且严重。患者一般很早就出现典型的充血性心力衰竭症状,以及反复上呼吸道感染、喂养困难、体重不增、多汗等,上述症状主要由肺血增加和肺动脉高压所致。如果没有得到及时的手术治疗,患者很快会发展为严重的肺动脉高压,并由于充血性心力衰竭而死亡。

（二）影像学检查

1.部分性心内膜垫缺损

（1）X线检查:无明显二尖瓣反流者,其影像同继发孔房间隔缺损。伴有二尖瓣严重反流,X线表现为心脏增大,以左、右心室和右心房为主。肺动脉段凸出,肺血明显增多,肺门影

扩大。

(2)心导管检查:只有当患者出现严重的肺动脉高压,为了明确是否存在手术指征时,才需要做右心导管检查。右心导管检查可发现导管极易由右心房进入左心房和左心室,右心房血氧含量增高,提示在心房平面有左向右分流,并可计算肺血管的阻力及肺循环的血流量。左室造影以观察缺损的大小、房室的容积及二尖瓣反流的情况。

2.完全性心内膜垫缺损

(1)X线检查:主要显示肺血增加,心脏明显扩大,肺动脉段凸出。当发展为重度肺高压时,心脏增大不明显,两侧肺门增大,周围肺纹理纤细,肺动脉段呈瘤样扩张。

(2)心导管检查:目前已经不是术前的常规检查。仅用于测定肺血管阻力,为判断是否尚具有手术适应证提供依据。

右心导管检查可见右房和右室血氧含量增加,肺动脉压升高可达主动脉压水平,此与部分性心内膜垫缺损不同。后者肺动脉压多低于主动脉压的60%。行选择性左室造影时,显示左室流出道变狭长,呈典型的"鹅颈征",并可观察房室瓣反流情况。

(三)治疗

肺动脉环缩术在以前外科技术不成熟时应用较多,但它反而加重二尖瓣反流,起不到姑息治疗的效果,目前应用较少,只是针对于3个月内的小婴儿合并肺炎、心力衰竭,内科治疗无效,可考虑先行肺动脉环缩术;待心脏和全身情况改善后3~6个月,再做根治手术。

根治手术治疗的原则:是关闭室间隔缺损和房间隔缺损,恢复无狭窄和反流的二尖瓣,避免损伤传导束。手术成功的关键是左侧房室瓣成形的效果,避免出现左室流出道狭窄。

完全型心内膜垫缺损的手术方法包括单片法、双片法和改良单片法。从手术死亡率和因二尖瓣反流、起搏器植入、左室流出道梗阻、残余室间隔缺损或房间隔缺损的再手术率来评价,三种手术方法的效果大体相同。

相比较而言,完全型心内膜垫缺损最为复杂,手术风险最高,死亡率3%~5%。总体上,心内膜垫缺损患者远期二尖瓣再手术率为10%~15%。

第二节 冠状动脉粥样硬化性心脏病

一、概述

冠状动脉粥样硬化性心脏病,简称冠心病(CHD),是一种严重危害人民健康的常见病、多发病,随着我国人民生活水平的提高,动物性脂肪摄入量增加,CHD的发病率有逐步增高趋势,全国CHD的死亡率为(0.2~0.4)/10万。

动脉粥样硬化斑块造成冠状动脉狭窄或闭塞是CHD的基本病变,且主要分布在心外膜下的大动脉,近端多于远端,最常见为前降支,其次为左回旋支,右冠状动脉及左冠状动脉完全闭塞时发生心肌梗死。若缺血或梗死面积较大,累及乳头肌或室间隔时可引起室壁瘤,二尖瓣关闭不全或室间隔破裂。

冠状动脉最常见的病理改变是动脉粥样硬化,好发于冠状动脉左前降支和右冠状动脉主干上、中 1/3 处,其次为左旋支、后降支和左冠状动脉主干,特别多见于分支、分叉、变细及动脉固定的部位。其发生机制是内膜损伤、脂质沉积及平滑肌细胞由血管中层向损伤的内膜浸润的综合作用,从而形成粥样硬化斑块,使管壁狭窄或合并冠状动脉痉挛造成管腔狭窄致冠状动脉供血不足。斑块进一步发展可发生钙化、出血和血栓形成,使管腔闭塞而引起心肌梗死。冠状动脉缺血还见于炎症、血栓栓塞及畸形等。缺血影响心脏传导系统而引起心律失常,甚至猝死。

隐匿性者可无明显自觉症状,只有在过度劳累或负荷试验时才呈现异常。心绞痛表现为发作性胸骨后疼痛,呈压迫压榨感,放射至左上肢及左肩部,每次发作数分钟,休息或含服硝酸甘油后立即缓解,少数表现为发作性牙痛或上腹痛等。如心绞痛持续时间长,伴有气急、出汗、恶心,休息或含化硝酸甘油等不能缓解应考虑急性心肌梗死的可能。心电图有 ST 段弓背向上的抬高、T 波高耸或倒置及异常 Q 波时可诊断为心肌梗死。

二、影像学检查

对于本病的影像学检查方法的选择,X 线检查是一种辅助方法,仅对左心衰竭、心室壁瘤、室间隔破裂和(或)乳头肌断裂,功能失调的诊断及心肌梗死病情和预后的估计有一定的价值。CT,尤其是多层螺旋 CT 对冠状动脉钙化的测定,利用血管重建技术对于冠状动脉主干及大的分支显示有用,有替代血管造影的趋势。超声心动图、MRI 及核素显像等对心肌功能的测定,PET 对鉴别心肌坏死与心肌"冬眠"上均有重要的临床价值。冠状动脉造影对明确冠状动脉狭窄程度、部位和范围及侧支循环等方面,至今仍是首选方法,可为 PTCA 和 CABG 的治疗提供信息。尤其是介入治疗的普遍开展,诊断明确即可进行治疗,因此作用巨大,必要时应作为首选方法。

1.X 线检查

隐性心绞痛者,心影一般无改变,少数患者透视观察左心缘有局限性搏动减弱或消失;急性心肌梗死时,可有左心室增大,或以左心室增大为主的全心增大,并出现左心衰竭征象:①肺门影增大、模糊,上肺野血管纹理增粗,肺透明度减低。②间质性肺水肿征,中下肺野呈网状结构阴影,有的出现少量胸腔积液。③可伴肺泡性肺水肿征象占心肌梗死后综合征,在心肌梗死后数天发生,可反复发作,表现为心包炎、肺炎和胸膜炎,心室壁瘤,左心室壁局限性凸出或左心缘不规则,透视局部有反常运动,心室壁可出现钙化或与纵隔心包粘连征;室间隔穿孔,在肺淤血的基础上出现肺出血现象,心脏逐渐增大,肺动脉段突出;冠状动脉、主动脉可有钙化迂曲。

2.CT 检查

可发现沿冠状动脉走行的斑点状、条索状、不规则轨道形成或整条冠状动脉的钙化灶,多层扫描模式的扫描可用于分析左心室整体和节段功能,还可分析右心室功能,利用重建技术尚可显示冠状动脉大分支的情况。

3.MRI 检查

心肌梗死患者常采用 SE 脉冲序列横轴位和短轴位像,可全面显示病理改变。MRI 可用于评价心功能,室壁运动状态,显示室壁瘤或室间隔破裂等并发症。急性心肌梗死可进行 Gd-DTPA 增强以提高病变的显示率。心绞痛的患者,可以应用造影增强结合快速扫描技术评价心肌血流灌注和鉴别心肌活力。还可以采用静息 MRI 药物负荷或运动实验,显示心肌缺血。冠状动脉磁共振血管造影一般显示冠状动脉长度为三主支的近端至中段。对>50%的冠状动脉狭窄可做出判断。

4.冠状动脉造影

目前仍为冠心病诊断的金标准。病变段有狭窄或闭塞,管腔不规则或有瘤样扩张。侧支循环形成发生于较大分支的严重狭窄或阻塞。狭窄近端血流缓慢,狭窄远端显影和廓清时间延迟;闭塞近端管腔增粗及血流改道,闭塞远端出现空白区和(或)逆行充盈的侧支循环影。

5.放射性核素检查

核素显像采用单光子发射型断层显像仪(SPECT)。心肌灌注显像负荷试验对冠心病心肌缺血、梗死的检测、愈合评估及治疗方案的选择均有一定的临床价值。该方法简便,对患者无痛苦,有利于冠状动脉腔内成形术(PTCA)或冠状动脉搭桥术(CABG)后随访,可以动态观察左心室心肌血流的恢复情况以及再狭窄所致的心肌再缺血。而^{18}F-脱氧葡萄糖(FDG)正电子发射型断层仪(PET)心肌代谢显像是鉴别存活心肌与坏死心肌的金标准。

三、治疗

冠心病的治疗包括:①生活习惯改变:戒烟限酒,低脂低盐饮食,适当体育锻炼,控制体重等。②药物治疗:抗血栓(抗血小板、抗凝),减轻心肌氧耗(β受体阻滞剂),缓解心绞痛(硝酸酯类),调脂稳定斑块(他汀类调脂药)。③血运重建治疗:包括介入治疗(血管内球囊扩张成形术和支架植入术)和外科冠状动脉旁路移植术。药物治疗是所有治疗的基础。介入和外科手术治疗后也要坚持长期的标准药物治疗。对同一患者来说,处于疾病的某一个阶段时可用药物理想地控制,而在另一阶段时单用药物治疗效果往往不佳,需要将药物与介入治疗或外科手术合用。

1.药物治疗

目的是缓解症状,减少心绞痛的发作及心肌梗死;延缓冠状动脉粥样硬化病变的发展,并减少冠心病死亡。规范药物治疗可以有效地降低冠心病患者的死亡率和再缺血事件的发生,并改善患者的临床症状。而对于部分血管病变严重甚至完全阻塞的患者,在药物治疗的基础上,血管再建治疗可进一步降低患者的死亡率。

(1)硝酸酯类药物:本类药物主要有硝酸甘油、硝酸异山梨酯(消心痛)、5-单硝酸异山梨酯、长效硝酸甘油制剂(硝酸甘油油膏或橡皮膏贴片)等。硝酸酯类药物是稳定型心绞痛患者的常规用药。心绞痛发作时可以舌下含服硝酸甘油或使用硝酸甘油气雾剂。对于急性心肌梗死及不稳定型心绞痛患者,先静脉给药,病情稳定、症状改善后改为口服或皮肤贴剂,疼痛症状完全消失后可以停药。硝酸酯类药物持续使用可发生耐药性,有效性下降,可间隔8~12小时服药,以减少耐药性。

(2)抗血栓药物:包括抗血小板和抗凝药物。抗血小板药物主要有阿司匹林、氯吡格雷(波立维)、替罗非班等,可以抑制血小板聚集,避免血栓形成而堵塞血管。阿司匹林为首选药物,维持量为每天 75~100 mg,所有冠心病患者没有禁忌证应该长期服用。阿司匹林的不良反应是对胃肠道的刺激,胃肠道溃疡患者要慎用。冠脉介入治疗术后应坚持每天口服氯吡格雷,通常 0.5~1 年。

抗凝药物包括普通肝素、低分子肝素、磺达肝癸钠、比伐卢定等。通常用于不稳定型心绞痛和心肌梗死的急性期，以及介入治疗术中。

（3）纤溶药物：溶血栓药主要有链激酶、尿激酶、组织型纤溶酶原激活剂等，可溶解冠脉闭塞处已形成的血栓，开通血管，恢复血流，用于急性心肌梗死发作时。

（4）β受体阻滞剂：即有抗心绞痛作用，又能预防心律失常。在无明显禁忌时，β受体阻滞剂是冠心病的一线用药。常用药物有美托洛尔、阿替洛尔、比索洛尔和兼有α受体阻滞作用的卡维地洛、阿罗洛尔（阿尔马尔）等，剂量应该以将心率降低到目标范围内。β受体阻滞剂禁忌和慎用的情况有哮喘、慢性气管炎及外周血管疾病等。

（5）钙通道阻断剂：可用于稳定型心绞痛的治疗和冠脉痉挛引起的心绞痛。常用药物有维拉帕米、硝苯地平控释剂、氨氯地平等。不主张使用短效钙通道阻断剂，如硝苯地平普通片。

（6）肾素血管紧张素系统抑制剂：包括血管紧张素转换酶抑制剂（ACEI）、血管紧张素Ⅱ受体拮抗剂（ARB）以及醛固酮拮抗剂。对于急性心肌梗死或近期发生心肌梗死合并心功能不全的患者，尤其应当使用此类药物。常用 ACEI 类药物有依那普利、贝那普利、雷米普利、福辛普利等。如出现明显的干咳不良反应，可改用血管紧张素Ⅱ受体拮抗剂。ARB 包括缬沙坦、替米沙坦、厄贝沙坦、氯沙坦等。用药过程中要注意防止血压偏低。

（7）调脂治疗：适用于所有冠心病患者。冠心病在改变生活习惯基础上给予他汀类药物，他汀类药物主要降低低密度脂蛋白胆固醇，治疗目标为下降到 80 mg/dL。常用药物有：洛伐他汀、普伐他汀、辛伐他汀、氟伐他汀、阿托伐他汀等。最近研究表明，他汀类药物可以降低死亡率及发病率。

2.经皮冠状动脉介入治疗（PCI）

经皮冠状动脉腔内成形术（PTCA）应用特制的带气囊导管，经外周动脉（股动脉或桡动脉）送到冠脉狭窄处，充盈气囊可扩张狭窄的管腔，改善血流，并在已扩开的狭窄处放置支架，预防再狭窄。还可结合血栓抽吸术、旋磨术。适用于药物控制不良的稳定型心绞痛、不稳定型心绞痛和心肌梗死患者。心肌梗死急性期首选急诊介入治疗，时间非常重要，越早越好。

3.冠状动脉旁路移植术（简称冠脉搭桥术，CABG）

通过恢复心肌血流的灌注，缓解胸痛和局部缺血、改善患者的生活质量，并可以延长患者的生命。适用于严重冠状动脉病变的患者，不能接受介入治疗或治疗后复发的患者，以及心肌梗死后心绞痛，或出现室壁瘤、二尖瓣关闭不全、室间隔穿孔等并发症时，在治疗并发症的同时，应该行冠状动脉搭桥术。手术的选择应该由心内、心外科医生与患者共同决策。

第三节　风湿性心脏病

一、概述

风湿性心脏病分为急性风湿性心肌炎和慢性风湿性瓣膜病。前者可累及心包、心内膜、心肌，以心肌受累最重，影像学检查缺乏特异性。后者为急性期后遗留下的慢性心脏瓣膜损害（包括纤维化、粘连、缩短、黏液样变和缺血性坏死等），导致瓣膜开闭功能障碍。病变可累及任何瓣膜,但是以二尖瓣受累最常见,其次为主动脉瓣和三尖瓣。本病多见于 20～40 岁的青壮年。

(1)二尖瓣狭窄(MS)最为常见。病理表现为瓣叶增厚,交界处粘连,开放受限,形成瓣口狭窄。二尖瓣狭窄使左心房压力增高,导致左心房扩大和肺循环阻力增加,最后产生肺循环高压。因右心负荷加重,使右心室肥厚、右心室腔扩大,最终导致右心衰竭。

患者主要临床表现为易疲劳、气短、心悸,重者可出现咯血、呼吸困难,下肢水肿及端坐呼吸,颊部发绀变色为典型的"二尖瓣面容"。查体:心尖部可闻及响亮舒张期杂音伴震颤,肺动脉瓣第二心音亢进,脉搏不规则。心电图有宽大的双峰 P 波,左心房增大,右心室肥厚。

(2)二尖瓣关闭不全(MI)主要病理表现为瓣叶、乳头肌和腱索的缩短及相互粘连,使瓣膜不能正常关闭。二尖瓣关闭不全引起左心室收缩时血液向左心房反流,左心房、左心室均增大,继而导致肺循环高压。二尖瓣关闭不全往往继发于二尖瓣狭窄之后,并与之并存。

患者主要临床表现为乏力、气急、心悸及左心功能不全。查体:心尖部闻及粗糙的全收缩期吹风样杂音,向左腋中线传导,同时可扪及收缩期震颤,第一心音减弱,脉搏不规则。

(3)主动脉瓣狭窄(AS),患者的主动脉瓣叶相互粘连、融合,使瓣口开放受限,引起收缩期左心室后负荷增加,左心室壁代偿性肥厚,至失代偿期出现左心室扩大,心肌耗氧量增加,冠状动脉供血不足,最终导致充血性心力衰竭。

患者主要临床表现为呼吸困难、乏力、心绞痛和昏厥。查体:主动脉瓣区可闻及Ⅲ级以上向颈部传导的收缩期杂音,第二心音减弱,并可触及收缩期震颤。心电图示左心室高电压、肥厚,严重者可出现 T 波倒置(劳损型),偶有左束支传导阻滞。

(4)主动脉瓣关闭不全(AI)常与二尖瓣病变并存。主动脉瓣环扩大,瓣叶缩短、变形,致主动脉瓣在舒张期不能正常关闭为其主要病理改变。由于舒张期主动脉血液向左心室内反流,使左心室容量负荷增加,致左心室扩大,最终亦引起左心衰竭。

患者主要临床表现为劳力性乏力、呼吸困难、心悸和心绞痛,晚期可出现心功能不全。查体:主动脉瓣区闻及舒张期哈气样杂音,第二心音减弱或消失;有"水冲脉""枪击音"和脉压差增大等周围血管征。心电图示左心室高电压、肥厚。

二、影像学检查

1.X 线检查

(1)二尖瓣狭窄:心脏呈"二尖瓣"型,可见上肺静脉扩张,下肺静脉变细,血管边缘模糊等肺淤血的表现,重者出现间质性肺水肿或肺循环高压的征象;主动脉结缩小,肺动脉段凸出;左心缘出现第三弓,支气管分叉角度增大,右心缘可见双心边影,均提示左心房增大;同时右心室增大,左心室较小。

(2)二尖瓣关闭不全:心脏呈"二尖瓣"型,肺淤血程度较单纯二尖瓣狭窄轻,左心房、左心室增大,心缘搏动增强,常伴右心室增大。

(3)主动脉瓣狭窄:心脏多呈"主动脉"型,主动脉结大,心腰凹陷,左心室增大,心尖圆隆,升主动脉中段局限性扩张。

(4)主动脉瓣关闭不全:多与主动脉瓣狭窄并存。心脏呈主动脉型。可有肺淤血,主动脉结凸出,左心房、左心室增大,主动脉及左心室搏动增强。

2.超声心动图检查

(1)二尖瓣狭窄:二维超声心动图示舒张期二尖瓣开放受限,瓣叶增厚、钙化,左心房内常见附壁血栓,腱索增粗、缩短及融合;二尖瓣口缩小呈"鱼口状"或"一"字形,瓣口面积≤2.5 cm²。M型超声心动图示二尖瓣前叶回声增粗、增强,EF斜率减低,E峰消失呈墙垛状,二尖瓣前、后两叶平行上移。多普勒超声心动图示瓣口有高速喷射血流,E峰>1.5 m/s,舒张期有宽大的湍流频谱。彩色多普勒舒张期可见一束以黄色为主的五彩镶嵌血流信号,自左心房经狭窄的瓣口喷射进入左心室。

(2)二尖瓣关闭不全:二维和M型超声心动图表现为瓣叶增厚、有赘生物附着和钙化,收缩期瓣口不能闭合,左心房、左心室增大。多普勒超声心动图在二尖瓣口的左心房内有反向血流频谱。彩色多普勒显示左心房内有起自二尖瓣口的五彩镶嵌色反流束。

(3)主动脉瓣狭窄:二维超声心动图示瓣叶回声增强、增粗、钙化。开放受限,形态不规则,瓣口面积<2.0 cm² 时。M型超声心动图可见主动脉瓣呈多层回声增强,室间隔及左心室壁增厚。彩色多普勒示收缩期主动脉瓣口可见五彩镶嵌血流束从主动脉瓣口喷射进入升主动脉.

(4)主动脉瓣关闭不全:二维超声心动图可见瓣膜关闭受限,瓣叶增厚、钙化,可见团块状赘生物回声。M型超声心动图表现为舒张期主动脉瓣不能合拢,瓣叶间裂隙大于3 mm。彩色多普勒超声心动图示舒张期有起自主动脉瓣的五彩镶嵌反流信号进入左心室流出道,可达心尖部。

3.CT检查

CT平扫可显示心脏各房室的形态及大小异常,瓣膜钙化;增强扫描可显示心腔内的附壁血栓,常见于左心房内,表现为低密度充盈缺损。

4.MRI检查

(1)二尖瓣狭窄:心电门控自旋回波 T_1 加权像可见左心房明显扩大和右心室肥厚,左心房内多呈中至高信号。为淤滞的血流所致;而左心房内的血栓则呈高信号。MRI电影显示舒张期左心室内有起自左心房经二尖瓣口向左心室内喷射的无信号血流束。此外,还可见肺动静脉的扩张等肺循环高压的表现。

(2)二尖瓣关闭不全:T_1 加权像显示左心房和左心室增大。MRI电影显示收缩期左心房内可见起自左心室经二尖瓣口的低信号反流束,重者可延伸至左心房后壁。

(3)主动脉瓣狭窄:T_1 加权像显示左心室壁呈向心性肥厚,信号均匀,升主动脉扩张,以中段为著,主动脉瓣叶增厚,信号强度较低。MRI电影显示心室收缩期可见起自左心室、经主动脉瓣口向升主动脉内喷射的低信号血流束。根据该血流束的长度和宽度,可评估狭窄程度及跨瓣压差。

(4)主动脉瓣关闭不全:T_1 加权像示升主动脉扩张,左心室扩大,可伴有室壁肥厚。MRI电影显示心室舒张期可见起自主动脉瓣口、向左心室腔内反流的低信号血流束。

5.X线心血管造影检查

双斜位左心室造影显示二尖瓣狭窄者,心室舒张期二尖瓣口可见类圆形、边缘清楚的"圆顶状"充盈缺损,凸向左心室内,提示二尖瓣叶粘连,开放受限。二尖瓣关闭不全者,收缩期可见对比剂经二尖瓣口反流进入左心房。主动脉瓣狭窄者,心室收缩期主动脉瓣口不能正常开放,变形呈"鱼口状"或幕状,凸向升主动脉,血流经狭窄瓣口喷入升主动脉(即"喷射"征),升主动脉中段呈梭形扩张。主动脉瓣关闭不全者,心室舒张期可见对比剂自升主动脉经主动脉瓣口向左心室内反流。

三、治疗

瓣膜病变不论是狭窄、关闭不全或者同时存在,出现明显临床症状时都需要手术治疗,对病变瓣膜进行修复或者置换。

1.无症状期的风湿性心脏病的治疗

治疗原则主要是保持和增强心脏的代偿功能,一方面应避免心脏过度负荷,如重体力劳动、剧烈运动等;另一方面亦需动静结合,适当做一些力所能及的活动和锻炼,增强体质,提高心脏的储备能力。适当的体力活动与休息,限制钠盐的摄入量及呼吸道感染的预防和治疗。注意预防风湿热与感染性心内膜炎。合并心力衰竭时,使用洋地黄制剂,利尿剂和血管扩张剂。

2.风湿性心脏病的手术治疗

对慢性风湿性心瓣膜病而无症状者,一般不需要手术;有症状且符合手术适应证者,可选择做二尖瓣闭式扩张术或人工瓣膜置换术。

手术适应证:无明显症状的心功能Ⅰ级患者不需手术治疗。心功能Ⅱ、Ⅲ级患者应行手术治疗。心功能Ⅳ级者应先行强心、利尿等治疗,待心功能改善后再行手术。伴有心房颤动、肺动脉高压、体循环栓塞及功能性三尖瓣关闭不全者亦应手术,但手术危险性增大。有风湿活动或细菌性心内膜炎者应在风湿活动及心内膜炎完全控制后6个月再行手术。

3.风湿性心脏病并发症的治疗

(1)心功能不全的治疗。

(2)急性肺水肿的抢救。

(3)心房颤动的治疗。

第四节　肺源性心脏病

一、概述

肺源性心脏病(简称肺心病),是指由支气管—肺组织、胸廓疾病、肺血管病变等疾病导致肺组织结构和功能异常,引起右心损害的一种心脏病。根据病情缓急和病程长短可分为急性和慢性肺心病,临床上以后者多见。慢性肺心病的主要病理表现为右心室肥厚,急性肺心病的主要病理表现为右心室扩张,常见于急性大面积肺栓塞。

(一)肺、心功能代偿期

常见症状包括慢性咳嗽、咳痰和喘息,活动后心悸、气促、乏力明显,劳动耐力下降,有不同程度的发绀。胸痛可能与右心缺血有关或因壁层胸膜或纵隔纤维化及粘连所致。可有咯血,多为支气管黏膜表面的毛细血管或肺小动脉破裂所致。体格检查见明显肺气肿表现,如桶状胸、肋间隙增宽、肺部叩诊过清音、肝上界和肺下界下移,肺底活动度缩小,听诊普遍呼吸音降低,急性期常可闻及干湿啰音。右心室扩大,心音遥远,肺动脉瓣第二音亢进,提示有肺动脉高压存在。三尖瓣可能闻及收缩期杂音,剑突下可及心脏收缩期搏动,提示右心室肥厚和扩大。因肺气肿胸腔内压升高,腔静脉回流障碍,可出现颈静脉充盈,肝下缘因膈肌下移而可在肋缘触及。

(二)肺、心功能失代偿期

1.呼吸衰竭

急性呼吸道感染为最常见诱因,主要表现为缺氧和二氧化碳潴留所致的一系列症状。患者发绀明显,呼吸困难加重,被迫坐位,患者呼吸节律、频率和强度均表现异常。常有头痛,夜间为著。当有中、重度呼吸衰竭时可出现轻重不等的肺性脑病表现。体格检查见球结膜充血水肿、眼底网膜血管扩张和视盘水肿等颅压升高表现。腱反射减弱或消失,锥体束征阳性。此外,高碳酸血症可导致周围血管扩张,皮肤潮红,儿茶酚胺分泌亢进而大量出汗。早期心排出量增加,血压升高,晚期血压下降甚至休克。

2.心力衰竭

主要表现为右心衰竭。患者心悸、气短、发绀更明显,腹胀、食欲缺乏、尿少,查体颈静脉怒张,肝大有压痛,肝颈静脉回流征阳性,可出现腹腔积液及下肢水肿。此时静脉压明显升高,心率增快或可出现心律失常,剑突下可闻及收缩期反流性杂音,吸气时增强。可出现三尖瓣舒张中期杂音甚至三尖瓣舒张期奔马律。少数患者可出现急性肺水肿或全心衰竭。

3.其他器官系统损害

包括肺性脑病、酸碱平衡失调、水电解质代谢紊乱、消化道出血、肾脏损害、肝脏损害、休克等。

二、影像学检查

(一)X线检查

除肺部原发疾病的表现,还有肺动脉高压和右心增大等表现。

1.肺部原发疾病的X线表现

可见肺纹理增多、扭曲和变形,病情较重可伴有纤维化;肺野透亮度增强、膈肌下降、胸廓增大、肋骨上抬。侧位呈前后径增大,还可见肺结核、支气管扩张、肺纤维化、广泛胸膜增厚等X线征象。

2.心血管征象

①肺血管X线征象:右下肺动脉扩张,横径≥15 mm,其横径与气管比值≥1.07,肺动脉段突出≥3 mm,中央肺动脉扩张,外周肺血管纤细;②心脏X线征象:心尖上翘或圆突,右侧位见心前缘向前隆凸,心前间隙变小,有时可见扩大的右心室将左心室后推与脊柱阴影重叠。右心衰竭时心脏面积多呈明显扩大,肺淤血加重,心力衰竭控制后心脏扩大、肺动脉高压和肺淤血情况可有所缩小或控制。

(二)CT检查

可显示肺动脉高压和肺心病的相应形态学改变,如肺动脉主干和左右肺动脉扩张,右心室壁增厚、心腔扩张、室间隔增厚移位等。主肺动脉内径与升主动脉内径之比大于1,或成人主动脉内径大于 30 mm,提示有肺动脉高压。右心室壁增厚,其厚度可等于或大于左心室壁厚度,或右心室壁厚度大于 5 mm,多伴有右心室扩大。

三、治疗

(一)急性加重期

1.控制感染

参考痰菌培养及药物敏感试验选择抗生素。常用的有青霉素类、氨基糖苷类、喹诺酮类及头孢类抗生素。原则上选用窄谱抗生素为主,选用广谱抗生素时必须注意可能的继发真菌感染。

2.氧疗

通畅呼吸道,纠正缺氧和二氧化碳潴留。

3.控制心力衰竭

肺心病患者一般在积极控制感染,改善呼吸功能后心力衰竭便能得到改善。患者尿量增多,水肿消退,肿大的肝缩小、压痛消失。不需加用利尿剂,但对治疗后无效的较重患者可适当选用利尿、强心或血管扩张药。

4.控制心律失常

一般心律失常经过治疗肺心病的感染、缺氧后可自行消失。如果持续存在可根据心律失常的类型选用药物。

(二)缓解期

采用中西药结合的综合措施,目的是增强患者的免疫功能,去除诱发因素,减少或避免急性加重期的发生,逐渐使肺、心功能得到部分恢复。

第五节　原发性心肌病

一、概述

(一)扩张型心肌病

扩张型心肌病(DCM)是一类既有遗传又有非遗传原因造成的复合型心肌病,以左室、右室或双心腔扩大和收缩功能障碍等为特征,通常经二维超声心动图诊断。DCM 导致左室收缩功能降低、进行性心力衰竭、室性和室上性心律失常、传导系统异常、血栓栓塞和猝死。DCM是心肌疾病的常见类型,是心力衰竭的第三位原因,是原发性心肌病中最常见的类型。

扩张型心肌病是原发性心肌病中最常见的类型,30～50 岁最多见,男多于女,起病缓慢,可有无症状的心脏扩大许多年,或表现各种类型的心律失常,逐渐发展,出现心力衰竭。可先有左心衰竭,心悸、气短、不能平卧;然后出现右心衰竭,肝大,水肿,尿少。亦可起病即表现为全心衰竭。胸部隐痛或钝痛,典型心绞痛少见。由于心搏出量减少,脑供血不足而头晕或头痛,甚或昏厥。由于心脏内附壁血栓,可致肺、脑、肾、四肢动脉栓塞。心律失常较常见,以异位心律,尤其室性期前收缩多见,心房颤动发生率为 10%～30%,也可有各种类型程度不等的传导阻滞。心律失常可能是患者唯一表现。可因心律失常或动脉栓塞而突然死亡。

(二)肥厚型心肌病

肥厚型心肌病(HCM)是一种以左心室和(或)右心室及室间隔不对称肥厚为特征的疾病,尤以左心室肥厚常见,典型者常呈现室间隔非对称性肥厚(亦可见向心性肥厚),常伴有心室腔缩小,可有左心室流出道(LVOT)狭窄及左室收缩期压力阶差。肥厚心肌顺应性减低,心室充盈受限。其形态学上的改变尚包括心肌细胞的肥大、排列紊乱及纤维化,根据 LVOT 有无狭窄及梗阻,肥厚型心肌病又分为梗阻性及非梗阻性两类。本病多有家族史,属常染色体显性遗传性疾病。

临床表现:①呼吸困难:90%以上有症状的 HCM 患者出现劳力性呼吸困难,阵发性呼吸困难、夜间发作性呼吸困难较少见,是由于左心室顺应性减低,舒张末期压升高,继而肺静脉压升高,肺淤血之故。与室间隔肥厚伴存的二尖瓣关闭不全可加重肺淤血。②心前区疼痛:1/3 的 HCM 患者出现劳力性胸痛,但冠状动脉造影正常,胸痛可持续较长时间或间发,或进食过程引起。HCM 患者胸痛与以下因素相关:心肌细胞肥大、排列紊乱、结缔组织增加,供血、供氧不足,舒张储备受限,心肌内血管肌桥压迫冠状动脉,小血管病变。③乏力、头晕与昏厥:15%~25% 的 HCM 至少发生过一次昏厥。约 20% 的患者主诉黑矇或转瞬间头晕。多在活动时发生,是由于心率加快,使原已舒张期充盈欠佳的左心室舒张期进一步缩短,加重充盈不足,心排血量减低。活动或情绪激动时由于交感神经作用使肥厚的心肌收缩加强,加重流出道梗阻,心排血量骤减而引起症状。④心律失常:HCM 患者易发生多种形态室上性心律失常、室性心动过速、心室颤动、心房颤动、心房扑动等,房性心律失常也多见。⑤心力衰竭:多见于晚期患者,由于心肌顺应性减低,心室舒张末期压显著增高,继而心房压升高,且常合并心房颤动。晚期患者心肌纤维化广泛,心室收缩功能也减弱,易发生心力衰竭。⑥猝死:HCM 是青少年和运动员猝死的主要原因,占 50%。恶性心律失常、室壁过厚、流出道压力阶差超过 50 mmHg 是猝死的主要危险因素。

(三)限制型心肌病

本型心肌病的特征为原发性心肌及(或)心内膜纤维化,或是心肌的浸润型病变,引起心脏充盈受阻的舒张功能障碍。此病主要发生于热带与亚热带地区包括非洲、南亚和南美。我国已发现的也多数在南方,呈散发分布。起病比较缓慢。早期可有发热,逐渐出现乏力、头晕、气急。病变以左心室为主者有左心衰竭和肺动脉高压的表现如气急、咳嗽、咯血、肺基底部啰音,肺动脉瓣区第二音亢进等;病变以右心室为主者有左心室回血受阻的表现如颈静脉怒张、肝大、下肢水肿、腹腔积液等。心脏搏动常减弱,浊音界轻度增大,心音轻,心率快,可有舒张期奔马律及心律失常。心包积液也可存在,内脏栓塞不少见。

二、影像学检查

(一)扩张型心肌病

1.X 线检查

心影明显增大,心胸比多在 0.6 以上,肺常淤血。

2.心导管检查和心血管造影检查

可见左室舒张末期压、左房压和肺毛细血管未契嵌压增高,心搏量、心脏指数减低。心室造影可见左室扩大,弥散性室壁运动减弱,心室射血分数低下。冠状动脉造影多无异常,有助于对冠状动脉硬化性心脏病的鉴别。

(二)肥厚型心肌病

1.X 线检查

普通胸片可能见左心室增大,也可能在正常范围。X 线或核素心血管造影可显示室间隔增厚,左心室腔缩小。核素心肌扫描则可显示心肌肥厚的部位和程度。

2.心导管检查

示心室舒张末期压增高。有左室流出道梗阻者在心室腔与流出道间有收缩期压力差。

(三)限制型心肌病

X 线检查示心影扩大,可能见到心内膜心肌钙化的阴影。心室造影见心室腔缩小。

三、治疗

(一)扩张型心肌病

1.治疗原则

(1)保持正常休息,必要时使用镇静剂,心力衰竭时低盐饮食。

(2)防治心律失常和心功能不全。

(3)有栓塞史者做抗凝治疗。

(4)有多量胸腔积液者,做胸腔穿刺抽液。

(5)严重患者可考虑人工心脏辅助装置或心脏移植,可以行心脏再同步治疗。

(6)对症、支持治疗。

2.心力衰竭治疗

(1)必须十分强调休息及避免劳累,如有心脏扩大、心功能减退者更应注意,宜长期休息,以免病情恶化。

(2)有心力衰竭者采用强心药、利尿药和扩血管药。由于心肌损坏较广泛,洋地黄类、利尿药有益;在低肾小球滤过时,氢氯噻嗪可能失效。此时,需用襻利尿药,如呋塞米。扩血管药,如血管紧张素转换酶抑制剂。用时须从小剂量开始,注意避免低血压。心力衰竭稳定时用β受体阻滞剂有利于改善预后。

(3)有心律失常,尤其有症状者需用抗心律失常药或电学方法治疗,对快速室性心律与高度房室传导阻滞而有猝死危险者应积极治疗。

(4)对预防栓塞性并发症可用口服抗凝药或抗血小板聚集药。

(5)对长期心力衰竭,内科治疗无效者应考虑心脏移植,术后积极控制感染,改善免疫抑制,纠正排斥,1 年后生存率可达 85% 以上。

3.用药注意事项

(1)心肌病变时对洋地黄类药物敏感,应用剂量宜较小,并注意毒性反应,或使用非强心苷正性肌力药物。

(2)应用利尿剂期间必须注意电解质平衡。

(3)使用抑制心率的药物或电转复快速型心律失常时,应警惕同时存在病窦综合征的可能。

(4)对合并慢性完全性房室传导阻滞、病窦综合征者可安装永久性人工心脏起搏器。

(5)在应用抗心律失常药物期间,应定期复查心电图。

(6)使用抗凝药期间,应注意出血表现,定期复查出凝血时间、凝血酶原时间及 INR。

4.特殊治疗

扩张型心肌病的心脏移植治疗可延长生命,心脏移植后,预后大为改观。

(二)肥厚型心肌病

1.一般治疗

(1)对无症状、室间隔肥厚不明显及心电图正常者暂行观察。

(2)避免剧烈运动,特别是竞技性运动及情绪紧张。

2.药物治疗

避免应用洋地黄制剂、硝酸甘油、异丙肾上腺素等药物。

(1)β受体阻滞剂:心得安、氨酰心安、美托洛尔、比索洛尔。

(2)钙离子拮抗剂:异搏定等。

(3)抗心力衰竭治疗(终末期)可用利尿剂及扩血管药。

(4)抗心律失常:乙胺碘呋酮、双异丙比胺,有抗心律失常及负性肌力作用。

3.室间隔肌切除术

对药物治疗无效,左室流出道严重梗阻者适用。

4.双腔起搏

预后尚难确定。

5.经皮腔间隔心肌化学消融术

是将无水酒精经导管注入供应室间隔心肌组织的间隔支血管,造成人为的间隔心肌梗死,以缓解左室流出道梗阻,是近年治疗肥厚性心肌病的一种新方法。

6.预防猝死

对于高危患者,除避免剧烈运动和药物治疗外,还应安装植入式心脏复律除颤器。

(三)限制型心肌病

1.对因治疗

对于那些有明确原因的限制型心肌病,应首先治疗其原发病。如对嗜酸细胞增多综合征的患者,嗜酸性粒细胞增多症是该病的始动因素,造成心内膜及心内膜下心肌细胞炎症、坏死、附壁血栓形成、栓塞等继发性改变。因此,治疗嗜酸性粒细胞增多症对于控制病情的进展十分重要。糖皮质激素(泼尼松)、细胞毒药物等,能够有效地减少嗜酸性细胞,阻止内膜心肌纤维化的进展。一些与遗传有关的酶缺乏导致的限制型心肌病,还可进行酶替代治疗及基因治疗。

2.对症治疗

(1)降低心室充盈压:硝酸酯类药物、利尿剂可以有效地降低前负荷,减轻肺循环和体循环淤血,降低心室充盈压,减轻症状,改善患者生活质量和活动耐量,但不能改善患者的长期预后。但应当注意,限制型心肌病患者的心肌僵硬度增加,血压变化受心室充盈压的变化影响较大,过度的减轻前负荷会造成心排出量下降,血压下降,病情恶化,故硝酸酯类药物和利尿剂应根据患者情况,酌情使用。β受体阻滞剂能够减慢心率,延长心室充盈时间,降低心肌耗氧量,有利于改善心室舒张功能,可以作为辅助治疗药物,但在限制型心肌病治疗中的作用并不肯定。

(2)以舒张功能受限为主:洋地黄类药物无明显疗效,但心房颤动时,可以用来控制心室率。对于心房颤动亦可以使用胺碘酮转复,并口服预防。但抗心律失常药物对于预防限制型心肌病患者的猝死无效,亦可置入 ICD 治疗。

(3)抗凝治疗:本病易发生附壁血栓和栓塞,可给予抗凝或抗血小板治疗。

3.外科治疗

对于严重的心内膜心肌纤维化可行心内膜剥脱术,切除纤维性心内膜。伴有瓣膜反流者可行人工瓣膜置换术。对于有附壁血栓者行血栓切除术。手术死亡率为 20%。对于特发性或家族性限制性心肌病伴有顽固性心力衰竭者可考虑行心脏移植。有研究显示儿童限制型心肌病患者即使没有明显的心力衰竭症状,仍有较大的猝死风险,所以主张对诊断明确的患儿应早期进行心脏移植,可改善预后。

第六节　心包疾病

一、心包积液

(一)概述

心包积液是一种较常见的临床表现,尤其是在超声心动图成为心血管疾病的常规检查方式之后,心包积液在患者中的检出率明显上升,可高达 8.4%,大部分心包积液由于量少而不出现临床征象,少数患者则由于大量积液而以心包积液成为突出的临床表现。当心包积液持续数月以上时便构成慢性心包积液。导致慢性心包积液的病因有多种,大多与可累及心包的疾病有关。

心包积液分析对心包疾病的诊断与治疗有重要的指导意义。同时,心包积液分析结果应结合临床症状及其他检查指标如血清学肿瘤标志物、自身抗体标志物与结核标志物进行综合评价。

本病患者以女性多见,发病年龄以更年期为多。患者常能参加日常工作而无自觉不适。出现症状时多表现为气短、胸痛。有些患者在病程早期出现心脏压塞的症状,又随着病程的进展逐渐减轻乃至消失。本病有不少是在例行体检时被发现,易被误诊为心脏扩大。由于几乎不存在急性心包炎的病史,因而往往无法确定本病发生的时间。

(二)影像学检查

1.X 线检查

心影向两侧普遍扩大(积液 300 mL 以上);大量积液(大于 1000 mL)时心影呈烧瓶状,上腔静脉影增宽,透视下心脏搏动弱。肺野清晰可与心力衰竭相鉴别。

2.CT、MRI 检查

心包积液在 CT 和 MRI 图像上对某种特定疾病并不特异。在 CT 图像上测量积液的衰减值能够初步判断积液的特征。单纯性积液 CT 值与水接近,心包积液内有分泌液或浓缩积液时,其蛋白含量高,CT 上密度比水高。CT 和 MRI 图像上,恶性病变所致积液与出血性积液表现类似,通畅为心包不规则增厚和结节样表现。

少量心包积液(少于 100 mL)首先聚集在最低垂的部位,特别是左心室背侧和左心房的左侧,呈一薄层液体密度影。中量心包积液(少于 500 mL)可见液体从左心室背侧向上伸展至右心房和右心室的腹侧面,液体较多时,可见液体环绕大血管的开口部。大量心包积液(大于

500 mL)心包积液充满整个心包腔,呈一不对称的环状液体密度影环绕在心脏和大血管的根部。如果积液量很大可使心脏受压变小。

(三)治疗

1.内科治疗

药物治疗包括应用激素、抗感染药、抗结核药以及其他病因治疗。在没有症状时也可以不用药物而予以观察。

心包穿刺可减轻症状,可抽取心包内液进行分析,以助于诊断和治疗,但其本身的治疗效果并不确切,已不是主要的治疗手段。

2.外科治疗

手术治疗的目的在于解除已有的或可能发生的心脏压塞,清除心包积液,减少心包积液复发的可能,防止晚期心包缩窄。

本病在诊断明确、药物治疗无效的情况下可行心包引流及心包切除。

二、缩窄性心包炎

(一)概述

急性心包炎以后,可在心包上留下瘢痕粘连和钙质沉着,在不同患者有不同表现。多数患者只有轻微的瘢痕形成和疏松的或局部的粘连,心包无明显的增厚,不影响心脏的功能,称为慢性粘连性心包炎,在临床上无重要性;部分患者形成慢性渗出性心包炎,可能为急性非特异性心包炎的慢性过程,主要表现为心包积液,预后良好;只有少数患者由于形成坚厚的瘢痕组织,心包失去伸缩性,明显地影响心脏的收缩和舒张功能,导致了一系列循环障碍临床现象,称为慢性缩窄性心包炎。

活动后呼吸困难是缩窄性心包炎的最早期症状,常因毛细血管压升高、心排血量下降、腹腔积液致膈肌升高、胸腔积液等引起。全身症状可有乏力、心悸、咳嗽、上腹疼痛、水肿、食欲缺乏等症状。

(二)影像学检查

1.X 线检查

大多数均可见到心包钙化,常呈不完整的环状。半数以上患者心影轻度扩大,其余心影大小正常。心影呈三角形或球形,左右心缘变直。常见胸腔积液或有胸膜肥厚。

2.CT、MRI 检查

可很好的评价心包厚度,当心包厚度大于 4 mm,提示增厚,CT 图像上心包呈现致密影,提示心包钙化,为诊断重要依据。

(三)治疗

早期施行心包切除术以避免发展到心源性恶病质、严重肝功能不全、心肌萎缩等。通常在心包感染被控制、结核活动已静止即应手术,并在术后继续用药 1 年。已知或疑为结核性缩窄性心包炎,术前应抗结核治疗 1～4 周,如诊断肯定,在心包切除术后应继服药 6～12 个月。有学者认为术前应用洋地黄可减少心律失常和心力衰竭,降低死亡率。对不能手术治疗者,主要是利尿和支持治疗,必要时抽除胸、腹腔积液。

第三章　呼吸系统疾病

第一节　胸部外伤

一、胸壁损伤

（一）概述

1.胸壁软组织损伤

包括皮肤擦伤、撕裂伤、挫伤、血肿刺裂伤等。主要临床表现为疼痛、局部肿胀、皮下瘀痕及皮肤擦伤。

2.肋骨骨折

在胸外伤中最常见,约占胸部创伤的60％以上。不同的外界暴力作用方式所造成的肋骨骨折可具有不同的特点:作用于胸部局限部位的直接暴力所引起的肋骨骨折,断端向内移位,可刺破肋间血管、胸膜和肺,产生气胸或血胸。间接暴力如胸部受到前后挤压时,骨折多在肋骨中段,断端向外移位,刺伤胸壁软组织,产生胸壁血肿。枪弹伤或弹片伤所致肋骨骨折常为粉碎性骨折。儿童肋骨富有弹性,不易折断,往往呈青枝状骨折,而成人,尤其是老年人,由于骨质疏松,肋骨弹性减弱,容易骨折。

单纯肋骨骨折,局部疼痛是最明显的症状,且随咳嗽、深呼吸或身体转动等运动而加重;有时患者可同时自己听到或感觉到肋骨骨折处有骨摩擦感,骨折处明显压痛;胸廓挤压试验阳性;X线摄影可观察骨折情况,但应注意如骨折无明显移位或骨折在肋骨与肋软骨交界处,在X线片上看不见骨折线,3～6周后再行X线检查,则可见骨痂形成的阴影。多发肋骨骨折,除上述症状外,可按伤情出现不同程度的呼吸困难、胸壁反常呼吸等。

3.胸骨骨折

主要是由于暴力直接作用于胸骨区或挤压所致。最常见的是交通事故中,当急骤减速时前胸壁撞击方向盘引起,并常伴有肋骨骨折,大多数胸骨骨折为横断骨折,好发于胸骨柄与体部交界处,或胸骨体。如果两侧多根肋骨骨折,可出现胸骨浮动,产生胸壁软化的表现。胸骨骨折常合并心脏大血管、气管及食管损伤,心包积液较为常见。死亡率较高。

胸骨骨折主要表现为胸前区疼痛,咳嗽及深吸气使疼痛加剧,呼吸浅快,咳嗽无力,呼吸道分泌物增多。骨折有移位时,可见局部变形和异常活动,甚至胸骨浮动或反常呼吸。查体局部有压痛,或(和)骨擦音;摄影可见骨折线。

（二）影像学检查

1.胸壁软组织损伤

(1)CT检查:这个检查的作用很重要,可以通过X线片了解气胸量的大小、肺萎陷压缩的程度、有无其他合并症及纵隔移位程度,对胸壁软组织损伤的伤势做一个总体的判断,主要是对气胸、血胸做判断。如果气胸的同时存在出血,那么在 X 线片中可看到液平,而且并不是所有的气胸都会显示,少部分气胸在平卧位 X 线片中没有显示,但是在立位呼气末时,气胸显示的程度最容易。如果同时存在气胸和皮下气肿的症状,会很难判断,因为在 X 线片中看见的皮下积气,容易和肺部组织混淆。

(2)核磁共振:出现胸部软组织损伤的疾病情况之后,可以选择做核磁共振检查,核磁共振检查对于身体上的大多数疾病,都有比较明显的确诊效果。核磁共振是适用于整体疾病的检查方法,不管是对于整体疾病,还是对于局部疾病,都能够尽快的确诊。只是不能够了解到引发疾病的具体原因,具有一定的局限性。

1.肋骨骨折

(1)X 线检查:肋骨骨折好发生于肋骨后段或前后肋骨移行部位。常规胸部 X 线片上肋骨骨折直接征象:①肋骨骨折本身,可直观看到骨折线的存在及形状,并能观察断端分离、移位及成角情况。②由于断端重叠形成线形或带状密度增高影。③肋骨骨折的继发征象,如气胸、液气胸、皮下气肿及纵隔气肿。④经 1 个月或更长时间复查可见骨痂生成,骨折线模糊或消失。

另外,肋骨的外伤也可不表现为骨折,而表现为脱位,多见于第 1 和第 2 肋与脊椎的关节,包括肋椎关节及肋横突关节。

(2)CT 检查:易于发现肋骨骨折,并可显示肋软骨骨折。应用多层螺旋 CT 容积再现技术(VRT)和三维重建诊断肋骨骨折,特别是靠近肋软骨、胸椎,无明显移位的骨折,多层螺旋 CT 三维重建具有明显优势。

2.胸骨骨折

X 线及 CT 检查表现为胸骨骨折以及合并伤。胸骨各处均可发生骨折,但最常见部位是胸骨柄、体交界处及胸骨体部。胸骨骨折多为横形骨折,骨折上断端因锁骨和肩胛骨支撑和缓冲作用,而第 1 或第 2 肋骨骨折机会又较少,故移位的机会很少;而下部骨折端如伴双侧肋软骨或肋骨骨折,可向后上方移位。如果胸骨体下部同时骨折,即胸骨双骨折与其相连接的两侧肋骨或肋软骨均发生骨折,可引起反常呼吸运动。

(三)治疗

1.胸壁软组织损伤治疗

(1)闭合性胸壁损伤:轻度挫伤不必治疗,重者采取对症治疗:①口服止痛剂。②处理并发症,如胸壁血肿可穿刺抽出积血或切开引流。③适当应用抗生素防治感染。

(2)开放性胸壁损伤:①伤口处理:伤口周围以酒精消毒,创面用 3% 过氧化氢溶液和无菌生理盐水棉球擦拭并冲洗,伤口内异物和无生机的组织应全部清除,伤口污染不重时可做一期缝合,否则延期缝合。胸壁擦伤则在伤面清洗后涂以红汞或敷以凡士林纱布。②口服或肌内注射止痛剂。③除胸壁擦伤外均应注射破伤风抗毒血清。④适当应用抗生素。

(3)穿透性胸壁损伤:用凡士林纱布立即封闭伤口,在患者深呼气末时封闭伤口,再用棉垫覆盖,加压包扎,待病情稳定后,进行清创缝合和胸腔闭式引流。如胸壁伤口较大,应在全麻下行清创术,并修补胸壁缺损,术后放置胸腔闭式引流。

2.肋骨骨折的治疗

其原则为止痛、保持呼吸道通畅、预防肺部感染。

单处肋骨骨折不需要整复及固定,治疗主要是止痛,可口服止痛药。多根多处肋骨骨折,胸廓浮动,选用下述适宜方法处理,以消除反常呼吸运动。

(1)加压包扎法:在胸壁软化区施加外力,或用厚敷料覆盖,加压固定。这只适用于现场急救或较小范围的胸壁软化。

(2)牵引固定法:适用于大块胸壁软化。

(3)手术固定法:适用于因胸部外伤并发症需开胸探查的患者。严重胸部外伤合并肺挫伤的患者,出现明显的呼吸困难,发绀,呼吸频率>30次/min或<8次/min,动脉血氧饱和度<90%或动脉血氧分压<60 kPa,动脉二氧化碳分压>55 kPa,应气管插管机械通气支持呼吸。正压机械通气能纠正低氧血症,还能控制胸壁反常呼吸运动。

开放性肋骨骨折的胸壁伤口需彻底清创,固定骨折断端。如胸膜已穿破,需放置闭式胸腔引流。手术后应用抗生素预防感染。

3.胸骨骨折的治疗

单纯胸骨骨折的治疗主要为卧床休息、局部固定、镇痛和防治并发症。断端移位的胸骨骨折应在全身情况稳定的基础上,尽早复位治疗。一般可在局部麻醉下,采用胸椎过伸、挺胸、双臂上举的体位,借助手法将重叠在上方的骨折端向下加压复位。手法复位勿用暴力,以免产生合并伤。骨折断端重叠明显、估计手法复位困难,或存在胸骨浮动的患者,需在全麻下手术切开复位,在骨折断端附近钻孔,用不锈钢丝予以固定。采用手术固定者可早期下床活动,经手法复位者,需卧床休息2~3周。

二、创伤性气胸及血胸

(一)概述

1.创伤性气胸

创伤后空气进入胸膜腔内称为气胸,约占胸部损伤的50%。创伤引起的气胸常与血胸同时存在,称为血气胸。创伤引起气胸的原因主要有:①胸部穿透伤。②肺和气管破裂。③食管破裂。④医源性损伤,如锁骨下静脉穿刺、心肺复苏以及胸穿等。根据空气通道的状态以及胸膜腔压力的改变,分为闭合性、开放性和张力性气胸三类。

(1)闭合性气胸:气胸多来源于钝性伤所致的肺破裂,多数是由于肋骨骨折断端刺破肺表面、空气漏入胸膜腔引起。也可是由于细小胸膜腔穿透伤引起的肺破裂,或空气经胸壁小创口进入后随即创口闭合,胸膜腔仍与外界隔绝,进入胸膜腔的空气不再增多,但胸膜腔内压力仍低于大气压,即仍为负压,称为闭合性气胸。这种类型的气胸病理生理变化及临床表现与胸腔内积气多少有关。

胸痛是由于胸壁损伤及积气对壁层胸膜的直接刺激引起。胸闷和气促,大量积气患者还会出现呼吸困难;查体可见气管向健侧偏移,患侧胸部叩诊呈鼓音,呼吸音明显减弱或消失,少部分患者可出现皮下气肿。

(2)开放性气胸:由锐器、枪弹或爆炸物造成胸壁伤口与外界大气直接相交通,空气可随呼吸自由进出胸膜腔,形成开放性气胸。在胸部创伤中,开放性气胸是早期死亡的主要原因之一,且易并发脓胸。开放性气胸患者常出现显著的呼吸困难、发绀。检查时,可见胸壁有明显创口通入胸腔,并可听到空气随呼吸进出的声音。检查伤口可见随呼吸有血性气泡溢出,诊断不难明确,必要时行 X 线检查。

(3)张力性气胸:胸壁、肺、支气管或食管上的伤口呈单向活瓣,与胸膜腔相交通,吸气时活瓣开放,空气进入胸膜腔,呼气时活瓣关闭,空气不能从胸膜腔排出,因此随着呼吸,患侧胸膜腔内压力不断增高,以致超过大气压,形成张力性气胸。

常在伤后迅速出现严重的呼吸困难、惶恐不安、脉搏细弱或神志不清、出汗、心率增快、血压下降、发绀和休克。检查时,纵隔向健侧移位,患侧胸廓饱满、肋间隙增宽、呼吸活动度减弱、叩诊呈鼓音,呼吸音消失,并可发现胸部、颈部和上腹部有皮下气肿,扪之有捻发音,严重时,皮下气肿可扩展至面部、腹部、阴囊、四肢和纵隔。

2.创伤性血胸

胸膜腔内积血称为血胸,可与气胸同时存在。几乎所有的穿透性胸部创伤都有血胸。闭合性胸部创伤 25%～50% 有血胸,合并气胸者占 50%;多根、多处肋骨骨折 95% 以上合并血胸。

血胸临床表现取决于出血量和速度,以及伴发损伤的严重程度。急性失血可引起循环血容量减少,心排血量降低。大量积血可压迫肺和纵隔,引起呼吸和循环功能障碍。少量血胸指胸腔积血量在 500 mL 以下,患者无明显症状和体征。X 线检查可见肋膈角变浅,在膈肌顶平面以下。中量血胸积血量 500～1000 mL,患者可有内出血的症状,如面色苍白、呼吸困难、脉细而弱、血压下降等。查体发现患侧呼吸运动减弱,下胸部叩诊呈浊音,呼吸音明显减弱。大量血胸积血量在 1000 mL 以上,患者表现有较严重的呼吸与循环功能障碍和休克症状,如躁动不安、面色苍白、口渴、出冷汗、呼吸困难、脉搏细数和血压下降等。查体可见患侧呼吸运动明显减弱,肋间隙变平,胸壁饱满,气管移向对侧,叩诊为浊实音,呼吸音明显减弱以至消失。X 线检查可见胸腔积液超过肺门平面甚至表现为全血胸。

(二)影像学检查

1.X 线检查

胸部外伤后疑有气胸的 X 线检查应常规采用立位正位 X 线片必要时可于呼气时摄影,以加强气胸带和肺组织的对比。气胸 X 线表现为患侧被压缩的肺纹理向肺门处聚集并形成类似肿块的高密度影,而被压缩肺的外周则形成无肺纹理的气胸带,被压缩肺的表面脏层胸膜显示为一纤细的弧线影;气胸也可仅表现为肋膈角或心膈角边缘异常锐利、心尖部脂肪垫异常清晰等。在 X 线影像上发现被压缩肺的边缘是诊断气胸的重要依据。血气胸 X 线表现为患侧肋膈角变钝和横贯半侧胸腔的气液平面,常常同时伴有患侧腋部、前胸壁或颈部软组织内气肿,表现为局部带状、线状或网状透亮气影。血胸表现为上缘模糊且中央凹陷的弧状高密度无肺纹理影,肋膈角变钝或消失。

2.CT 检查

通常约有 20% 的外伤性气胸 X 线检查表现为阴性,而 CT 检查发现少量气胸则较敏感,气胸在 CT 图像上表现为无肺纹理的气胸带和相邻肺纹理异常聚集两部分。一般,胸腔积液量大于 300 mL 时 X 线片上才能显示肋膈角变钝或消失而被发现,CT 则能较敏感地显示微量胸腔积液或积气。纵隔少量积液或积气和心包少量积液因心影等结构重叠 X 线片不易显示，但 CT 检查则易于发现微量纵隔积液或积气和微量心包积液。

三、胸腹联合伤

(一)概述

胸腹联合伤是指同一致伤因子造成胸部和腹部脏器以及膈肌同时受到损伤。钝性伤和穿透伤均可引起，但以穿透伤最为多见，战时占胸部伤的 10%～27%，平时占胸部伤的 4%～7%。如只有胸部伤或(和)腹部伤而无膈肌破裂，称为胸腹复合伤，应与胸腹联合伤相鉴别。

胸腹联合伤患者的临床表现甚为严重，休克的发生率高，患者多有胸、腹部损伤的双重临床表现，如胸痛、呼吸困难、腹痛、腹肌紧张、压痛和反跳痛和咯血、皮下气肿，以及呼吸、循环功能障碍等。

(二)影像学检查

X 线检查可以确立血胸、气胸、纵隔气肿、肺萎陷的程度、腹部有无游离气体及胃肠进入胸腔的情况。X 线检查最好在床旁进行；B 超方便、快捷，适应证广泛，诊断准确率高，可重复动态观察。CT 检查可以显示腹腔脏器有无损伤，准确诊断外伤的部位、范围、肝脾双肾实质损伤、腹腔积血的量。肝、脾包膜下血肿密度比肝实质略低或呈等密度。撕裂伤表现为线样的低密度影，边缘模糊，多发撕裂伤为多发的平行状的低密度影，也称为"熊爪状"撕裂伤。急性期可伴有高密度出血灶。

四、肺实质损伤

(一)概述

肺在胸腔占据大部分空间，无论哪种创伤均容易引起肺的损伤，包括肺挫伤、肺裂伤、肺内血肿及创伤性假性囊肿。

1.肺挫伤

肺挫伤在钝性胸外伤中最为常见。由于肺挫伤系强大暴力所致，除引起肺挫伤外，尚可引起其他器官的损伤，因而增加了伤情的复杂性。

根据外伤史、临床表现及影像学检查，诊断多不困难。局限而不严重的肺挫伤，其症状多被合并的胸壁损伤所掩盖，在 X 线检查时发现。严重病例出现呼吸困难、发绀、心动过速及血压下降，咯血亦为常见症状。体检时患侧肺有湿啰音，呼吸音减弱或消失。血气分析可早期发现低氧血症；X 线检查是诊断肺挫伤的重要手段，最常见的是肺的浸润，呈斑片状、边缘模糊的阴影。CT 检查较 X 线检查能更早、更为准确地发现病变。

总之，在钝性胸伤患者，气管内出现泡沫红色水肿液，早期即有呼气困难，X 线显示大片实质阴影，应考虑肺挫伤。24～48 小时后浸润阴影渐见清晰，可确诊为肺挫伤。

2.肺裂伤

肺裂伤在胸部创伤中也很常见，由于肺循环压力较低，所引起的血胸或气胸大多数经保守治疗均可恢复。需行手术治疗的肺裂伤并不多见。保守治疗无效而需手术治疗者均为广泛肺裂伤。

肺裂伤的主要表现为血胸或气胸。如裂伤较深，有较大血管或支气管受到损伤时，可有严重的呼吸困难、发绀、皮下气肿、咯血以及休克等表现。大多数肺裂伤并不严重，X 线检查难以发现肺裂伤的阴影,较严重的肺裂伤在血胸或气胸引流后,X 线检查可见大块状阴影,同时尚可观察有无肋骨骨折及其他胸内损伤,CT 检查往往可发现肺裂口。

由于引起肺裂伤的暴力多较强大,因此,除注意胸部损伤外,还应注意其他部位的损伤,以免漏诊,耽误治疗。

（二）影像学检查

1.肺挫伤

（1）X 线检查:X 线检查是诊断肺挫伤的重要手段,其改变约 70％的病例在伤后 1 小时内出现,30％的病例可延迟到伤后 4～6 小时出现。X 线表现为肺纹理粗重模糊,伴有范围不同的斑片状边缘模糊阴影,通常肺间质性改变和肺泡性改变同时存在,或以其中一种表现较为明显,病变可不按肺段或肺叶的范围分布。肺挫伤的吸收较快,一般于 24～48 小时开始吸收,3～7 天后可完全吸收,最晚 2 周内完全吸收,但若于伤后 48 小时后病灶仍不吸收且反而阴影逐渐扩大,则应考虑有肺内出血或继发感染的可能。一般单纯的肺挫伤吸收后不留下任何痕迹。支气管腔内血块的阻塞可产生节段、亚肺段甚至肺段的不张。通常需用纤支镜取出血块后才能恢复。肺叶或一侧全肺不张通常提示为支气管断裂,可合并皮下气肿、纵隔气肿及气胸。

（2）CT 检查:X 线检查常因大量胸腔积液的掩盖或气胸所致肺萎缩而易导致肺挫伤或肺撕裂伤的漏诊,CT 检查以其断面成像而易于诊断。肺挫伤表现为肺纹理增多、增粗和模糊,肺内不均匀略高密度且边界模糊的斑片状、絮状、片状或大片状磨玻璃样阴影;病灶常局限于直接外伤部位或对侧肺,亦可见于双肺,常跨肺叶或肺段分布。

2.肺裂伤

（1）X 线检查:肺撕裂伤 X 线表现为一个或多个单房或多房圆形或椭圆形的薄壁囊腔,囊内可有液平面,体积一般缓慢缩小。肺血肿 X 线表现为圆形或半圆形高密度结节影,直径 2～6 cm 或更大,边锐利光滑,为囊腔内完全被血液填塞所致有时可酷似肺肿瘤。早期肺撕裂伤常因肺挫伤阴影遮盖而不能发现,约数小时至数日肺挫伤阴影逐渐吸收后才能显示。

（2）CT 检查:分辨率很高,把肺撕裂伤分为四种类型:①Ⅰ型:肺周围实质内充气囊腔或有液气平面,有时伴气胸。此型最常见,是胸壁受到突然压迫引起邻近肺组织撕裂。②Ⅱ型:肺组织内的气囊或有气液平面的病变位于脊柱旁,为下肺叶受压向椎体移位所致肺撕裂。该型较多见。③Ⅲ型:近胸壁的小囊腔或线样透亮影,主要为邻近肋骨骨折、胸椎骨折穿透肺组织,常伴气液胸、皮下气肿。④Ⅳ型:与胸膜密切联系的肺组织（如胸膜粘连）突然受压或肋骨骨折引起的撕裂;最少见,常被其他型影像掩盖。

五、气管及支气管损伤

（一）概述

气管及支气管损伤在胸部创伤中较为少见。但气管、支气管破裂往往病情危重且容易漏诊,是一种威胁患者生命的损伤,死亡率超过 15％。对此类患者早期正确诊断和选择适当的手术方式是影响预后的关键。

气管及支气管损伤有两种类型,即气管及支气管穿透伤和气管及支气管损伤破裂。气管与支气管由于其解剖位置紧邻心脏和大血管等重要脏器,因而遭受穿透伤时,常因伴有心脏大血管损伤而死于现场,因此,除颈段外,胸段气管穿透伤甚为罕见。

1.穿透性气管及支气管损伤

(1)颈段气管损伤:颈段气管位置表浅,容易受伤。战时多因枪弹、刀器刺割伤所致;平时多见于锐器伤。颈段气管损伤表现为早期出现严重的呼吸困难、咯血、发绀、皮下气肿,不能说话、随呼吸运动颈部伤口出现气流进出的吸吮声,血液及分泌物在呼吸道可引起窒息,甚至死亡。

(2)胸段气管及支气管损伤:各种外伤及打击均可形成气管损伤,较严重的气管、支气管损伤可危及生命。胸段气管及支气管损伤主要表现为呼吸困难、咳嗽、咯血、皮下气肿、血胸、一侧或双侧气胸,气胸可迅速发展成张力性气胸等。

2.气管及支气管破裂

由闭合伤所致的气管及支气管破裂,是胸部创伤早期死亡的重要原因之一。文献报道死亡率可达30%以上,半数以上死于伤后1小时内。当器官或支气管断裂造成呼吸道梗阻,呼吸道内有大量血液及分泌物潴留、堵塞,加上胸内脏器损伤往往致早期死亡,故部分患者在尸检时才明确诊断;部分患者的裂口,被血块或组织堵塞,未能及时诊治,形成了气管狭窄或完全阻塞,造成远侧肺不张,引起严重的呼吸功能障碍。

气管破裂症状和体征都很明显,如进行性呼吸困难、颈胸部甚至腹部广泛皮下气肿、纵隔气肿等,但往往由于认识不足或伴有其他严重复合伤而延误诊断。

(1)早期临床表现及诊断:呼吸困难和发绀,气胸、呼吸道血块或分泌物堵塞、肺挫裂伤以及气管或支气管黏膜水肿或血肿等均可引起呼吸困难,甚至发绀。

(2)慢性期临床表现及诊断:部分患者因气管或支气管破裂口被血块或软组织块堵塞,早期未能明确诊断,度过急性期后,局部形成瘢痕,引起局部狭窄或完全堵塞,造成肺不张、感染、肺脓肿等,因此,临床表现为呼吸功能低下,如胸闷、气短、活动度下降等。其原因除了呼吸面积减少外,更重要的是肺内存在右向左的分流。检查时,患侧叩诊呈浊音,呼吸音消失,气管向患侧移位。

X线、CT检查、支气管碘油造影以及纤维支气管镜检对诊断有帮助,对制订手术的方法亦有指导意义。

(二)影像学检查

1.X线检查

气管及支气管裂伤轻者常无明显异常。气管及支气管断裂最常见的X线表现为气胸,多为张力性,气体逸入纵隔可引起纵隔气肿及皮下气肿。张力性气胸并发纵隔气肿而无胸腔积液时为气管、支气管裂伤的重要征象。少量气体可从支气管断端逸出而停留在其附近的结缔组织内,X线上可见支气管外周有气体影。支气管断端如有移位则表现为含气的支气管腔不连续、成角变形,可有明显的断裂表现,若摄影时增加曝光条件则征象显示更为清楚,气管及支气管断裂也可无X线征象。往往支气管完全断裂较部分断裂容易诊断。气管及支气管断裂较晚期可引起支气管阻塞及肺不张,肺不张常发生于伤后2~3天,可发生于受伤同侧或对侧肺。肺不张常发生于肺后部,尤以下叶后基底段多见,少数可同时伴有纵隔向同侧移位。一侧完全肺不张由于失去主支气管的支持和因重力的关系而常坠落到内下侧,称为肺坠落征。肺不张的可能机制为支气管断裂或因血液或支气管分泌物引流不畅而阻塞支气管所致。少数气管、支气管断裂患者需经多年后才能做出诊断,因此在发现第1~第3肋前段骨折且临床疑有气管及支气管断裂伤时,应仔细观察,必要时增加摄影时的曝光条件,以期尽早做出诊断。早期支气管内镜检查,对诊断气管、支气管断裂是最可靠的方法。

2.CT 检查

气管、支气管断裂 CT 表现为肺不张性实变,纵隔向同侧移位,气管或支气管形态改变或阻断,少数患者可仅显示纵隔或皮下气肿。可有气胸和同侧肺萎陷。多层面螺旋 CT 检查并进行图像多平面处理和透明三维处理可清晰显示气管或支气管形态。

3.MRI 检查

因其费用较高和扫描时间较长而不作为胸部外伤的常规检查,但因其良好的软组织分辨率、血液流空效应和任意角度扫描,而能良好地显示气管、支气管断裂的部位和形态同时还能明确显示纵隔内血肿的部位和形态及损伤血管的部位。

六、膈肌损伤

(一)概述

膈肌损伤可分为穿透性或钝性膈肌损伤。穿透伤多由火器或刀器致伤,伤道的深度与方向直接与受累的胸腹腔脏器有关,多伴有失血性休克。钝性伤的致伤暴力大,多伴有多部位损伤,机制复杂,部分患者伤后漏诊,数年后发生膈疝才明确诊断。创伤性膈疝的发病率不高,占胸外伤的 0.8%～2.5%,占胸腹联合伤的 4.5%。有如下临床表现。

1.呼吸与循环功能紊乱

呼吸困难、发绀、心率加快,甚至休克。检查时可见患侧胸腔膨隆,纵隔向对侧移位,患侧呼吸音消失。有时可闻及肠鸣音或气过水声。引起呼吸、循环功能紊乱的主要原因有:①破裂的膈肌活动丧失,通常一侧膈肌麻痹,可以降低 25% 的呼吸功能。②腹内脏器进入胸腔使肺萎陷,减少了呼吸面积。③左、右胸腔内压力失去平衡,导致纵隔摆动,阻碍了静脉回流和心脏的排血量。④肺膨胀不全,肺内形成动静脉短路,加重缺氧。

2.完全或部分肠梗阻症状

如腹痛、腹胀、恶心、呕吐等。

(二)影像学检查

1.X 线检查

创伤性膈疝 X 线表现为伤侧横膈面部分或全部轮廓消失、模糊不清,患侧胸腔内可见大片状含气的密度不均匀阴影或含气的胃肠影,可有气液平面;由于外压作用,肺门及肺纹理不清或异常聚集;胃泡位置明显升高,纵隔向对侧移位,患侧横膈运动减弱或横膈假性矛盾运动。确诊可靠方法为胃肠道造影。

2.CT 检查

各种类型的膈疝均有类似的 CT 表现,主要有膈肌中断、部分膈肌不能辨认、膈肌增厚、中心腱条带征、膈疝征、项圈征及胸腹其他合并损伤征等。

(1)膈肌中断与部分膈肌不能辨认征:有研究将两者统称为膈肌缺陷征。理论上讲,此征应为膈肌损伤的直接征象。

(2)膈肌增厚与中心腱条带征:膈肌增厚可以表现为断端膈肌增厚,也可以为膈肌脚增厚。

(3)腹腔内容物疝入胸腔。

(4)胸腹其他合并损伤征:创伤性膈疝往往会合并血气胸、血气腹、肝脾损伤或邻近部位骨折等,CT 对这些征象,尤其是胸、腹腔积血的显示率较高。

第二节　肺部炎症

一、大叶性肺炎

(一)概述

大叶性肺炎可由细菌、病毒、结核杆菌等病原体引起,但通常所指细菌引起者,是细菌性肺炎中最常见的,致病菌多为肺炎球菌,其次有绿色链球菌、流感嗜血杆菌、葡萄球菌、铜绿假单胞菌和大肠杆菌等。炎症可累及整个肺叶或者肺段。

本病在春季和冬季好发,多见于青壮年,男性发病率约为女性的 2 倍,近年来由于抗生素的广泛应用,其发病率有所下降。

急性起病,发病前约 70% 的患者有上呼吸道感染病史,或有受寒、过度劳累、醉酒等。典型表现为寒战、高热,体温可达 39~40℃,呈稽留热,伴有全身肌肉酸痛不适。数小时内出现咳嗽、咳痰、胸痛、呼吸困难。典型者为铁锈色痰,部分为血痰,少数呈黏液脓性。胸部疼痛多限于病变局部,但有些肺部炎症可以累及膈胸膜刺激膈神经,反射性引起上腹疼痛,特别是发生在下叶的肺炎。部分高热患者可以出现口唇鼻周单纯性疱疹。严重者可并发感染性休克。

革兰阴性杆菌肺炎多见于年老体弱及有慢性心、肺疾病或免疫缺陷者,多为院内继发感染。葡萄球菌和克雷伯杆菌引起的肺炎的临床表现均较为严重,中毒症状明显,部分可以合并胸腔积液。

体格检查,可有呼吸浅快、心率快甚至心律失常。于实变期可以出现典型的肺实变体征,患侧呼吸动度减弱,叩诊病变局部浊音,异常支气管呼气音和语颤增强。消散期可闻及湿啰音。

实验室检查白细胞计数明显增高,多在 $(10\sim30)\times10^9/L$,中性粒细胞多占 80% 以上,年老体弱或免疫力低下者白细胞计数可不增高,但中性粒细胞百分比仍高。血培养 20% 可呈阳性。痰、血的细菌培养可以确定病原体。

(二)影像学检查

大叶性肺炎一般单叶多见,可累及肺叶的一部分,也可从肺段开始扩展至肺叶的大部或全部。影像学表现与其病理变化分期有关,一般说来,影像学征象的异常晚于临床症状出现。

1.充血期

(1)X 线检查:早期 X 线片无异常,或仅表现为肺纹理增粗或模糊。下叶肺炎者,在透视下可有同侧膈肌的轻度升高或活动受限等改变。

(2)CT 检查:CT 密度分辨率高,能较早发现病变。表现为病变区支气管血管束增多、增粗,透光度减低,有时可见边缘模糊的磨玻璃状阴影。

2.实变期

(1)X 线检查:X 线片上呈一片密度均匀增高的阴影,形态呈肺段或肺叶分布。其内肺纹理消失,可见支气管气像。实变的肺体积一般与正常时相等。由于肺泡渗出液较多及红细胞、白细胞的存在有时体积可略大于正常,使相应的叶间裂稍凸起。若病变区内的细支气管因黏稠分泌物的阻塞而致不张,实变的肺叶体积可稍缩小,相应的叶间裂稍凹陷。

右肺上叶大叶性肺炎在正位片上表现为右肺上野大片状阴影,下缘清晰锐利,为水平裂,上缘模糊,肺尖常不受累,侧位片上后缘止于斜裂的上部。右肺中叶大叶性肺炎表现为右肺中野的大片密度增高影,与右心缘相连,上缘呈水平状,实变密度自上而下逐渐变淡,肋膈角锐利,侧位片上呈三角形,尖端指向肺门,上、下缘分别以水平裂及斜裂为界,清晰锐利。左肺上叶实变类似于右上叶、中叶病变之和的表现。左肺下叶大叶性肺炎在正位上表现为肺部中、下野大片状致密影,上缘模糊不清,与正常肺组织无明确分界,下部阴影浓密,直达横膈,遮盖肋膈角,侧位片上见肺下部后方一直立三角形状的阴影,前缘以斜裂为界,后方直达后胸壁,下缘直达横膈。

(2)CT检查:CT表现与X线表现相似,在实变早期肺窗显示以斑片状密度增高影为主,CT值30～50HU,但纵隔窗显示病灶的范围较肺窗小或未见显示。进一步发展呈一片状密度增高影,呈肺段或肺叶分布,其内不能看见肺纹理,可见透亮的支气管影,称为支气管充气征或支气管气像。CT显示支气管充气征较X线片显像更为清楚。而且CT可以较明确地区分肺叶。

实变的肺体积一般与正常时相等,叶间裂一般无移位。有时体积可略大于正常,使相应的叶间裂稍凸起。大叶性肺炎有时由于痰液、菌栓阻塞可致不张实变的肺叶体积可稍缩小,相应的叶间裂稍凹陷。

CT显示各叶大叶性肺炎影像学形态与肺叶解剖形态一致。右肺上叶大叶性肺炎表现为右肺上叶大片状阴影,后缘平直清楚,为水平裂,余边缘模糊,肺尖常不受累。右肺中叶大叶性肺炎表现为右肺中叶的大片密度增高影,外缘直达胸壁,尖端指向肺门,与右心缘相连,造成右心缘模糊。前、后缘分别以水平裂及斜裂为界,清晰锐利。左肺上叶实变类似于右上叶、中叶病变之和的表现。下叶大叶性肺炎表现为肺部下叶大片状致密影,前缘以斜裂为界,后方直达后胸壁,下缘直达横膈。

3.消散期

(1)X线检查:临床症状的减轻较影像学上病变吸收要早。往往在体温开始下降1周左右,X线片才开始出现吸收征象。表现为大叶病灶密度不均匀减低,病灶范围变小,呈散在的大小不一分布不规则的斑片状影。病变多在两周内吸收,少数病例可延迟1～2个月才吸收,偶可机化。

(2)CT检查:影像学上病变吸收晚于临床症状的减轻。CT上表现为肺部病灶密度减低,变淡薄,范围变小,散在、大小不一、分布不规则、边缘模糊的斑片状影。两周后,病变一般基本吸收,少数病例可延迟1～2个月才吸收,偶可机化。

近年来,随着抗生素的广泛应用,抑制了大叶性肺炎的自然发展过程,因而大叶性肺炎的临床表现和影像学检查与表现并不典型,有些仅表现为一个肺段或亚肺段的实变,更像是一般渗出性病变,靠近叶间裂的边缘清晰,而其他部分边缘模糊不清,外周阴影逐渐变淡。

（三）治疗

1.抗菌素治疗

青霉素、磺胺类药、红霉素、洁古霉素、先锋霉素Ⅳ号。

2.对症治疗

（1）高热者一般不使用阿司匹林、扑热息痛等退热药,避免因严重脱水引起低血容量性休克。

（2）疼痛及严重烦躁不安者可予以水合氯醛镇静来治疗者,但不可使用可卡因、地西泮等抑制呼吸类药物。

（3）咳嗽咳痰者应用氯化铵合剂。

（4）保持水、电解质平衡。

（5）休克、呼吸衰竭及时做相应处理。

（6）颅内高压者可使用利尿剂。

3.应急处理

（1）卧床休息,给予高热量、多维生素及易消化食物饮食,鼓励患者多喝水或蔬菜汤以补充水分。

（2）全身应用大剂量抗生素如青霉素、氨苄青霉素等。

（3）高热者可在头、腋下、腘窝等处放置冰袋或冷水袋,全身温水或酒精擦浴等物理降温处理,必要时口服解热药物,如吲哚美辛等。

（4）神志恍惚或昏迷者,及时清除口腔内异物,保持呼吸道通畅。

（5）休克者应平卧,头稍低,并速送医院抢救。

二、支气管肺炎

（一）概述

支气管肺炎又称为小叶性肺炎,多数由细菌引起,常见的病原菌有肺炎球菌、金黄色葡萄球菌、链球菌及流感嗜血杆菌等,也可由病毒、支原体等引起。主要发生于婴幼儿和年老体弱者。支气管肺炎为小儿最常见的肺炎。长期卧床患者,或腹部手术后膈肌位置抬高,呼吸运动减弱,导致肺部血液循环淤滞,也可诱发感染。

支气管肺炎多发生于冬季春季及气候骤变时,有些华南地区反而在夏天发病较多。室内居住拥挤、通风不良、空气污浊、致病性微生物较多,容易发生本病。

临床表现较重,急性起病,多有高热、咳嗽、咳泡沫黏液脓性痰,重症病例可伴有呼吸困难、发绀及胸痛等。肺部听诊两肺可闻及湿啰音、水泡音。实验室检查外周血白细胞计数升高。年老体弱或免疫力低下者机体反应性低,体温可不升高,血白细胞计数也可不升高。

（二）影像学检查

1.X线检查

病变好发于两肺下部的内、中带。表现为肺纹理增多、增粗、边缘模糊,这是支气管炎及支气管周围炎的表现,病毒性肺炎比细菌性肺炎明显,以腺病毒性肺炎最明显。沿着增粗的肺纹理可见广泛的不均匀分布的大小不一的斑片状密度增高影,中心密度较高,边缘较淡薄且模糊。密集的病变也可以融合成密度不均匀的片状但不局限于肺段或肺叶范围内。长期卧床患者病灶多见于两侧脊柱旁及两肺下野。如有支气管炎性阻塞,则可伴有肺不张之致密阴影,但影像学上不能区分小叶性炎症和小叶性肺不张。邻近肺叶内出现代偿性局限肺气肿,这一情况多见于小儿,这是因为小儿支气管发育尚不完善,管腔较小,一旦发生炎症,极易造成阻塞。

2.CT 检查

小叶性肺炎有明显的临床症状,通常 X 线检查即可诊断,一般不需要 CT 检查。常规 CT 检查见两肺中下部支气管血管束增粗,边缘模糊。沿着支气管分支分布可见大小不同的结节状及斑片状阴影,多位于两肺下野内带,肺叶后部较前部多,但肺叶及肺段支气管通畅。

HRCT 可以显示肺小叶水平的结构,小叶性肺炎表现典型者呈腺泡样形态,大小为 1~2 cm。阴影之间可以掺杂含气的肺组织,也可以融合成大片。由于小叶支气管部分性阻塞引起的肺过度充气有时在阴影之间可见到 1~2 cm 的类圆形泡状透亮影,为本病的特征性表现之一,HRCT 更易于显示。肺门及纵隔无肿大淋巴结。

一般经过 1~2 周的有效治疗后,支气管肺炎可完全吸收消散肺部恢复正常。长久不消散者或反复发作者 HRCT 检查可了解有无并发支气管扩张。融合成片的炎症长期不吸收,可演变为机化性肺炎。

(三)治疗

采用综合治疗,原则为控制炎症、改善通气功能、对症治疗、防止和治疗并发症。

1.氧气疗法

有缺氧表现,如烦躁、口周发绀时需吸氧,多用鼻前庭导管给氧,经湿化的氧气的流量为 0.5~1 L/min,氧浓度不超过 40%。新生儿或婴幼儿可用面罩、氧帐、鼻塞给氧,面罩给氧流量为 2~4 L/min,氧浓度为 50%~60%。对氧疗患儿应至少每 4 小时监测 1 次体温、脉搏、呼吸次数和脉搏血氧饱和度。

2.抗感染治疗

(1)抗菌药物治疗原则:①在使用抗菌药物前应采集合适的呼吸道分泌物进行细菌培养和药物敏感试验,以便指导治疗,在未获培养结果前,可根据经验选择敏感的药物。②选用的药物在肺组织中应有较高的浓度。③早期用药。④联合用药。⑤足量、足疗程。重者患儿宜静脉联合用药。

社区获得性肺炎(CAP)抗菌药物治疗应限于细菌性肺炎、支原体肺炎和衣原体肺炎、真菌性肺炎等,单纯病毒性肺炎无使用抗菌药物指征,但必须注意细菌、病毒、支原体、衣原体等混合感染的可能性。3 个月以下儿童有沙眼衣原体肺炎可能,而 5 岁以上者支原体肺炎、肺炎衣原体肺炎比率较高,故均可首选大环内酯类,尤其是新一代大环内酯类,其抗菌谱广,可以覆盖大部分儿童 CAP 病原菌。对 4 月龄~5 岁儿童进行 CAP 抗菌药物治疗,尤其重症患儿时,应考虑病原菌是对大环内酯类耐药肺炎链球菌,可首选大剂量阿莫西林或头孢菌素。

真菌感染应停止使用抗生素及激素,选用制霉菌素雾化吸入,亦可用克霉唑、大扶康或两性霉素 B。

(2)抗病毒治疗:①流感病毒:奥斯他韦、扎那米韦和帕那米韦是神经氨酸酶的抑制剂,对流感病毒 A 型、B 型均有效。金刚烷胺和金刚乙胺是 M_2 膜蛋白离子通道阻滞剂,仅对 A 型流感病毒有效。②利巴韦林(病毒唑)可滴鼻、雾化吸入、肌内注射和静脉滴注,可抑制多种 RNA 和 DNA 病毒;α-干扰素(IFN-α),5~7 天为一疗程,亦可雾化吸入。③更昔洛韦,即丙氧鸟苷,是儿童巨细胞病毒感染的一线用药。

3.对症治疗

(1)气道管理:及时清除鼻痂、鼻腔分泌物和吸痰,以保持呼吸道通畅,改善通气功能。气道的湿化非常重要,有利于痰液的排出,雾化吸入有助于解除支气管痉挛和水肿。分泌物堆积于下呼吸道,经湿化和雾化仍不能排除,使呼吸衰竭加重时,应行气管插管以利于清除痰液。严重病例宜短期使用机械通气(人工呼吸机)。接受机械通气者尤应注意气道湿化、变换体位和拍背,保持气道湿度和通畅。

(2)腹胀的治疗:低钾血症儿童,应补充钾盐。中毒性肠麻痹时,应禁食和胃肠减压,亦可使用酚妥拉明加5%葡萄糖20 mL静脉滴注,最大量≤10 mg/次。

(3)其他:高热患儿可用物理降温,如35%酒精擦浴;冷敷,冰袋放在腋窝、腹股沟及头部;口服对乙酰氨基酚或布洛芬等。若伴烦躁不安可给予氯丙嗪、异丙嗪肌内注射,或苯巴比妥肌内注射。

4.糖皮质激素

可减少炎症、渗出,解除支气管痉挛,改善血管通透性和微循环,降低颅内压。使用指征为:①严重憋喘或呼吸衰竭。②全身中毒症状明显。③合并感染中毒性休克。④出现脑水肿。上述情况可短期应用激素,可用琥珀酸氢化可的松或用地塞米松加入瓶中静脉滴注,疗程3~5天。

三、葡萄球菌肺炎

(一)概述

葡萄球菌肺炎是由葡萄球菌所引起的急性肺部化脓性感染。常发生于有基础疾病如糖尿病、血液病、艾滋病、肝病或原有支气管—肺病者。儿童患流感或麻疹时也易罹患。多急骤起病,病情较重,高热、寒战、胸痛,咳脓性痰,可早期出现循环衰竭。

葡萄球菌肺炎的临床表现依据患者的年龄和既往健康情况而不同。儿童发病前常有上呼吸道感染或麻疹等感染史,成人葡萄球菌肺炎常继发于流行性感冒、气管插管或长期慢性疾病后,甚至有些发生于长期静脉吸毒者。典型的表现为起病急骤,病情变化迅速,寒战,高热,体温高达39~40℃,呈稽留热型,呼吸困难、发绀、胸痛,全身肌肉、关节酸痛、精神萎靡,咳嗽,咳痰,痰在早期为黏液性,逐渐出现脓痰,甚至脓血痰,痰量多,常并发气胸和脓胸。老年患者和患有慢性疾病者,起病较缓慢,症状较轻,低热,咳少量脓性痰。有些不典型的患者,呼吸道症状不明显,但可出现少尿、血压下降等中毒性休克表现。脓毒血症引起的葡萄球菌肺炎常有皮肤伤口和疖、痈等葡萄球菌感染史,有血管留置导管或静脉吸毒史者,易于并发感染性心内膜炎,可出现心悸和心功能不全表现。

(二)影像学检查

本病发展迅速,初起时临床症状可以很重,而胸部影像学检查可正常或仅表现为肺纹理增多,但往往在几小时或1天内可由单发或很少的炎症浸润灶发展到广泛分布的大片状阴影。所以,当临床怀疑有葡萄球菌肺炎时,必须在短期内进行胸部影像学随访检查。

1.X线检查

原发吸入性葡萄球菌肺炎起病后短期内即可在肺内出现炎性浸润改变,病变可为小片或大片的密度高、边缘模糊的云絮状阴影,少数呈节段性或大叶性浸润,病变可在1天内扩展为两肺广泛的炎性浸润。由于支气管中充满着炎性渗出物,在肺野炎性实变区中很少能见到含气的支气管影。由于病毒的毒力较强,常在短期内出现肺脓肿,表现为浸润性病灶中有一个或多个含有液面的空洞。在治疗过程中,往往一方面有炎性浸润灶的吸收;另一方面又可有多个炎性病灶的融合或新的炎性浸润灶的出现。

本病的 X 线片表现中具有特征性的是肺气囊的形成。可在发病 1~2 天即出现,囊壁薄,一般囊内无液面,其大小、数目和分布位置可时有不同,甚至一日数变,可迅速变大或缩小。少数肺气囊体积甚大,可对邻近组织及纵隔产生压迫移位现象,有时可表现为一片浓密实变的阴影中间多个蜂窝状透亮区,形态不甚规则。有的在 X 线检查的随访过程中,可见邻近多个小气囊融合成一个气囊。有些肺气囊中可见浅小的液平。肺气囊可随着肺部炎症的吸收消散而同时消失。亦有少数肺气囊在肺炎吸收后数月才消失或存留时间更长。若局部炎症浸润存在时间较长,就可以产生肺脓肿,有时可早在炎症浸润持续数天后就在 X 线片上显示为较大的厚壁空洞,内缘可不规则,周围有炎症浸润所致的阴影。

继发血源性葡萄球菌肺炎,由细菌栓子所形成的坏死性肺梗死多分布于两肺的外围部分。X 线表现为大小不一的多发的絮状、球状病变,小的直径仅数毫米,大的可为 1~4 cm,边缘较清楚,也可呈大小不一的片状致密影,病变中心可出现空洞及液面。

本病易发生胸腔积液及脓胸,近胸膜的肺气囊穿破后可形成脓气胸。胸腔渗液出现早,且增加快,往往可在患者初次就诊时就见一侧大量胸腔积液并遮盖肺内的炎性病变。胸腔积液化脓或肺内化脓性病灶的穿破可产生脓胸或脓气胸。在肺部炎症早期就有多量胸腔积液或脓胸、脓气胸者,往往提示为金黄色葡萄球菌感染所致。

在婴幼儿葡萄球菌肺炎中,肺气囊的出现比较多见,脓胸及脓气胸的发生也较多。在婴儿中特发性的广泛的脓气胸往往是金黄色葡萄球菌感染的特征。成人金黄色葡萄球菌肺炎中并发肺脓肿的较多。

2.CT 检查

病变一般为多发性。吸入性感染,最先为密度增高的片状高密度影,边缘模糊,病变范围可为小叶性、段性或大叶性,并可在数小时至 1 天内扩散至两肺。实变区缺乏空气支气管征。在治疗过程中,往往一方面有炎性浸润灶的吸收;另一方面又可有多个炎性病灶的融合或新的炎性浸润灶的出现。随着病情的进展,可形成脓肿而含液平面的空洞,亦可出现类圆形薄壁空腔的肺气囊。CT 对肺气囊和肺脓肿有着最为准确可靠的诊断价值。血源性感染多为两肺近胸膜下分布的结节影,直径 0.5~4 cm,边缘清楚或模糊,可见空洞及液平,结节影的肺门侧有时可见供应血管。CT 对并发的胸腔积液及脓胸诊断较敏感,并有利于显示被大量胸腔积液遮盖的肺内炎性病变。

总之,本病的影像学特征有以下几点:①临床症状与影像学所见不一致。当肺炎初起时,临床症状已很重,而影像学征象却很少,仅表现为肺纹理增多,一侧或两侧出现小片状高密度影;当临床症状已趋明显好转时,在影像学上却可见明显病变如肺脓肿和肺大疱等现象。②病变发展迅速,甚至在数小时内,小片炎症改变就可发展成脓肿。③病程中,多并发小脓肿、脓气胸、肺气囊及肺大疱。严重的还并发纵隔积气、皮下气肿及支气管-胸膜瘘。④影像学上病灶阴影持续时间较一般细菌性肺炎长,2 个月左右阴影仍不能完全消失。

（三）治疗

应在早期将原发病灶清除引流，同时选敏感抗菌药物。医院外感染的金葡菌肺炎，仍可用青霉素 G。对于院内感染和部分院外发病者，多为凝固酶阳性的金葡菌，90%以上产生青霉素酶，应给予耐酶的 β-内酰胺类抗生素，如苯唑西林、氯唑西林或萘夫西林。对青霉素耐药的菌株可能也对头孢菌素耐药，但仍可用头孢唑啉或头孢噻酚静脉滴注。对甲氧西林亦耐药的金葡菌称甲氧西林耐药株，可用万古霉素、替考拉宁、利奈唑胺，也可选用利福平、SMZ-TMP、磷霉素、氟喹诺酮类，以及丁胺卡那霉素等治疗。

四、克雷伯杆菌肺炎

（一）概述

肺炎杆菌为革兰染色阴性，不活动，有荚膜，成对或呈短链，在普通培养基上易生长。在固体培养基上菌落高出表面，光滑而黏湿是其特点。根据荚膜抗原成分不同，肺炎杆菌可分 7 种亚型，引起肺炎者以 1~6 型为主，能很快适应宿主环境而长期生存，对各种抗生素易产生耐药性。肺炎杆菌肺炎多见于中老年，凡导致机体免疫功能受损的情况都可成为引起感染的诱因。如激素和免疫抑制药，以及抗代谢药物的使用造成全身免疫功能紊乱及各种严重疾病（如肿瘤、糖尿病、慢性肝病、白细胞减少、白血病等）；某些侵入性检查、创伤性治疗和手术、使用污染的呼吸器、雾化器等都有导致感染的可能。院内工作人员的手部传播、患者及慢性病菌携带者均是病菌的来源。

大多数肺炎杆菌肺炎患者起病突然，部分发病前有上呼吸道感染症状。主要临床表现为寒战、发热、咳嗽、咳痰、呼吸困难等。痰液无臭、黏稠、痰量中等。由血液和黏液混合成砖红色痰，临床描述为无核小葡萄干性胶冻样痰（果酱状），被认为是肺炎克雷伯杆菌肺炎的一项特征，但临床少见。也有患者咳铁锈色痰或痰带血丝，或伴明显咯血。社区获得性大叶性肺炎与其他肺炎不同，表现为肺的损毁性改变，病情重，起病急，早期即可表现为显著的中毒症状、呼吸衰竭和低血压，体温超过 39℃，发生肺脓肿、空洞、脓胸和胸膜粘连的概率增加。医院内感染的症状与其他病原菌感染的类似，临床表现危重，可有呼吸急促和肺实变体征。

（二）影像学检查

基本上是属于支气管肺炎形态。因此，早期与链球菌或肺炎双球菌性肺炎相似呈小叶性改变，但很快可以由小叶互相融合呈大叶性实变。多见于右肺上叶。早期病变可累及胸膜。由于病灶容易发生坏死，因此，脓疡可在早期形成。多为多发的小空洞，一般直径不超过 2 cm。但小空洞也可以融合成大空洞。空洞内缘光滑、壁薄、无液平面，愈合过程慢，常可遗留广泛的纤维化。此外还可有胸腔积液、液气胸或胸膜增厚及支气管扩张的表现。

（三）治疗

及早使用有效抗生素是治愈的关键。第二、第三代头孢菌素联合氨基糖苷类抗生素治疗。

五、绿脓杆菌肺炎

（一）概述

绿脓杆菌肺炎是由铜绿假单胞杆菌感染所引起的肺炎，多见于院内获得性，其所占比例可高达 40%，且有上升趋势。铜绿假单胞杆菌为条件（或机会）致病菌，广泛存在于潮湿的自然环境、机体体表及与外界相通的腔道内，是院内感染的常见病原菌之一。绿脓杆菌肺炎常继发于严重疾病患者,在正常人极少发生,病情一般比较严重,病死率高。

临床表现缺乏特异性,和一般革兰染色阴性杆菌性肺炎相似,主要为畏寒、发热(体温晨间比午后高)、咳嗽、呼吸困难、发绀等。咳嗽,咳大量脓性痰,一般咳黄脓痰,典型患者咳大量翠绿色脓痰。合并菌血症时患者可突发高热、烦躁不安、呼吸困难、心搏加快甚至昏迷。体检可有相对缓脉,肺部听诊可有弥散性细小水泡音及喘鸣音。同时有并发症或基础疾病时,具有相应的症状及体征。

（二）影像学检查

影像学表现为支气管肺炎型、实变型和肺脓肿型。病程早期一般呈肺间质性水肿,48 小时后出现肺浸润,数天后有脓肿形成,在结节状或融合性斑片状浸润病灶中常见小的透亮区,炎症吸收后可留有纤维瘢痕,空洞和肺不张少见。大多患者有少量胸腔积液。

（三）治疗

早期诊断,早期有效的抗生素治疗尤为重要,选择敏感有效的抗生素是治疗的中心环节。在病原学培养及药敏试验未有结果前,可根据经验选用抗生素,目前对绿脓杆菌有效抗生素有三类:β-内酰胺类,氨基糖苷类及氟喹诺酮类:

(1)β-内酰胺类抗绿脓杆菌活性较高的有:头孢他啶(复达欣),不典型的 β-内酰胺类抗绿脓杆菌活性较高有:亚胺硫霉素(泰能)、β-内酰胺类加 β-内酰酶抑制剂的复合制剂,如头孢呱酮＋青霉烷砜(舒普深)。

(2)氟喹诺酮类对绿脓杆菌有一定抗菌活性。

(3)氨基糖苷类抗生素,因此类抗生素具有相当肾毒性及耳毒性,而绿脓杆菌性肺炎又多见于老年人或有严重基础疾病患者,因而在很大程度上限制了它们的使用。抗感染治疗同时应加强对基础疾病治疗,加强局部引流和全身支持治疗,提高机体免疫功能。在预防方面,应加强医院内消毒隔离,特别是要注意人工呼吸器械、雾化及湿化装置,吸痰器具和给氧面罩、导管的定期消毒,昏迷患者应注意口腔护理,减少和防止分泌物吸入。还应注意合理使用广谱抗生素,严格掌握皮质激素及免疫抑制剂的应用指征。

六、肺炎支原体肺炎

（一）概述

肺炎支原体肺炎是肺炎支原体引起的急性呼吸道和肺的感染,过去曾称为 Eaton 因子肺炎、冷凝集素肺炎。

潜伏期 2～3 周,一般起病缓慢,约 1/3 的病例无症状。以气管—支气管炎、肺炎、耳鼓膜炎等形式出现,而以肺炎最重。发病初有乏力、头痛、咽痛、发冷、发热、肌肉酸痛、食欲缺乏、恶心、呕吐等,头痛显著。发热高低不一,体温可高达 39℃。2～3 天后出现明显的呼吸道症状,如阵发性刺激性咳嗽、干咳或少量黏痰或黏液脓性痰,有时痰中带血。发热可持续 2～3 周。体温恢复正常后可遗有咳嗽,伴胸骨下疼痛。

患者多为年长儿、青少年和年轻成人,表现有轻微呼吸道症状。一般来说,75％的患者有气管—支气管炎,5％表现为不典型肺炎,20％是无症状的。5 岁以下儿童常有卡他症状和喘鸣,可发生支气管痉挛。多数患者起病缓慢,病初有发热、肌痛、头痛和不适等全身症状,几天至 1 周后出现上呼吸道症状和体征,伴有咽炎、颈部淋巴结肿大、声音嘶哑、耳痛、卡他症状和干咳,还可有哮喘及细支气管炎,少数还有肺炎。

多数患者有畏寒,但无寒战,长期咳嗽可导致胸骨后疼痛和胸痛,但很少表现为胸膜炎样的疼痛。体征有发热,咽部充血而无脓性分泌物,极个别患者出现疱性鼓膜炎,常呈自限性,且症状轻微。

隐匿发病者可以逐渐恢复,上呼吸道症状可持续 2~3 周,肺炎的体征可持续 4~6 周。肺部的病理改变有支气管及细支气管周围单核细胞和管腔内多形核白细胞炎症浸润,偶见透明膜形成和肺炎,有肺泡出血或蛋白样物质,间质纤维化少见。

(二)影像学检查

1.X 线检查

早期呈间质性炎症改变,肺纹理增重,支气管周围浸润性改变或病变区的网格状阴影通常呈肺段分布。继而发展到肺泡实质的炎性浸润性改变,X 线表现多样,分布也有差异。75%~90% 发生在下肺叶,位于上叶者约占 25%。近半数为单叶或单肺段分布,可单发也可多发。大多数病例中,病变局限于一个或两个肺段,一般不超过一个肺叶。可表现为一侧肺中、下部密度相对较低而均匀的云絮状、斑点状或片状边缘模糊的阴影,近肺门较深。也可呈现为自肺门附近向肺野外围伸展的一片扇形密度增高影,其外缘逐渐变淡而消失。有时浸润广泛,分布于一侧或两侧肺,表现为多个边缘模糊的斑片状影。少见的表现为大叶性实变影,有时实变病灶密度较淡,透过病灶可见其中的肺纹理。但影像学上不能与其他病原菌引起的大叶性肺炎鉴别。极少数患者的病灶呈迁徙性,一处病灶吸收而在其他肺野又出现新的病灶。有报道极个别支原体肺炎可发生肺脓肿。少数病例有少量胸腔积液。支原体肺炎可并发盘状肺不张表现为肺野内扁平的密度增高影。

2.CT 检查

早期呈间质性炎症改变,肺纹理增多,支气管周围浸润性改变或病变区的网格状阴影。CT 上能更清晰地显示较轻度的网格状影及小斑片状影,有时见小叶间隔增厚、变形甚至蜂窝状影。继而发展到肺泡实质的炎性浸润性改变,病灶多在中下叶,下叶多见。近半数为单叶或单肺段分布,可单发也可多发。大多数病例中,病变局限于一个或两个肺段,一般不超过一个肺叶。多为斑片状、大片状,近肺门较浓,外缘渐淡,呈扇形,病灶密度低而均匀,边缘模糊。有时浸润广泛,分布于一侧或两侧肺,表现为多个边缘模糊的斑片状影,或如支气管肺炎一样的斑片状影。少见的表现为大叶性实变影,有时实变病灶密度较淡,呈磨玻璃状,透过病灶可见其中的肺纹理。

影像学改变的特点是征象与体征不成比例。即临床表现轻而影像学发现较多的浸润性病灶。病变大部分呈自限性,一般 1~3 周内吸收,长的可达 6 周左右。在实变病灶逐渐吸收消失后,可见肺纹理增多,再经过一段时期逐渐恢复正常。

(三)治疗

1.对症治疗

退热、氧疗、雾化、补液、镇静。

2.抗生素治疗

首选大环内酯类,疗程一般不少于 2~3 周,停药过早易于复发。

(1)阿奇霉素溶于5%葡萄糖液中静脉滴注。

(2)红霉素溶于5%葡萄糖液中静脉滴注。

3.肺外并发症的治疗

对症支持治疗。

七、病毒性肺炎

(一)概述

急性呼吸道感染中,病毒感染占90%,而病毒感染则以上呼吸道为主,有普通感冒、咽炎、喉—气管—支气管炎、细支气管炎、婴儿疱疹性咽峡炎以及流行性胸痛等。引起肺炎的病毒不多见,其中以流行性感冒病毒为常见,其他为副流感病毒、巨细胞病毒、腺病毒、鼻病毒、冠状病毒和某些肠道病毒,如柯萨奇病毒、埃可病毒等以及单纯疱疹、水痘—带状疱疹、风疹、麻疹等病毒。婴幼儿还常由呼吸道合胞病毒感染产生肺炎。

本病临床表现一般较轻,与支原体肺炎的症状相似。起病缓慢,有头痛、乏力、发热、咳嗽,并咳少量黏痰。体征往往阙如。X线检查可见肺部炎症呈斑点状、片状或均匀的阴影。白细胞总数可正常、减少或略增加。病程一般为1～2周。在免疫缺损的患者,病毒性肺炎往往比较严重,有持续性高热、心悸、气急、发绀、极度衰竭,可伴休克、心力衰竭和氮质血症。由于肺泡间质和肺泡内水肿,严重者可发生呼吸窘迫综合征,体检可有湿啰音。影像学检查显示弥散性结节性浸润,多见于两下 2/3 肺野。

(二)影像学检查

1.小结节影

病理基础是肺泡炎或细支气管周围炎。可见于腺病毒、合胞病毒、巨细胞病毒及麻疹病毒引起的肺炎。病灶多分布在两肺下野中内带,病灶多为 6～8 mm 或更小。

2.斑片状影

为小叶肺泡炎表现,多数病灶重叠则可表现为密度不均匀斑片状模糊影,多分布于两肺中下野中内带。呈斑片状影的病毒性肺炎可见于腺病毒肺炎、合胞病毒肺炎、麻疹病毒肺炎、巨细胞病毒肺炎及流感病毒肺炎。

3.大片状影

相邻小叶肺泡炎可融合成大片状影。病变可占据一个次肺段、肺段甚至一个大叶,严重者可占据一侧肺野,此种表现可见于腺病毒肺炎、流感性病毒肺炎。病变多分布于两肺中下野。

4.肺纹理增强

为支气管炎及支气管周围炎的表现,病毒性肺炎比细菌性肺炎表现明显,以腺病毒肺炎最明显。

5.肺气肿

胸部影像上表现为胸廓扩大,两肺野透亮度增高,膈低平。在病毒性肺炎中以腺病毒肺炎为重。

6.胸腔积液

病毒性肺炎可伴有胸腔积液。

7.病毒性肺炎的动态变化

病毒性肺炎病灶多数在 1~2 周内吸收,重者可延长至 4 周。

(三)治疗

以对症治疗为主,卧床休息,居室保持空气流通,注意隔离消毒,预防交叉感染。给予足量维生素及蛋白质,多饮水及少量多次进软食,酌情静脉输液及吸氧。保持呼吸道通畅,及时清除上呼吸道分泌物等。原则上不宜应用抗生素预防继发性细菌感染,一旦明确已合并细菌感染,应及时选用敏感的抗生素。

目前已证实较有效的病毒抑制药物有:①利巴韦林具广谱抗病毒功能,包括呼吸道合胞病毒、腺病毒、副流感病毒和流感病毒。②阿昔洛韦为一化学合成的抗病毒药,具有广谱、强效和起效快的特点。临床用于疱疹病毒、水痘病毒感染。尤其对免疫缺陷或应用免疫抑制剂者应尽早应用。③更昔洛韦为无环鸟苷类似物,抑制 DNA 合成。主要用于巨细胞病毒感染。④奥司他韦为神经氨酸酶抑制剂,对甲、乙型流感病毒均有很好作用,耐药发生率低。⑤阿糖腺苷为嘌呤核苷类化合物,具有广泛的抗病毒作用。多用于治疗免疫缺陷患者的疱疹病毒与水痘病毒感染。⑥金刚烷胺为人工合成胺类药物,有阻止某些病毒进入人体细胞及退热作用。临床用于流感病毒等感染。

八、间质性肺炎

(一)概述

间质性肺炎是以肺间质病变为主的炎症,可由细菌或病毒引起,在成人多并发于慢性支气管炎或脓性肺部炎症之后,在小儿往往继发于某些急性传染病,如麻疹、百日咳、流行性感冒等,另外,腺病毒、呼吸道合胞病毒等也可引起本病。

由于病变在肺的间质,故不少患者呼吸道症状轻,异常体征也不多。临床上除原发急性传染病的症状外,常同时出现气急、发绀、咳嗽、咳痰等。体征较少,可有肺部呼吸音粗、啰音等,慢性患者可以有桶状胸。婴幼儿由于肺间质组织发育较好,血供丰富而肺泡弹力组织不发达,故当间质发生炎症时,呼吸急促等缺氧症状较明显。

(二)影像学检查

1.X 线检查

间质性肺炎的 X 线表现与以肺泡渗出为主的肺炎不同。病变分布较广泛,常同时累及两肺,也可局限于一侧,中、下肺野多见。根据病变累及的间质部位不同,X 线表现也有所不同。位于支气管、血管周围的间质性炎症表现为肺纹理增粗、模糊。位于终末细支气管以下的肺间质病变显示为短条状,可交织成网状,并伴有小点状影。肺门周围间质的炎性浸润及肺门淋巴结炎,使肺门轮廓模糊、密度增高、结构不清并有轻度增大。

发生于婴幼儿的急性间质性肺炎则以细支气管的不完全阻塞而导致的弥散性肺气肿为主要表现,可见肺野透明度增加,膈肌位置下降且动度减小,呼气相与吸气相肺野透明度差别不大。有时肺野内可见广泛的细小结节影,大小一致、分布不均,但肺尖及两肺外带常不受累及。

2.CT 检查

病变分布较广泛,往往位于内、中带,而外带清晰。位于支气管、血管周围的间质性炎症呈纤细条纹状增高影边缘清晰或略模糊,走行较僵直,可数条互相交错或两条平行。于肺门区尚可见支气管断面所致的厚壁环状影,称为"袖口征"。位于终末细支气管以下的肺间质病变显示为短条状,相互交织成网状的密度增高影,网状影边缘较清晰。

HRCT 表现为弥散性肺浸润性病变,肺纹理增多、增粗,或纤细、紊乱、模糊、扭曲。肺纹理呈细网状、粗网状、圈网状、网絮状。肺野内可见小点状、小结节状、小片状影,可伴有肺气肿征。肺门淋巴结可由于炎症浸润而增大,边缘毛糙。

间质性肺炎的吸收消散较肺泡炎症缓慢。在消散过程中,肺内粟粒点状影首先吸收,然后紊乱的条纹影逐渐减少,肺野逐渐呈现正常肺纹理表现。少数病例病程进入慢性阶段,病变纤维化,可导致慢性肺间质纤维化或并发支气管扩张等不良后果。

(三)治疗

特发性肺间质纤维化是一种进展性的疾病,未经治疗的患者其自然病程平均 2～4 年,自从应用肾上腺皮质激素后可延长到 6 年左右。不论是早期还是晚期,都应立即进行治疗,使新出现的肺泡炎吸收好转,部分纤维化亦可改善并可阻止疾病发展,首选药物为肾上腺皮质激素,其次为免疫抑制剂及中药。肾上腺皮质激素可调节炎症和免疫过程,降低免疫复合物含量,抑制肺泡内巨噬细胞的增生和 T 淋巴细胞因子功能,在肺泡炎和细胞渗出阶段应用,可使部分患者的肺部 X 线阴影吸收好转,临床症状有显著改善,肺功能进步。如在晚期广泛间质纤维化和蜂窝肺阶段开始治疗,临床症状亦可有不同程度的改善,但肺部阴影和肺功能无明显的进步。慢性型常规起始剂量为泼尼松 40～60 mg/d,分 3～4 次服用。待病情稳定,X 线阴影不再吸收可逐渐减量,维持 4～8 周后每次减 5 mg,待减至 20 mg/d 时,每周每次减 2.5 mg,以后 10 mg/d 维持,应短于 1 年。如减量过程中病情复发加重,应再重新加大剂量控制病情,仍然有效。疗程可延长至两年,如病情需要可终生使用。应注意检测药物不良反应,尽可能以最小的剂量,最少的不良反应达到最好的效果。应用糖皮质激素时应注意机会致病菌感染,注意肺结核的复发,必要时联合应用抗结核药物,长期应用糖皮质激素应注意真菌的感染。如病情进展凶险或急性型发病者,可用糖皮质激素冲击疗法,如甲泼尼龙(甲基泼尼松)500 mg/d,持续 3～5 天,病情稳定后改口服。最后根据个体差异找出最佳维持量,避免复发。因特殊原因不能接受激素及不能耐受激素者可改用免疫抑制剂,或减少皮质激素量加用免疫抑制剂。中药如川芎、刺五加、丹参都具有活血化瘀的作用,有一定的预防间质纤维化的作用,雷公藤多苷具有确切的抗感染、免疫抑制作用,能抑制辅助 T 淋巴细胞,间接地抑制了体液免疫,对预防肺间质纤维化有一定的作用,可作为重要的辅助药物。

青霉胺与激素和单用激素治疗肺间质纤维化,疗效比较无明显差异,但青霉胺＋激素组不良反应明显少于单用激素组。但青霉胺应用前应做青霉胺皮试,注意其不良反应,主要不良反应为胃肠道反应和过敏反应。尚在实验研究阶段的抗细胞因子疗法,尚无定论。其他对症治疗包括纠正缺氧,改善心肺功能,控制细菌感染等。肺移植技术在一些技术先进的国家已开展并收到一定疗效,单肺移植 1 年存活率达 73.1%,3 年存活率 62.7%,双肺移植 1 年存活率 70%,3 年存活率 55%。

第三节　肺先天性疾病

先天性胸壁畸形是指胸壁先天性发育异常导致外形及解剖结构发生改变,形成各种胸壁畸形。常见的先天性胸壁畸形有凹陷畸形(漏斗胸)、凸出畸形(鸡胸)、肋骨畸形或阙如、胸骨裂或阙如4种。

一、漏斗胸

(一)概述

漏斗胸是指胸骨、肋软骨及部分肋骨向内凹陷畸形。凹陷常以胸骨剑突根部为最深。病因不明,多认为是下胸部肋软骨及肋骨过度发育,胸骨代偿向后移位所致,也有认为是膈肌的胸骨部分发育过短所致。是一种先天性并常是家族性的疾病。男性较女性多见,有报道,男女之比为4:1,属伴性显性遗传。

漏斗胸多见于15岁以下的儿童,很少见到40岁以上的患者,这可能是因为漏斗胸及脊柱侧弯压迫心、肺,损害呼吸和循环功能,致使患者存活时间缩短,40岁以前就已去世。

轻微的漏斗胸可以没有症状,畸形较重的压迫心脏和肺,影响呼吸和循环功能,肺活量减少,功能残气量增多,活动耐量降低。幼儿常反复发生呼吸道感染,出现咳嗽、发热,常被诊断为支气管炎或支气管喘息。幼儿循环系统症状较少,年龄较大的可以出现活动后呼吸困难、脉快、心悸,甚至心前区疼痛,主要是因为心脏受压、心排血量在运动时不能满足需要,心肌缺血,因而引起疼痛。有些患者还可以出现心律失常以及收缩期杂音。

(二)影像学检查

X线检查后前位像示心脏左移与主动脉,肺动脉圆锥一起同脊椎形成狭长三角形。心脏右缘与脊椎相齐,心脏呈轻度受压改变,两下肺野透光度增强。侧位片示肋骨呈前下方向倾斜与体轴成锐角,胸骨体凹陷,胸骨后与脊椎前间隙距离明显缩短。膈肌下降,活动减少,胸廓纵轴增加。胸部CT扫描能够清楚地显示胸壁凹陷程度及心脏移位情况。VR图像可以更加清晰地显示病变。

(三)治疗

1.手术指征

(1)CT检查示 Haller 指数(凹陷最低点的胸廓横径/凹陷最低点到椎体前的距离)大于3.25。

(2)肺功能提示限制性或阻塞性气道病变。

(3)心电图、超声心动检查发现不完全右束支传导阻滞、二尖瓣脱垂等异常。

(4)畸形进展且合并明显症状。

(5)外观的畸形使患儿不能忍受。

2.传统手术

Ravitch 手术和改良 Ravitch 手术,基本原则是切除畸形的肋软骨,楔形切胸骨并用各种方法重新固定使胸骨上抬。所不同的是改良 Ravitch 手术切除肋骨数目有所减少。

3.微创手术

在胸腔镜导引下手术植入量身塑造的金属板,将胸骨凹陷往外推出来,做矫正手术。所有向内凹陷变形的肋软骨也用金属板从外推出,没有任何肋骨被切除,也没有胸大肌被切开。最近几年开展的微创手术为 Nuss 方法。该手术创伤轻,术后恢复快,术后下床活动早,手术后并发症少,畸形矫正效果满意率高,复发率低,对成年人也获得了良好的效果。漏斗胸术后的康复是值得关注的问题,患者应积极坚持术后的康复训练,尤其对成年人这点十分重要。

二、鸡胸

(一)概述

鸡胸又称鸽胸,为胸骨向前突出畸形,形似鸡、鸽等胸脯而得名。其原因与发育异常及佝偻病后遗症有关。分为两型:Ⅰ型,胸骨柄、胸骨体上部及相应肋软骨向前突起,胸骨体中下部渐向后凹陷,剑突又弯向前方,胸骨纵面呈"Z"形。Ⅱ型,胸骨整体向前突出,剑突朝向背部,胸骨两侧肋软骨明显向内凹陷,其中Ⅱ型最常见。

多数鸡胸不像漏斗胸那样在出生后即能发现,往往在5～6岁才逐渐被注意到。一般鸡胸很少发生压迫心、肺的症状,重症鸡胸常出现反复上呼吸道感染及支气管喘息,活动耐力较差,易疲劳。更主要的是患者因畸形在精神上有极大的负担。

鸡胸与漏斗胸相反,胸骨向前方突起,一般有两种类型,第一种是普通的具有龙骨状突起的胸廓,即胸骨下部向前移位较上部明显。常是剑突附着部突出最明显,胸肌的纵剖面呈弓形,两侧的第4～第8肋软骨呈与胸骨平行的深凹陷沟状,使突出的部分更加明显,就像是一只巨手将胸骨抓起而将两侧肋软骨压瘪了一样。另一种鸡胸比较少见,胸骨柄、胸骨体上部及上胸部的肋软骨向前上方突出,而胸骨体中部向后弯曲,胸肌下部又突向前方,胸骨的矢状面呈"Z"字形,两侧肋软骨也向内凹陷,因此,有人将此类畸形也称为漏斗胸。

(二)影像学检查

X线检查侧位片可清楚地显示胸骨的畸形状况,其他检查方法常无异常发现。CT扫描检查显示胸骨两侧肋软骨向内凹陷,矢状位重建可见胸骨整体向前突出。轻度鸡胸两侧肋骨常对称。

(三)治疗

1.手术治疗

(1)手术时机:一般认为严重的畸形3岁以后即可接受手术,

(2)手术指征:轻者一般并不需要手术治疗。器具矫形失败、症状明显、肺功能显著受损者,应及时手术治疗。严重鸡胸病例,即使症状不重,从健康和美观考虑也应当手术治疗。

(3)手术方式:传统的矫正手术方法有胸骨翻转法和胸骨沉降法两种。近年来开展的鸡胸微创手术(即反 Nuss 手术)取得了较好的治疗效果。与传统手术方式相比,微创手术具有切口小而隐蔽,手术时间短,并发症少,恢复快等优点,但远期效果还有待于进一步观察。

2.胸廓加压器械矫形

对年龄较小的、畸形程度较轻的患儿可以使用外部器械如配戴特制矫形背心的办法,来缓解或矫正畸形。早期矫形治疗在鸡胸患儿中效果明显,但有复发的可能,需要长时间佩戴。

3.做保健操,矫正鸡胸

(1)呼吸起落操,两脚与肩同宽站立,身体放松,微闭双眼,两臂轻轻向前平举至头顶,同时吸气,停一会儿,两臂自然下落,伴以深呼气,每天数次,每次 10 分钟。

(2)俯卧撑或持哑铃做两臂前平举练习,每天 3～4 次,每次 10 分钟。

(3)单双杠上翻跟头,每天清晨空腹进行,但不可过于劳累。

(4)慢跑有助于增强内脏活动,扩大呼吸量,改善胸廓发育不良状况。

第四节 纵隔疾病

一、纵隔感染

纵隔感染分急性、亚急性和慢性 3 种类型,是各种致病菌、条件致病菌、分枝杆菌、真菌所致,也可能是对先前感染所产生的过度免疫反应。急性感染的病死率甚高,慢性感染若处理不当,也会造成死亡。

(一)概述

1.急性纵隔炎

急性纵隔感染见于:①经胸正中切口的心脏直视术后,是目前临床上最多见的。②食管穿孔及食管外科术后,占非心脏直视术后急性纵隔感染的 90%。③膈下感染向上蔓延,多累及内脏纵隔的下半部分。

纵隔感染可发生在颈部感染后的 12～14 天,但绝大多数是在 48 小时。患者虽接受了足量抗生素治疗,甚至颈深部引流,但仍有脓毒败血症的表现。有高热、颈部和前胸部肌肉发紧、疼痛、肿胀,有指凹性水肿和捻发感,有咳嗽、呼吸困难、吞咽困难。若胸膜腔和心包腔受累或感染经食管裂孔蔓延至上腹部,则有上述部位感染的症状和体征。

2.亚急性纵隔感染

是指能产生轻度或中度症状的纵隔炎症。此类感染多由真菌、分枝杆菌引起,少数为放线菌所致。健康的人群中很少见,免疫功能低下者,特别是艾滋病患者较常见。艾滋病患者的纵隔和肺门淋巴结最常受累。症状包括胸骨后疼痛、发热、夜间盗汗。

3.慢性纵隔炎

本病少见,指的是慢性炎症或炎症样过程造成的大量致密纤维组织在纵隔内的沉积,纵隔内的结构被压迫或包绕。临床上,上腔静脉受累的最多见。肺血管、气管、支气管和食管也有受侵犯者。纵隔淋巴结内往往有肉芽肿形成。

慢性纤维性纵隔炎有自限性特点,但它的一些严重而持续的并发症可使患者致残,甚至导致死亡。本病可在各年龄组看到,但年轻人居多。女性发病率是男性的 3 倍。

大约 40% 的患者临床上没有症状,另外 60% 的患者主要表现血管、气管、支气管、食管、心脏和神经受压和受累的症状和体征。薄壁的上腔静脉最易受到侵害,因此上腔静脉综合征最为多见。气管、隆突和支气管狭窄可造成呼吸困难及阻塞性肺炎;肺动脉受累可产生肺动脉高压;心包受侵可引起心包炎的一系列症状和体征;食管狭窄造成吞咽困难;左喉返神经受累致声音嘶哑。还有咳嗽、咯血、胸痛、发热、喘鸣等症状。

(二)影像学检查

1.急性纵隔炎

胸部 X 线检查可以发现纵隔影增宽,界限不清,纵隔气肿,在侧位 X 线片上可以见到纵隔内的液气平面、异常软组织影和胸骨裂开、错位。CT 有助于发现纵隔脓肿的部位,纵隔气肿的范围以及对邻近部位的感染,如脓胸、膈下脓肿或颈部软组织感染。食管水溶性造影剂检查和食管镜检查对确定食管穿孔和破裂,以及破损部位很重要。支气管镜是检查气管支气管断裂的最恰当的方法。

急性纵隔炎表现为纵隔弥散性增宽,结构间的脂肪间隙消失,代以中等密度模糊影,常伴纵隔内积气或气—液平面。当病变局限形成纵隔脓肿,CT 征象呈外缘模糊不清、内壁不光滑的厚壁软组织团块,内容物为积脓、积气,多有气液平面;脓肿壁可环状强化。

2.慢性纵隔炎

影像学检查可以发现纵隔增宽,组织结构扭曲,纵隔淋巴结钙化,一些患者可见肺实质内网状结节状间质浸润,可能与肺淤血、淋巴回流障碍或肺间质纤维化有关。CT 及增强 CT 有助于了解气管支气管狭窄和血管梗阻的情况。食管造影可以确定食管受压的部位。

慢性纵隔炎 CT 征象为纵隔影增宽,纵隔结构间出现肿块而使血管、气管、食管受压变形、移位,脂肪间隙消失。肿块呈融合或多结节状分布,密度中等,不均匀,常见壳状或斑片样钙化。造影增强后,如肉芽肿处于活跃期,可为显著强化;如肉芽肿趋于稳定纤维化,则罕有强化。

(三)治疗

1.治疗原则

支持疗法,加强营养,提高自身抵抗力,控制感染。原发性纵隔脓肿以根除病因为主。静脉梗阻、受压引起的上腔静脉综合征、心包炎则需要手术治疗。

2.病因治疗

明确患者存在纵隔感染时,积极寻找病因,查找引起纵隔感染的病原菌,根据不同的病菌给予相应敏感的抗生素。

3.手术治疗

纵隔脓肿和组织纤维挛缩引起的纵隔内器官受压、破坏,需手术治疗。

(1)上腔静脉松解术:感染引起的组织纤维化牵拉、挛缩,造成的上腔静脉综合征,松解上腔静脉周围的纤维组织,解除对上腔静脉的压迫。

(2)上腔静脉壁部分切除术:炎性肿块侵袭部分上腔静脉壁,将肿块连同静脉壁作部分切除,然后补片。对小的肿块侵及上腔静脉内,前端超过炎性肿块部位,导管下段做许多侧孔,与右心房相通,用阻断带放在上腔静脉受侵位置的上下端,手术时予以阻断,使血液从已阻断的上腔静脉,通过导管直接回流至右心房内。使受累的部分上腔静脉壁从容切除并重建,用静脉片或心包片做缝合修补。

(3)侧支旁路手术:利用扩张的侧支循环间吻合,建立新通路,重建上腔静脉的回流。有直接吻合、侧支静脉架桥、异体材料架桥等。

(4)上腔静脉移植术:上腔静脉移植还不是很成功的术式,在于术后栓塞率高,术中存在如何选择移植材料和移植技术问题。

(5)大隐静脉颈外静脉吻合术:是解除上腔静脉梗阻的旁路手术之一,也是唯一的胸腔外静脉分流术。手术目的是游离大隐静脉全长,倒转过来与颈部静脉吻合,使上腔血液流经大隐静脉、股静脉途径回流到下腔静脉。

二、纵隔气肿

(一)概述

纵隔内有气体聚积时,称纵隔气肿。少量积气可无症状,突然发生或大量气体进入纵隔,压迫其内器官,可导致呼吸循环障碍,甚至危及生命。

纵隔气肿症状的轻重与积气量、压力高低以及发生速度有关。积气量少、发生缓慢时,可无明显症状,积气量多、压力高、发病突然时,患者常感胸闷不适、咽部梗阻感、胸骨后疼痛并向两侧肩部和上肢放射。上腔静脉受压或伴发张力性气胸时,患者烦躁不安、脉速而弱、出冷汗、血压下降、意识模糊以至昏迷。此外,患者常伴有引起纵隔气肿原发病的相应症状。体检:呼吸困难严重时出现青紫、颈静脉怒张;心尖搏动不能触及,心浊音界缩小或消失,心音遥远,约半数患者可于心前区闻及与心搏一致的"喀喀"声或称嚼骨声(Hamman 征),以左侧卧位为清晰,此种体征亦可见于肺舌叶泡性肺气肿。出现皮下气肿时,局部肿胀,触诊有握雪感,听诊有捻发音。

(二)影像学检查

是确诊纵隔气肿的主要方法。后前位 X 线片上,可见到纵隔影增宽,纵隔胸膜下的结缔组织内有多发的、不规则的透亮区,以心包左缘更明显。侧位片上,可见胸骨后间隙有明显的透亮区。创伤性支气管断裂患者,X 线片上可见到纵隔气肿及颈部深筋膜间隙中条状透亮区。CT 可以确定纵隔气肿的范围,对原发疾病和伴随病变的诊断有帮助。

(三)治疗

1.一般治疗

大多数纵隔气肿轻症者,经卧床休息,给予抗生素及止痛、吸氧等一般处理,1 周左右气体吸收痊愈,少数患者禁食,给予肠道外营养。

2.局部排气治疗

对纵隔积气较多,有压迫症状,经一般处理仍不好转者,可在局麻下于胸骨上切迹处做切开引流排气减压。有皮下气肿者同样可做上胸部皮肤切开,挤压排气。

3.原发病治疗

因外伤、张力性气胸所致者施行闭式引流术,对断裂的气管、漏气的食管等进行修补缝合,对原发肿瘤采用综合治疗。

三、纵隔疝

(一)概述

纵隔疝是指一侧肺脏部分经纵隔进入对侧胸膜腔,是一种临床表现而不是一个独立的疾病,主要由肺大疱、局限性阻塞性肺气肿及胸腔积液等疾病导致两侧胸腔压力不平衡,使疝侧的压力大于对侧,压迫纵隔向对侧移位,称为纵隔疝。

纵隔疝是一种特殊的、很多原因均可引起的临床现象,临床上往往与纵隔移位同时存在。纵隔疝的临床症状主要取决于原发疾病,可以出现气短、呼吸困难、喘鸣等,还可以影响回心血流量和循环功能。

(二)影像学检查

后前位 X 线片和气管分叉体层像上可见局部透亮区超过气管轴线,为肺组织或肺大疱疝入对侧胸膜腔。肺窗 CT 扫描可以清晰地显示纵隔疝的部位和范围、疝入的肺叶,并能了解双侧肺间质的改变、对原发疾病的诊断有所帮助。

(三)治疗

纵隔疝的治疗原则为原发疾病的治疗,其本身并无特殊的针对性治疗方法。

第四章　消化系统疾病

第一节　胃肠道疾病

一、胃炎

(一)概述

胃炎是指各种不同原因所致的胃壁(主要是指黏膜层)的炎性病变。根据炎症主要侵及的部位和范围,可分为弥散性胃炎和局限性胃炎。根据起病的急慢和组织病理的变化,可分为急性胃炎和慢性胃炎。

急性胃炎常起病较急。急性卡他性胃炎可表现为上腹部不适、疼痛、厌食和恶心、呕吐等,因常伴发肠炎而有腹泻,有时可有发热;急性腐蚀性胃炎可有口腔、咽喉、胸骨后和上腹部的烧灼感和剧痛,并有恶心、呕吐;急性化脓性胃炎可有上腹痛、恶心、呕吐和发热等症状;急性出血性胃炎以上消化道出血为主要表现,有呕血和黑粪,但出血量一般不大,且呈间歇性,可自止。

慢性胃炎的病程迁延,大多无明显的症状。部分患者可有消化不良的表现,包括上腹饱胀不适、无规律性腹痛、嗳气、反酸、恶心、呕吐等,并无特异性。胃体胃炎和胃窦胃炎可有不同的临床表现。一般胃体胃炎胃肠道症状较少,但可出现明显的厌食和体重减轻,可伴有贫血,多系缺铁性贫血。胃窦胃炎的胃肠道症状较明显,特别是在有胆汁反流较多时,有时颇似消化性溃疡,可有反复少量的上消化道出血,为发生急性糜烂所致。

(二)影像学检查

急性胃炎的诊断一般不依赖 X 线检查,尤其病情严重并怀疑有穿孔者,忌做胃钡剂造影。病变轻微者,造影可无阳性发现。当病变发展到一定程度时,造影可显示胃黏膜增厚、排列紊乱,胃内滞留液增多。腐蚀性胃炎由于腐蚀剂停留在胃远段的时间较长,故胃窦的黏膜更为粗乱;如腐蚀深达肌层,愈合后因瘢痕形成,可表现为胃窦狭窄,甚至梗阻。

部分慢性胃炎患者的钡剂造影检查可无阳性表现。部分则出现黏膜层增厚和黏膜皱襞肥厚,表现为整个胃的黏膜增宽,可达 1 cm 以上,且排列走行方向异常。胃小区显示不同程度增大,且大小不一、形态不规则,甚至形成颗粒状影凸出于黏膜面。胃小沟增宽或粗细、密度不均。慢性浅表性胃炎病变主要局限于黏膜表层,而黏膜层内的腺体结构并无变化。病变轻度时常无 X 线改变。中度以上才显示黏膜皱襞不同程度增粗,胃小区和胃小沟的改变也较为轻微。慢性萎缩性胃炎为和膜表层炎症同时伴有黏膜内腺体减少、变小甚至萎缩。部分患者钡剂造影可显示胃黏膜层变薄,皱襞减少、变浅,胃小沟浅而细,胃小区显示不清或形态不规则,胃壁轮廓变光整。

胃窦炎是一种局限于胃窦部的慢性非特异性炎症。除黏膜层发生病变外,还可侵及胃壁肌层使其增厚,引起功能性和器质性改变。钡剂造影检查可发现胃窦部黏膜皱襞增粗,呈横行或纵横交叉排列,以至胃壁轮廓呈锯齿状,但其形态是规则的,锯齿的边缘也很光滑。有时还可见息肉样病变。胃窦部易激惹,常出现不规则的痉挛性收缩。如病变发展至肌层还可发生胃窦向心性狭窄,形态较固定。可伴有胃黏膜脱垂。

(三)治疗

1.一般治疗

戒烟忌酒,避免使用损害胃黏膜的药物,如阿司匹林、吲哚美辛、红霉素等,饮食宜规律,避免过热、过咸和辛辣食物,积极治疗慢性口、鼻、咽部感染病灶。

2.药物治疗

(1)保护胃黏膜药:常用的药物有胶体次枸橼酸铋(CBS)、硫糖铝、麦滋林-S、氢氧化铝凝胶、胃膜素等。

(2)调整胃肠运动功能药物:上腹饱胀用多潘立酮等。打嗝、腹胀或有反流现象为主者,可用胃动力药。

(3)抗生素:如果胃镜检查发现幽门螺杆菌(Hp)阳性,应服用抗生素,如克拉霉素、羟氨苄青霉素等,都有清除幽门螺旋杆菌的作用,一般可选用两种,常与胃黏膜保护剂和抑酸剂联合应用。

(4)制酸剂:常用的药物有碳酸氢钠、氢氧化镁、氢氧化铝凝胶等。

(5)止痛药:上腹疼痛较重者可口服阿托品、普鲁本辛、颠茄片或654-2,以减少胃酸分泌和缓解腹痛症状。

(6)其他:对症治疗药可用助消化药,如胰酶、酵母片、乳酶生、二甲硅油片等。如有反酸现象也可用抑酸药如西咪替丁、雷尼替丁、法莫替丁等。防止胆汁反流可服铝碳酸镁、消胆胺以吸附胆汁;有呕血便血者,甲氰米胍口服。

二、胃憩室

(一)概述

胃憩室是一种少见病,X线的检出率为0.01%～0.18%。多见于胃贲门近小弯后壁,少见于贲门近小弯前壁或胃窦部。大多数为单发,也可合并食管、十二指肠憩室。

胃憩室有真性和假性两种。真性憩室的壁包含有正常胃壁的全层组织,多由胃周炎症粘连、牵引所致。假性憩室的形成原因则为胃壁局部肌层薄弱,进食后在胃内压的作用下,逐渐使胃壁局限性向外膨出,其憩室壁内缺乏固有肌层。还有一种称胃壁内憩室,整个憩室均位于胃壁内,憩室底由胃壁全层组织所覆盖,其浆膜面也不凸出。这种憩室常发生于胃窦部距幽门1～4 cm的大弯侧。

胃憩室多无症状,也可引起上腹部不适,当发生溃疡、出血或穿孔等并发症时,可出现相应的症状。

(二)影像学检查

胃造影检查一开始,如无气钡进入其中,胃憩室可类似于一个边缘光滑的黏膜下肿块。以后随着气钡逐渐充盈整个憩室,诊断也就可以明确了。胃憩室一般呈圆形或椭圆形囊袋状,大小差异很大。其边缘锐利,轮廓光整,突出于胃腔外,可见胃黏膜伸入其中。憩室多有狭颈,充盈后立位可见胃底贲门区有如悬挂了一个小圆底烧瓶,较大的憩室尚可见气体、分泌液、钡剂分层所形成的液平,很富有特征性。因颈部狭窄,钡剂排空缓慢,有时整个胃排空后,仍可见钡剂滞留于憩室内。如憩室内发生炎症,囊袋形态可不规则,边缘毛糙,其内钡剂充盈不均匀。

胃底部憩室根据其囊袋轮廓光滑,有狭颈,并有黏膜伸入憩室的特点,不难与胃底良性溃疡鉴别。但憩室炎时,轮廓可不光滑,有时会与穿透性溃疡相混淆,一般穿透性溃疡见不到黏膜伸入溃疡内。发生在胃窦部较小的憩室可酷似溃疡的壁龛,需仔细鉴别。

胃壁内憩室更为少见,其特征是局部胃黏膜疝入胃壁肌层内,多位于胃窦远端大弯侧。充盈满意时憩室形态也呈圆形或椭圆形,随着蠕动和外来压迫,憩室内钡剂减少,憩室底部变平坦,最终可形成线状或领口状,颈部也变细。憩室的这一变化,被认为是诊断胃壁内憩室的特征性表现,可与胃窦部穿透性溃疡相鉴别。

(三)治疗

无症状者不需要治疗,无并发症者行内科治疗。有症状者宜进食易消化而少刺激性食物,服用抗分泌药、胃黏膜保护剂及抗生素。如憩室内有食物潴留,可在 X 线透视下寻找最佳位置做体位引流,以免食物长期刺激而发生憩室炎症、糜烂及溃疡。如症状严重经内科治疗效果不好,憩室颈窄底宽,或并发溃疡、穿孔,不除外癌变及大量出血时应进行手术治疗,手术方法包括胃壁内翻缝合、单纯憩室切除、部分胃切除等。贲门处憩室手术较困难,有时需胸腹联合切口才能充分暴露。术后效果一般较好。

三、胃溃疡

(一)概述

胃溃疡是一种常见的胃肠道疾病,通常是指胃的慢性消化性溃疡。胃溃疡在胃的各部均可发生,但好发于胃小弯角切迹附近。胃溃疡大多单发,少数为多发性溃疡,多发者常见于胃窦部。X 线钡剂造影检查可以显示溃疡的部位、大小、数目、形态及附近胃壁情况,对于确立诊断、选择疗法与随访疗效等具有重要意义。

溃疡起自胃黏膜层,逐渐向下侵犯黏膜下层、肌层至浆膜层,胃壁溃烂缺损,形成深浅不一的壁龛。溃疡多呈圆形或椭圆形及线形,口部光滑整齐,底部平坦或高低不平。溃疡邻近组织有不同程度的炎症细胞浸润、纤维组织增生和水肿,并逐渐向外移行至周围正常胃壁,与正常胃壁分界不清。由于大量纤维组织增生,溃疡周围的黏膜形成皱襞向溃疡呈放射状纠集,纠集的黏膜直达壁龛口部。

溃疡长久不愈,纤维组织大量增生,可形成胼胝性溃疡。胼胝性溃疡的底部纤维组织常厚达 $1\sim2$ cm,而正常各层结构均消失。溃疡四周的黏膜下层和肌层也全为较硬的纤维组织所替代,其阔度和厚度常达 $1\sim2$ cm。若溃疡穿破浆膜面,胃壁与邻近组织或脏器粘连,即所谓慢性穿孔,称为穿透溃疡。

反复发作性上腹部疼痛为主要症状,有时可放射至背部。疼痛性质可为钝痛、胀痛、刺痛或灼痛。疼痛时间多在餐后 $0.5\sim2$ 小时,进食后疼痛可缓解,是胃溃疡疼痛的特点。部分患者可无任何疼痛症状,仅在发生急性穿孔或出血时才发现本病。此外,食欲缺乏、嗳气、反酸、恶心、呕吐等也为常见症状,但无特异性。严重者可并发急性胃肠道出血,呕血呈咖啡色,便血呈柏油样。幽门梗阻时呕吐则成为突出症状。

（二）影像学检查

胃钡剂造影检查是发现和诊断胃溃疡最常用而有效的方法。双对比像易于显示浅小溃疡，并能正面观察溃疡形态；单对比充盈像有利于发现胃边缘上的微小病变，再配以加压法则更能了解溃疡口部情况及其周围改变，对良、恶性溃疡的鉴别有很大帮助。

胃溃疡的 X 线造影表现可以分为两类：一类是直接征象，代表溃疡本身的形态，是主要 X 线征象；另一类为间接征象，代表溃疡所造成的功能性和瘢痕性改变，是次要 X 线征象。

胃溃疡的直接征象是龛影。龛影为胃溃疡的本质性病理改变——壁龛显示于 X 线下的阴影。切线位观察，龛影凸出于胃内壁轮廓之外，腔外龛影呈乳头状、半圆形或锥形。边缘大都光滑整齐，密度均匀，底部平坦。有时溃疡底部高低不平，龛影密度可不均匀，系为不均匀增生的肉芽组织、食物残渣或附着的血块所致。正面观察，龛影的轮廓十分锐利，呈圆形或椭圆形钡斑，其边缘光滑整齐。溃疡底部的高低不平和龛影密度不均同样可反映在正面观上，表现为龛影内结节状或不规则形充盈缺损。因溃疡四周胃壁各层均有水肿、炎症细胞浸润和纤维组织增生，形成溃疡周围组织肿胀、增厚和隆起，龛影口部常有一圈黏膜肥厚所造成的透明带，此为良性溃疡的特征，依其范围可表现为：

1.黏膜线

为龛影口部一条宽 1～2 mm、光滑整齐的透亮细线，主要由轻微凸出并略向溃疡腔内倒卷的肥厚黏膜固有层所致。

2.项圈征

为龛影口部宽 0.5～1 cm、边界光整的透亮区，形如颈部带有一项圈。

3.狭颈征

龛影口部明显狭小，使龛影犹如具有一个狭长的颈。项圈征和狭颈征均由肥厚的黏膜层和黏膜下层所形成。此外，溃疡的纤维组织收缩，可使其周围黏膜皱襞向溃疡呈放射状纠集，纠集的黏膜皱襞外宽内窄、排列均匀，如车辐状直抵龛影口部边缘，这也是良性溃疡的特征之一。

胃溃疡的间接征象为病变附近或其周围继发的器质性或功能性改变，无特异性。胃溃疡引起的功能性改变包括胃壁痉挛收缩、胃分泌增加和蠕动增强或减弱等。胃小弯处的龛影，在大弯的相对处可出现较深的痉挛切迹，犹如一个于指指向龛影，称为指状切迹，这是由于溃疡累及胃的环肌引起胃壁痉挛性或瘢痕性收缩所致。此外，龛影处常有不同程度的压痛。胃溃疡引起的瘢痕性改变可造成胃的变形和狭窄。小弯溃疡可使小弯缩短，也可以使胃体呈环形狭窄，形成"葫芦胃"或"沙钟胃"。幽门处溃疡还可造成幽门狭窄和梗阻。

穿透性溃疡和胼胝性溃疡是胃溃疡常见的特殊类型。穿透性溃疡的龛影深而大，深度和大小均超过 1 cm，形如囊袋状，狭颈十分明显。龛影中常出现液面和分层现象，即气、液、钡三层或液、钡两层现象，但这种表现并非穿透性溃疡所特有。胼胝性溃疡常较大，可达 1.5～2 cm，但深度较浅，一般不超过 1 cm。龛影口部相当完整，有一圈较宽的透明带，其边界清楚而整齐，并常伴有黏膜皱襞纠集。胼胝性溃疡的龛影有时可部分位于腔内，加之龛影周围有一透明带，类似于溃疡性胃癌的环堤，故易与恶性溃疡相混淆。

胃溃疡愈合时龛影变小变浅，形态呈锥形或尖角状，并逐渐消失，周围水肿减轻或消失。

也可表现为线样,称为线样溃疡。浅小溃疡愈合后可不留痕迹,较大溃疡愈合后可遗留痕迹,使局部胃壁平坦而蠕动呆滞,但无龛影。

胃溃疡大多数为良性,少数(不到 5 %)可有癌变。胃溃疡恶变发展到后期,与溃疡型癌的表现一样,统称为恶性溃疡。胃溃疡的鉴别诊断主要是良、恶性溃疡的鉴别。

(三)治疗

1.一般按消化性溃疡的治疗原则用药

首先应用减少损害因素的药物:如制酸剂、抗胆碱能药物、H_2 受体拮抗药、丙谷胺、前列腺素 E_2 的合成剂及奥美拉唑等,同时给予胃黏膜保护的药物:如硫糖铝、铋剂、甘珀酸(生胃酮)等以及抗生素的应用。彻底根除幽门螺杆菌(Hp),因为目前认为 Hp 感染与本病有一定关系,所以要积极治疗。

2.胃溃疡引起的上消化道出血

可表现为呕血或便血。应立即到医院就诊。止血措施主要有:①H_2 受体拮抗剂或质子泵抑制剂(PPI),提高并维持胃内 pH。②内镜下止血。③手术治疗。④介入治疗。

3.食物的选择

胃病患者饮食上要注意以下原则。

(1)少吃油炸食物:因为这类食物不容易消化,会加重消化道负担,多吃会引起消化不良,还会使血脂增高,对健康不利。

(2)少吃腌制食物:这些食物中含有较多的盐分及某些可致癌物,不宜多吃。

(3)少吃生冷、刺激性食物:生冷和刺激性强的食物对消化道黏膜具有较强的刺激作用,容易引起腹泻或消化道炎症。

(4)规律饮食:研究表明,有规律地进餐,定时定量,可形成条件反射,有助于消化腺的分泌,更利于消化。

(5)定时定量:要做到每餐食量适度,每天三餐定时。

(6)温度适宜:饮食的温度应以"不烫不凉"为度。

(7)细嚼慢咽:以减轻胃肠负担。对食物充分咀嚼次数越多,随之分泌的唾液也越多,对胃黏膜有保护作用。

(8)饮水择时:最佳的饮水时间是晨起空腹时及每次进餐前 1 小时,餐后立即饮水会稀释胃液,用汤泡饭也会影响食物的消化。

(9)注意防寒:胃部受凉后会使胃的功能受损,故要注意胃部保暖不要受寒。

(10)避免刺激:不吸烟,因为吸烟使胃部血管收缩,影响胃壁细胞的血液供应,使胃黏膜抵抗力降低而诱发胃病。应少饮酒,少吃辣椒、胡椒等辛辣食物。

(11)补充维生素 C:维生素 C 对胃有保护作用,胃液中保持正常的维生素 C 的含量,能有效发挥胃的功能,保护胃部和增强胃的抗病能力。因此,要多吃富含维生素 C 的蔬菜和水果。

(12)戒酸性食物:酸度较高的水果,如:凤梨、柳丁、橘子等,于饭后摄食,对溃疡的患者不会有太大的刺激,所以并不一定要禁止食用。

(13)戒产气性食物:有些食物容易产气,使患者有饱胀感,应避免摄食;但食物是否会产气而引起不适,因人而异,可依个人的经验决定是否应摄食。

四、胃静脉曲张

（一）概述

胃底静脉曲张通常伴有食管静脉曲张，它表现为门静脉高压所致的胃短静脉和胃左静脉（又称胃冠状静脉）末梢分支的扩张。胃底静脉曲张如不伴有食管静脉曲张，传统认为是脾静脉单独闭塞的征象，最常继发于胰腺炎或胰腺癌肿。

在正常情况下，胃底的静脉血经胃短静脉回流入脾静脉，贲门区的静脉血经胃冠状静脉回流入门静脉或脾静脉。肝硬化使肝内的血管系统遭到破坏和改建，从而导致门静脉高压。门静脉压升高使胃底和贲门区的静脉血回流受阻，引起侧支循环的开放和扩大，表现为食管下段静脉和胃底静脉的曲张。尽管单独的胃底静脉曲张常发生于脾静脉阻塞的患者，到目前为止，门静脉高压仍然是胃食管静脉曲张最为常见的病因。

由于胃底静脉曲张通常是门静脉高压的并发症之一，所以它可伴有门静脉高压的其他临床表现，如肝脾大、脾功能亢进、腹腔积液等。曲张的胃底静脉一旦破裂，立刻发生急性大出血，患者出现呕血或黑粪。由于肝功能损害引起凝血功能障碍以及脾功能亢进引起血小板数减少，出血不易自止。同时大出血可引起肝组织严重缺氧，容易导致肝性脑病。但也有少数患者并无明显的临床症状。

（二）影像学检查

胃底静脉曲张的 X 线表现为形态多样、边缘光滑的充盈缺损凸出于钡池和钡池之间。如果黏膜下曲张的静脉呈葡萄状，则可表现为许多直径为 1～2 cm 的圆形、椭圆形或弧形的透亮影，如在其表面涂上一层薄薄的钡剂，就会形如泡沫状。还可表现为胃底部较正常黏膜粗的、蜿蜒扭曲的条状影，形如蚓状，柔软而纵横交错地覆盖了整个胃底，此种情况常合并有食管下端静脉曲张。胃底静脉曲张偶尔还会表现为胃底部大而单发、呈分叶状、边缘光滑的肿块，类似于胃底部的新生物，钡剂充盈时呈分叶状的充盈缺损。肿块型的胃底静脉曲张有时需与胃底贲门部的癌肿相鉴别。一般来说癌肿形成的软组织肿块影形态极不规则，周围黏膜破坏，附近胃壁僵硬，如侵及贲门区还可引起梗阻症状。而静脉曲张仅有黏膜皱襞增粗、扭曲，并无破坏征象，胃壁柔软，不会出现贲门梗阻症状。此外，静脉曲张所形成的肿块在大小和形状上具有一定的可变性，有时还可伴有食管静脉曲张。患者的相关病史也可作为参考。胃底静脉曲张还需与胃黏膜巨大肥厚症相鉴别。胃黏膜巨大肥厚症的钡剂造影检查表现为黏膜纹明显增粗、扭曲、紊乱和息肉样变化，严重时类似多发性息肉。这种现象多见于全胃，以胃大弯和胃底更为严重，单发胃底或胃小弯少见。对于少数用影像学难以区分的病例，内镜可帮助明确诊断。

胃底静脉曲张在 CT 图像上表现为胃底后内壁和后壁内的一串边界清楚、呈圆形或条状的软组织密度影。增强后则呈明显的强化。有时候，CT 图像还可显示出静脉曲张的病因，如肝硬化、胰腺炎和胰腺癌肿等。

胃静脉曲张少数情况下也会发生在胃幽门窦和胃体部。脾静脉阻塞的患者其血液也可同时通过扩张迂曲的胃网膜静脉向肝门静脉分流；形成主要沿胃大弯分布的粗大黏膜皱襞。

（三）治疗

治疗目的是控制急性出血和预防再次出血。治疗手段包括药物治疗、三腔管气囊压迫止血、内镜治疗和外科治疗等。

1.一般综合治疗

(1)补充血容量。

(2)降低门静脉压:通过药物作用降低门静脉和食管曲张静脉的压力,减轻曲张静脉血管壁张力。临床使用的药物主要有血管加压素和生长抑素、八肽衍生物(奥曲肽)等。

2.气囊压迫法

曲张静脉位于食管和胃底黏膜内,因此食管或胃内压迫均有止血作用,常用的是三腔二气囊管。此外,有四腔二气囊管,即在三腔管的食管囊上加一个管,用以抽吸食管内积液,减少三腔管使用中的肺部吸入。气囊压迫止血一般用于药物治疗无效的大出血或短期内反复出血的病例。

3.食管曲张静脉结扎术

内镜下皮圈套扎法治疗食管静脉曲张已有多年,目的是通过阻断该曲张部位的静脉血流,形成溃疡,此后逐步坏死纤维化。皮圈连同坏死组织产生脱痂,结扎后至坏死脱痂时间为 7～15 天。所以,该方法不适合急性出血止血治疗,主要用于出血后择期治疗。

五、胃癌

(一)概述

胃癌是我国的主要恶性肿瘤之一。其死亡率占所有恶性肿瘤死亡率的 23.02%,居各类癌症死亡的前一、二位。胃癌的发病以男性多见,男女之比约为 3.19:1。胃癌虽可见于任何年龄组,但 50～59 岁年龄组发病率最高,小于 20 岁和大于 70 岁发病率反而下降。

早期胃癌(EGC)指癌组织仅侵及黏膜和(或)黏膜下层,未浸润肌层,且无论其是否已有淋巴结转移者。这一由日本胃肠道内镜学会于 1962 年提出的定义及其分型,现已得到全世界的确认并付诸应用。它可分为:①隆起型(Ⅰ型):癌肿隆起高度>5 mm(约为正常黏膜厚度的 2 倍以上)。②浅表型(Ⅱ型):癌灶比较平坦,不形成明显的隆起或凹陷。又可分为三个亚型,浅表隆起型(Ⅱa 型):癌灶隆起高度≤5 mm;浅表平坦型(Ⅱb 型):癌灶与周围黏膜相平,无隆起或凹陷;浅表凹陷型(Ⅱc 型):癌灶凹陷深度≤5 mm;③凹陷型(Ⅲ型):癌灶凹陷深度>5 mm,形成溃疡。除上述三型外,临床中更见具多个类型的混合型早期胃癌,依病变的主次不同,可构成Ⅱc＋Ⅲ型,Ⅲ＋Ⅱc 型或Ⅱc＋Ⅱa 型等。有学者曾将以隆起为主者(Ⅰ,Ⅱa)和以凹陷为主者(Ⅱc,Ⅲ)的早期胃癌病例作对比分析,发现隆起型早期胃癌发病较少,约占 25%,以男性多见,平均发生年龄较高,大多为分化程度较高的管状或乳头状腺癌,而凹陷型早期胃癌发病较多,约占 75%,女性多见,平均发病年龄要早 10 岁,且以低分化癌和黏液腺癌、印戒细胞癌多见。虽然早期胃癌是以癌组织侵犯的深度为依据,与癌肿向周围扩展的大小无关。但对处于早期胃癌始发阶段,体积微小,直径≤10 mm 的小胃癌和直径≤5 mm 的微小胃癌,就目前临床随访资料,这类患者手术治疗后 10 年生存率可达 100%。因此,提高对这类肿瘤的检出率和确诊率是我们影像学诊断工作者值得研究的课题。

进展期胃癌(AGC)指癌组织浸润已达肌层(称中期胃癌)或超出肌层(称晚期胃癌)。进展期胃癌的病理分型,目前采用的有 1978 年制订的全国分型(分 6 型)和 Borrmann 分型(分 5型)两种。两种分型有其相对应的区分:①结节蕈伞型(相当于 Borrmann 1 型):肿瘤呈结节或息肉状向胃腔内生长,表面或中央可有较浅溃疡,切面界限清楚,占 8%。②盘状蕈伞型:肿瘤边缘高起外翻,呈盘状,中央有溃疡。③局部溃疡型(相当于 Borrmann 2 型):溃疡较深,边缘隆起,周围浸润不明显,切面界限清楚,占25.5%。④浸润溃疡型(相当于Borrmann 3型):溃疡底盘较大,向壁内浸润明显,切面界限不清,占41.6%。⑤局部浸润型:肿瘤向周围扩展呈浸润性生长,表面可有糜烂或浅溃疡,占7.8%。⑥弥散浸润型(相当于Borrmann 4型):又称革袋样胃。肿瘤在胃壁内浸润性生长,累及胃大部或全胃,占4.9%。

此外,胃癌尚有两种特殊类型:①表面扩散型(相当于Borrmann 0型):肿瘤主要在黏膜或黏膜下层浸润,范围较大,局限性浸润肌层或肌层以下,占0.8%。②混合型:上述类型中有两型或两型以上病变同时存在者,占1.8%。

胃癌始于黏膜层内,后逐渐向胃壁深层浸润,直至侵及浆膜,穿出浆膜外,侵入周围结缔组织,直接蔓延至邻近器官。直接蔓延的部位与癌灶部位有关,贲门胃底癌常侵犯食管、肝和大网膜,胃体及胃窦癌以侵及大网膜、肝和胰为主。胃窦癌还可累及十二指肠,大弯侧癌可侵入横结肠。侵及浆膜的胃癌细胞可脱落至腹腔,引起腹腔内播散形成癌性腹膜炎或种植转移,称为Krukenberg瘤(胃癌卵巢种植转移)。胃癌向胃壁深层浸润的同时,亦可侵蚀黏膜下及浆膜下层内丰富的血管和淋巴管网,形成淋巴性扩散和血行性转移。

胃癌可发生于胃的任何部位,以胃窦幽门区最多见,依次为贲门区、胃体区。也有病变弥散和多发者。胃癌患者的临床症状依据病变发生部位及病变发展阶段而不同。胃癌的早期多无明显症状,常疏于就诊、检查和诊断。典型的临床症状出现时大都已是属于胃癌晚期的病例,表现为胃肠道梗阻:胃窦部癌出现腹部饱胀、隐痛、自动限制饮食、呕吐宿食等幽门梗阻、胃潴留症状。胃贲门部癌则可出现进食不适、食物反流。随着病情进展,可发生吞咽困难、消瘦、贫血,上腹部扪及肿块,肝、卵巢、腹腔等出现转移灶。

(二)影像学检查

1.胃多相造影检查

(1)早期胃癌的X线征象:早期胃癌组织虽侵犯胃壁较浅,但其不同程度的浸润及所引起的纤维组织增生,可致黏膜表面凹凸不平,亦可造成胃腔壁局部异常改变,在充盈像或双对比像中仔细观察这些局部改变有助于早期胃癌的发现:腔壁张缩异常;腔壁平直;腔壁内凹;腔壁毛糙;复线征等。

隆起型早期胃癌(包括Ⅰ、Ⅱa型)的X线表现:双对比像中病变正面观肿瘤形态可呈半球形、平皿型、不规则花朵型等;小者直径仅0.5~1.0 m,大者可达4.0 cm;直径≤2.0 cm者恶性特征少,诊断困难;隆起肿块边缘清楚;表面光滑或呈颗粒样改变,较大者可出现由溃疡形成的小钡斑;切线位时隆起病灶大多呈山田(Yamada)Ⅱ型和Ⅲ型;隆起肿块基底部胃壁可显示为内凹及毛糙改变。

凹陷型早期胃癌(包括Ⅱc、Ⅲ、Ⅱc+Ⅲ、Ⅲ+Ⅱc型)的X线表现:凹陷性早期胃癌的X线诊断是以分析凹陷病灶的特征(境界、表面和深度)以及周围纠集的黏膜皱襞形态为基础。凹陷病变形态通常不规则,呈星芒状,其境界清楚者常为分化不良或低分化癌,反之则常为分化较好或高分化癌。边缘凹面向外,Ⅲ型者可呈圆或椭圆形;Ⅱc型癌病灶通常浅而大,Ⅲ型癌凹陷较深,凹陷灶充钡较多,密度较高;凹陷病变表面可呈现高低不平、大小不等、形态不一、分布不规则的颗粒样改变,为癌组织浸润增生,黏膜残留或再生上皮所组成;凹陷病变周围纠集的黏膜皱襞可有锥状、杆状、中断和融合等改变,癌性皱襞更常表现出粗细不均匀及阶梯样改变,以此可与良性者鉴别。

(2)进展期胃癌的 X 线表现:放射学界通常都把胃进展期癌的 X 线表现形态分为蕈伞型、溃疡型、浸润型和混合型。

1)蕈伞型癌:相当于病理学上 Borrmann 1 型。X 线特征为癌肿向胃腔内生长形成腔内较大菜花样肿块,表面凹凸不平,充盈像上显示为分叶状充盈缺损,如癌肿表面有溃疡,则加压像时能在充盈缺损影中有钡影存留。充气良好的双对比像能完整地显现癌肿表面涂有薄层钡剂的软组织肿块影外,还能于切线位上观察到肿块基底附着部的胃壁改变。

2)溃疡型癌:相当于病理学上 Borrmann 2 型和 Borrmann 3 型。这一型的 X 线特征为存在于癌块中的恶性溃疡。大而浅,形态不规则的龛影,其底全部或部分位于胃腔轮廓之内、充钡时形成"腔内龛影";周围由癌组织包围,充盈加压时显示为高低、宽窄、形态均不规则的透亮区,称为"环堤"征,环堤内可见癌结节间充钡的细条状"裂隙"与龛影边缘的"指压迹"样影;龛影周围纠集的黏膜纹显示为中断、破坏,邻近胃壁有不同程度的癌浸润,表现为胃壁僵硬、蠕动消失等。Borrmann 3 型的癌周浸润较 Borrmann 2 型更为显著。骑跨于胃小弯的溃疡型癌,切线位加压投照时,呈半月形的龛影与周围环堤构成著名的"半月征"图像,是 1921 年由 Carman 教授所提出的,称为"Carman's meniscus sign"。

3)浸润型癌:相当于病理学分型的 Borrmann 4 型。本型根据癌浸润范围的不同,又可分为弥散浸润型和局限浸润型。前者全胃或大部胃壁被癌浸润,充盈像时见胃壁增厚、僵硬、胃腔缩小、蠕动消失,称"皮革样胃",双对比像时更可显示胃黏膜皱襞消失或呈颗粒样增生改变。当幽门受侵犯时,钡剂容易经开放状态的胃幽门进入十二指肠内,使胃排空增快。局限浸润型则为癌肿仅浸润胃的某一节段,表现为病变段胃壁的局限性增厚、僵硬和黏膜皱襞的展平、增粗、破坏。晚期局限浸润型癌也可造成胃明显变形,低张双对比造影时容易加以发现和诊断。

(3)特殊胃癌的 X 线检查。

1)贲门癌:由于胃贲门的解剖生理特殊性,发生于胃贲门部的癌,有其特殊的检查技术和 X 线表现。可于站立位胃泡内充气时或在半立过度左前斜→右侧位胃底双对比像中显示贲门区不规则软组织块影,分布在贲门前后方,使钡液流道发生变化;约 2/3 的病例还可于软组织块影中显示大、浅、不规则溃疡形成的钡积聚区,这一表现当患者体位自左前斜向右侧位转动时,胃内钡液自胃泡内向幽门区流动过程中最易显示;贲门癌向上逆行侵犯食管,则可于站立位食管内钡剂通过时显示食管下端充盈缺损,管腔狭窄,腹段食管走行方向改变,钡液分流,胃食管反流等改变。

2)胃多重原发癌:多发癌,尤其是同时性多发癌是个极为重要的临床问题,试想在手术前未能将多发癌灶全部检出,会造成什么结果?胃肠道多发癌最多累及胃,可以是胃—胃组合,但也有食管—胃,甚至食管—胃—直肠组合。多相胃肠钡剂造影检查对本病的诊断并不难,在做上胃肠道钡剂检查时,当发现食管或胃内病变后,不应视为检查结束,应对胃其他部位(特别是近侧部胃)做更为详细的排除诊断,包括排除癌前病变和癌前状态。

2.胃癌 CT 检查

良好的胃 CT 图像可以直接显示胃癌组织浸润造成的胃壁增厚,胃腔内、外肿块的大小、范围。对幽门前区癌造成幽门狭窄、梗阻伴胃潴留者,胃内镜及胃钡剂造影都无法进行,CT

检查却很有帮助,可以直接显示造成梗阻的癌病变。但直至目前 CT 上尚不能分辨胃壁各层组织结构,故不能对早期胃癌作诊断,亦不能对 T3 期以下胃癌定期。如 CT 上胃癌周围脂肪间隙清晰,提示胃癌尚未达 T4 期。胃癌穿破浆膜侵入邻近组织后,CT 上可表现胃周脂肪间隙消失,癌块与周围器官相融的表现,常见为胰腺的受侵。CT 还能发现胃周(胃肝韧带、肝十二指肠韧带、胃结肠韧带),后腹膜(大血管周围)的淋巴结增大,由于胃壁内淋巴网间存在着相互交通,故胃病变部位与淋巴回流间关系并不很具规律,且胃癌的淋巴结转移与淋巴结的大小也常不一致。晚期胃癌的 CT 检查还可发现腹膜、网膜、盆腔的种植转移,以及远处脏器的血行转移灶。

3.胃癌 MRI 检查

MRI 检查可显示不同大小的原发肿块;胃壁增厚;也能估计肿瘤在胃肠道壁中浸润的深度和肿瘤的腔外侵犯。胃腺癌通常在 T_1 加权像上与正常胃黏膜等信号,T_2 加权像上略高于胃黏膜信号;而在弥散浸润型癌中,由于纤维组织存在,T_1 和 T_2 加权像上都使信号减弱。增强后 T_1 加权像上则呈不均匀强化。正常胃壁低信号外带的不规则或缺失均提示胃癌的浆膜外已受侵犯。MRI 的 Gd-DTPA 增强和脂肪抑制图像能显示强化的转移性淋巴;鉴别淋巴结与血管影;发现肝转移灶。

4.胃癌超声内镜检查

一般而言,胃肠道超声内镜检查可依据由腔面向外显示的两个低回声带(黏膜肌层和固有肌层),由内向外区分出胃肠壁 5 层结构。用高频探头(20 MHz)在胃腔内做超声内镜检查,更可以获得胃壁 9 层不同回声结构,在判断癌肿侵入胃壁深度方面较优。超声内镜也能对邻近脏器的直接浸润和胃周淋巴结的侵犯做出判断。但不能发现远处淋巴结和远处脏器的转移。由内镜进入的超声探头也不能通过已形成狭窄的食管和(或)胃腔到达病变部位,对食管胃多发癌的检查不利。

(三)治疗

1.手术治疗

(1)根治性手术:原则为整块切除包括癌灶和可能受浸润胃壁在内的胃的部分或全部,按临床分期标准整块清除胃周围的淋巴结,重建消化道。

(2)姑息性手术:原发灶无法切除,为了减轻由于梗阻、穿孔、出血等并发症引起的症状而作的手术,如胃空肠吻合术、空肠造口、穿孔修补术等。

2.化疗

用于根治性手术的术前、术中和术后,延长生存期。晚期胃癌患者采用适量化疗,能减缓肿瘤的发展速度,改善症状,有一定的近期效果。早期胃癌根治术后原则上不必辅助化疗,有下列情况者应行辅助化疗:病理类型恶性程度高;癌灶面积大于 5 cm;多发癌灶;年龄低于 40 岁。进展期胃癌根治术后、姑息手术后、根治术后复发者需要化疗。

常用的胃癌化疗给药途径有口服给药、静脉、腹膜腔给药、动脉插管区域灌注给药等。常用的口服化疗药有替加氟、优福定、氟铁龙等。常用的静脉化疗药有氟尿嘧啶、丝裂霉素、顺铂、依托泊苷、甲酰四氢叶酸钙等。近年来紫杉醇、草酸铂、拓扑酶抑制剂、卡培他滨片等新的化疗药物用于胃癌。

3.其他治疗

包括放疗、热疗、免疫治疗、中医中药治疗等。胃癌的免疫治疗包括非特异生物反应调节剂如卡介苗、香菇多糖等;细胞因子如白介素、干扰素、肿瘤坏死因子等;以及过继性免疫治疗如淋巴细胞激活后杀伤细胞(LAK)、肿瘤浸润淋巴细胞(TIL)等的临床应用。抗血管形成基因是研究较多的基因治疗方法,可能在胃癌的治疗中发挥作用。

六、十二指肠憩室

(一)概述

十二指肠憩室比较常见,多数发生在十二指肠降部内后壁,尤其是壶腹周围,其次是十二指肠空肠曲交界处,十二指肠上部很少见。其发病率随着年龄的增长而增加。

十二指肠憩室的发生可能与某些肠壁上的薄弱点有关,如肠系膜血管进入肠壁处以及胆总管、胰管穿越肠壁处等。随着年龄的增长,会发生一系列的退行性改变,于是薄弱点变得更加薄弱,在肠内压力异常增加或肠肌收缩不协调时,薄弱点就会向腔外凸出形成憩室。在形成初期,憩室壁可能还含有肌层,随着憩室的增大,憩室壁仅由黏膜、黏膜下肌层和浆膜层组成,没有或几乎没有肌层。此外,十二指肠溃疡、慢性胆囊炎等病变所形成的粘连牵拉也是致病因素之一,多见于球部,它的壁多是含有肌层的。憩室可单发也可多发,有时还可伴发空、回肠和食管憩室。

由于憩室的颈部狭窄,肠内容物一旦进入就不易排出,容易导致滞留,可继发炎症、脓肿、溃疡、出血、穿孔和瘘管形成等并发症。

十二指肠憩室一般不引起症状。只有当其继发并发症时,才会出现上腹不适、脐周隐痛、进食后饱胀、嗳气、恶心、呕吐等症状。当憩室压迫胆总管和胰管时,可出现黄疸和胰腺炎的症状。少数还可并发消化道出血。因十二指肠憩室为后腹膜结构,如发生穿孔,所致的腹膜炎没有明显的临床症状,腹部 X 线片也没有典型的腹腔内游离气体,很容易发生漏诊。此时应注意后腹膜十二指肠和右肾上极周围区域有无气体影。偶尔憩室内还会有结石形成。

(二)影像学检查

在钡剂造影检查中,典型十二指肠憩室呈突向腔外的圆形或椭圆形囊袋状影,轮廓光滑,有狭颈,并可见十二指肠黏膜伸入其内。憩室大小差异很大,在检查过程中,形状大小还可不断变化。立位时,憩室内可见液平,巨大憩室还可见气体、潴留液、对比剂三层密度影。憩室颈部狭窄,可致排空延迟,甚至可潴留数天。

十二指肠乳头区憩室行钡剂造影时,由于给予低张或患者本身的壶腹部括约肌功能低下,有时可见钡剂从憩室内反流入胆总管和胰管而使其显影。这种反流可引起胆管和胰管的逆行性感染。如合并憩室炎症,则可显示乳头水肿、增大,黏膜增粗,并有刺激征象。

十二指肠球部憩室通常位于球的基底部,是由十二指肠球部溃疡所致。陈旧性溃疡的瘢痕收缩可引起球部畸形和局部假憩室形成。这种假憩室一般不大,颈部较宽,且轮廓不规则。

十二指肠空肠交界处憩室表现为基底向上的囊袋,在胃充盈时常被掩盖,仅有部分突出于小弯侧,易被误诊为小弯侧的良性溃疡。此时要仔细多角度观察,尽量使憩室与胃分开,显示憩室与十二指肠相连的部分,一般不难与胃小弯良性溃疡鉴别。

十二指肠腔内憩室是位于十二指肠降部乳头区附近的黏膜囊。有先天性十二指肠蹼或隔的成人其憩室的形成完全是由于机械性因素,如食物向前推进的压力和强烈的蠕动波等。当钡剂充盈其中时,十二指肠腔内憩室可通过其呈条带状透亮影的憩室壁勾勒出憩室的轮廓,从而与同样充满对比剂的肠腔区分开来。当钡剂排空时,它可类似于带蒂的息肉。其并发症包括食物和异物的滞留以及部分性十二指肠梗阻。肠腔内压力增高可引起十二指肠的内容物反流入胰管从而导致胰腺炎的急性发作。

（三）治疗

1.治疗原则

有一定的临床症状而无其他的病变存在时,应先采用内科治疗,包括饮食的调节、制酸剂、解痉药等,并可采取侧卧位或换各种不同的姿势,以帮助憩室内积食的排空。由于憩室多位于十二指肠第二部内侧壁,甚或埋藏在胰腺组织内,手术切除比较困难,故仅在内科治疗无效并多次伴发憩室炎、出血或压迫邻近脏器时才考虑手术治疗。

2.手术治疗

原则上以憩室切除术最为理想。憩室较小者可单作内翻术。同时存在多个憩室并遇有切除技术困难时,可采用改道手术,即行 Billroth Ⅱ 式胃部分切除术和选择性迷走神经切除术。

七、十二指肠溃疡

（一）概述

十二指肠溃疡最好发于球部,约占 90% 以上,其次是球后溃疡,降部溃疡极少见。十二指肠溃疡好发于青壮年,男性多于女性。

十二指肠溃疡大多位于球部后壁,常呈圆形或椭圆形,大小深浅不一,直径一般为 1～3 mm。溃疡周围充血水肿,邻近组织呈炎性改变,并伴有纤维组织增生,由于瘢痕收缩可致球部变形和黏膜纠集。溃疡加深时,前壁者易穿孔,后壁者易出血,并可穿透至胰腺形成包块。十二指肠溃疡可以多发,既可以发生在一侧,也可同时发生于球部前后壁,呈对吻的双溃疡。球部溃疡还可与胃溃疡同时发生,称复合性溃疡。少数情况下,球部溃疡亦可并发于胰腺非 β 细胞胰岛肿瘤,称为佐林格—埃利森综合征。中上腹周期性、节律性疼痛,伴有嗳气、反酸。疼痛多在餐后 3～4 小时出现,持续至下次进餐,进食后可缓解,故称空腹痛。疼痛也可于晚间睡前或半夜出现,称夜间痛。后壁穿透性溃疡,疼痛可涉及背部。当溃疡发生并发症时,可出现呕咖啡样物、黑粪、梗阻、穿孔等相应临床表现。球后溃疡是上消化道出血的常见原因之一。

（二）影像学检查

十二指肠球部腔小壁薄,且溃疡易造成球部变形,故 X 线、钡剂造影检查易于发现。十二指肠球部溃疡的主要征象是龛影和畸形,也可出现激惹、压痛、伴发胃窦炎等其他征象。

龛影是十二指肠溃疡的直接可靠征象,通常需使用充盈加压法或双对比造影法才能显示。因球部溃疡大都在后壁或前壁,因此多显示于正位像,表现为球部类圆形或米粒状钡斑,其边缘光滑整齐,周围常有一圈透明带,或有放射状黏膜皱襞纠集。切线位,球部溃疡呈突出腔外的小锥形、乳头状或半圆形龛影。

畸形是球部溃疡常见而重要的征象。许多球部溃疡不易显示龛影,但如有固定持久的球部变形,仍可确定诊断。球部变形主要是由于瘢痕收缩、黏膜水肿和痉挛所致。球部失去正常的三角形,可呈各种畸形,如球的一侧壁切迹样凹陷,以大弯侧多见;球部呈双叶形、三叶形或花瓣样畸形;球基底部大弯或小弯侧袋状突出,形成"假憩室",幽门管偏位。但变形的球部有时仍可显示龛影。十二指肠球部溃疡还可出现一些其他征象:

(1)激惹征:为球部炎症刺激所致,表现为钡剂到达球部不易停留,迅速排出。

(2)幽门痉挛,开放延迟。

(3)胃分泌增多,胃张力和蠕动改变,以及伴发的胃窦炎表现,如黏膜皱襞粗乱、迂曲等。

(4)球部固定压痛。

十二指肠球后部主要是指球部与降部交界处的一小段肠管。由于球后有一曲度,加之炎症刺激使该段肠腔充盈不满意,故常易漏诊。球后溃疡大小不一,可从米粒至黄豆大小,溃疡周围十二指肠常有痉挛收缩或瘢痕狭窄,形成十二指肠梗阻,致胃排空迟缓和球部扩张。十二指肠溃疡愈合的主要表现为龛影变小、变浅,以至消失。较浅小溃疡,愈合后不产生球部畸形。较大较深的溃疡,因有明显的纤维增生,即使溃疡愈合,仍可留有黏膜纠集和恒久的球部变形。

(三)治疗

1.药物治疗

目标是控制症状,促进溃疡愈合,预防复发及避免并发症。目前最常用的药物分为以下几类。

(1)抑制胃酸分泌药:目前临床上主要有 H_2 受体拮抗剂(H_2RA)及质子泵抑制剂(PPI)。PPI 促进溃疡愈合的速度较快、愈合率较高,是治疗十二指肠溃疡的首选用药。常用的 PPI 有奥美拉唑、泮托拉唑、兰索拉唑、雷贝拉唑、埃索美拉唑、艾普拉唑等。

(2)黏膜保护剂:与抑制胃酸药联用可提高溃疡愈合质量,减少溃疡复发。

(3)促胃肠动力药:主要用于出现恶心、呕吐、腹胀等症状的患者,以促进胃肠排空,缓解症状。

(4)根除幽门螺杆菌。

2.手术治疗

主要用于治疗并发症(穿孔、出血、梗阻)。

八、克罗恩病

(一)概述

克罗恩病(Crohn 病)又名局限性肠炎、肉芽肿性肠炎、慢性肠壁全层炎。该病于 1932 年由 Crohn 和 Oppenheimer 最早描述。Crohn 病是一种原因不明的疾病,多见于青年人,表现为肉芽肿性病变,合并纤维化和溃疡,可侵及胃肠道的任何部位。Crohn 病的好发部位是末端回肠,但同时侵及回肠和空肠者也并不少见。结肠受累者 80% 伴有回肠病变。在病变早期肠壁水肿,并有溃疡形成,特别是阿弗他溃疡。纵向线状溃疡为本病的特征,长者可达数厘米,位于肠管的肠系膜附着侧。还可见纵横交错的溃疡之间的黏膜隆起形成的"卵石征",炎症重者,可引起肠壁纤维化,导致肠壁增厚,肠腔狭窄。炎症的进一步发展,可导致脓肿和瘘管形成。组织学以非干酪性肉芽肿为特征,由上皮样细胞和巨细胞组成,中心无干酪性坏死,肉芽肿仅见于 50% 左右的病例,除肠壁外,局部淋巴结也可见肉芽肿。肠壁黏膜层和黏膜下层及浆膜层有淋巴细胞聚集,可见生发中心及淋巴管扩张,肠壁的裂隙状溃疡可深达黏膜下层或更深。

Crohn 病起病隐匿,早期常无症状,或症状轻微。主要临床表现是慢性腹泻、腹痛。腹痛为最常见的症状,间歇发作,病变进一步发展,可出现部分肠梗阻,并伴有腹胀,疼痛常发生于右下腹部。腹泻多为间歇性发作,大便次数与病变范围有关,为软便或稀便,多无黏液和脓血。肛门周围或直肠周围脓肿、窦道和瘘管是 Crohn 病较常见的表现,常伴有发热和体重下降。本病可伴发多发性关节炎,皮肤可出现荨麻疹、多形性红斑、结节性红斑等。

(二)影像学检查

1.小肠钡剂造影检查

(1)溃疡:阿弗他溃疡是 Crohn 病的早期征象,表现为直径 1～2 mm 的钡点,周边有环状透亮晕,反映黏膜的表浅损害,无特异性,散在分布于黏膜表面。也可见约 1 cm 大小的多边形或星状溃疡,见于病变早期或复发性病变,随着病程的进展可见较大的圆形和卵圆形溃疡,多呈纵向排列,即与肠管纵轴平行排列,周围黏膜皱襞可向龛影集中。纵向线状溃疡是其特征性的表现,长度不等,位于肠系膜侧,其长轴与肠管纵轴一致。黏膜皱襞向线状溃疡集中,溃疡可以是连续或非连续性的。有时由于大而明显的横行黏膜皱襞集中而发现纵向溃疡,星状和多边形的溃疡可与线状溃疡连续存在,纵向排列,双对比造影显示比较好,而过度加压可使病变消失。

(2)黏膜表面隆起:早期黏膜表面可见小的颗粒状隆起,是由于黏膜和黏膜下层水肿所致,病变进一步发展,黏膜下层明显水肿和炎症,淋巴洁、泡增生可使黏膜表面显示大小不等的结节状表现,肠壁边缘呈花边状或显示指压痕。"卵石征"是 Crohn 病的相对特征性的表现,表现为纵横交错的溃疡之间的形状不一、大小不等的卵石样结节,边缘光滑锐利。

(3)肠管狭窄:多为非对称性狭窄,有时可累及几段肠管,肠系膜侧收缩,而对侧膨出形成囊袋状假憩室,肠系膜侧肠管变硬,对侧呈弓状变形。狭窄段长短不一,有时呈节段性,短的狭窄也可呈对称性环形狭窄。早期因为水肿和痉挛,狭窄的肠管形态可以变化,晚期由于肠壁纤维化,狭窄肠管形态固定不变。

(4)黏膜皱襞不规则增厚,边缘模糊,并有黏膜皱襞相互融合或呈小结节状表现,黏膜表面绒毛增大呈毛刺状或毛玻璃状表现。这些都是非特异性的表现,是由于黏膜和黏膜下层水肿,肠分泌增多,绒毛异常等所致。

(5)瘘管与窦道:来自穿透性溃疡,可为盲管状,也可形成回—回肠瘘、回—盲肠瘘、回—结肠瘘,甚至回肠—皮肤瘘管。

(6)病变呈节段性分布为 Crohn 病的特征之一,典型者在正常肠管与病变肠管之间有移行区,从病变区到移行区,病变越来越轻。病变好发于肠系膜侧或肠系膜侧病变程度比较重,呈不对称性分布。盲肠可以受累,盲肠病变好发于回盲瓣或盲肠内侧,是末端回肠通过回盲瓣的直接侵犯,也可是原发病变。

2.CT 及 MRI 检查

受累肠管的肠壁及肠系膜增厚,肠管狭窄,病变呈跳跃式分布,增厚的肠壁内有低密度层,表示黏膜下水肿或脂肪沉积,邻近淋巴结肿大及炎性软组织肿块,邻近腹腔内脓肿、瘘管及窦道形成。

3.血管造影检查

动脉期显示血管异常增多、迂曲,结构紊乱,末梢血管呈杵状或点状扩张。毛细血管期及静脉期局部密度浓聚。出血时可见造影剂外渗。这些是小肠炎症性疾病的表现,并非 Crohn

病所特有。

(三)治疗

1.原则

本病尚无特殊治疗方法。无并发症时,支持疗法和对症治疗十分重要,可缓解有关症状。活动期宜卧床休息,高营养、低渣饮食。严重病例宜暂禁食,纠正水、电解质、酸碱平衡紊乱,采用肠内或肠外营养支持。贫血者可补充维生素 B_{12}、叶酸或输血。低蛋白血症可输白蛋白或血浆。水杨酸偶氮磺胺吡啶、肾上腺皮质激素或 6-巯基嘌呤等药控制活动期症状有效。解痉、止痛、止泻和控制继发感染等也有助于症状缓解。补充多种维生素、矿物质可促进体内酶类和蛋白质的合成,同时具有保护细胞膜作用。

2.药物治疗

(1)水杨酸类:柳氮磺胺吡啶(SASP)和 5-氨基水杨酸(5-ASA)适用于慢性期和轻、中度活动期患者。一般认为 SASP 不能预防 Crohn 病复发。对不能耐受 SASP 或过敏者可改用 5-ASA。对直肠和乙状、降结肠病变可采用 SASP 或 5-ASA 制剂灌肠,经肛门用药。严重肝、肾疾患、婴幼儿、出血性体质以及对水杨酸制剂过敏者不宜应用 SASP 及 5-ASA 制剂。

(2)肾上腺皮质激素:常用于中、重症或暴发型患者,对不能耐受口服者,可静脉滴注氢化可的松或甲基泼尼松龙或 ACTH,14 天后改口服泼尼松维持。通常在急性发作控制后尽快停用,也可采用隔日口服泼尼松或合用 SASP 或 s-ASA 作为维持治疗。对直肠、乙状结肠、降结肠病变可采用药物保留灌肠,如氢化可的松琥珀酸盐、0.5%普鲁卡因,加生理盐水,缓慢直肠滴入,也可与 SASP,5-ASA 或锡类散等药物合并使用,妊娠期也可应用。

(3)其他药物:对肾上腺皮质激素或磺胺药治疗无效者,可改用或加用硫唑嘌呤、6-巯嘌呤(6-MP)、环孢素、FK506 等其他免疫抑制剂,也可合用左旋咪唑、干扰素、转移因子、卡介苗及免疫球蛋白等免疫增强剂。此外,甲硝唑(灭滴灵)、广谱抗生素和单克隆抗体等也可应用。

3.外科手术

用于完全性肠梗阻、肠瘘与脓肿形成、急性穿孔或不能控制的大出血,以及难以排除癌肿的患者。对肠梗阻要区分炎症活动引起的功能性痉挛与纤维狭窄引起的机械梗阻,前者经禁食、积极内科治疗多可缓解而不需手术,对没有合并脓肿形成的瘘管,积极内科保守治疗有时亦可闭合,合并脓肿形成或内科治疗失败的瘘管才是手术的指征。手术方式主要是病变肠段的切除,手术切除包括病变及距离病变远、近侧 10 cm 的肠段及其系膜和淋巴结。如局部粘连严重或脓肿形成,不能切除,可做短路或旷置术,根据情况再做二期病变肠管切除术。如为腹腔内脓肿则切开引流。对多处病变的病例,只切除有并发症的病变肠管,避免因过度切除发生短肠综合征。因误诊为阑尾炎等而在手术中发现为此病时,如无肠梗阻、穿孔等并发症,不必做肠切除术。本病手术治疗后多在肠吻合口附近复发。推荐的预防性用药在术后两周开始,持续时间不少于 3 年。术后复发率高,应随访。

九、小肠肿瘤

(一)小肠腺癌

1.概述

小肠腺癌占胃肠道恶性肿瘤的 1‰~5‰,占小肠恶性肿瘤的 25%,其中以十二指肠和空肠较多见。发生在空肠的有一半是在 Treitz 韧带附近,回肠腺癌则以末端回肠多见。最常见于 50 岁以上的男性患者。小肠腺癌的病理分型意见尚不一致,主要分为肿块型和浸润狭窄型,以浸润狭窄型多见,肠梗阻症状出现较早。转移多见于局部淋巴结,肝、腹膜或腹腔其他脏器转移也较常见。预后差,5 年生存率不到 20%。

常见的症状为体重下降、肠梗阻、腹痛和胃肠道出血。肠梗阻多为间歇发作的部分梗阻,表现为间歇性腹部绞痛,可伴有反复发作的恶心及食后饱胀等症状。胃肠道出血表现为反复发作的黑粪,伴有贫血及乏力。腹部能触及包块。

小肠腺癌的预后较差,取决于肿瘤的组织类型、部位,以及病变累及的范围。

2.影像学检查

(1)小肠钡剂造影表现:小肠腺癌表现为肠管局限性狭窄,肠壁僵硬破坏,边缘不整,与两端肠管分界突然,黏膜皱襞破坏,显示不规则充盈缺损及不规则龛影,病变近端肠管扩张,如果溃疡穿孔形成小肠—小肠瘘或小肠-结肠瘘,周围肠管粘连固定,或成角畸形,肠管受压移位比较少见。

(2)CT 及 MRI 表现:小肠腺癌主要表现为局部软组织肿块,相邻肠壁不规则或环形增厚,肠腔狭窄,肿块内有气体或造影剂进入表示肿瘤坏死、溃疡形成,增强后肿块呈轻度到中度强化。肿块较大时,推移周围肠曲,或出现明显肠梗阻征象,表现为近端肠腔扩大,内有气液平面。CT 和 MRI 也可显示淋巴结及肝脏的转移。

(3)血管造影表现:小肠腺癌血管造影显示少血管或无血管肿瘤,血管受压移位及包绕,末梢血管粗大,可见肿瘤染色,但无静脉早显及粗大的引流静脉。

3.治疗

在临床上,小肠肿瘤主要的治疗方式是手术治疗。由于小肠良性肿瘤会出现肠套叠、肠梗阻、出血、穿孔等严重的并发症,并且还可能有恶变的风险。所以一旦明确诊断,就应该给予积极的手术切除。

对于小肠的恶性肿瘤,比如小肠癌的病人,同样应该积极进行手术的治疗。对于手术治疗的原则,可以距癌症病灶两端各 10cm 处做肠段的切除,同时应该清除相应的系膜淋巴结,直至肠系膜上动脉分支的根部,尽可能延缓术后复发的现象。

(二)小肠淋巴瘤

1.概述

胃肠道淋巴瘤较少见,不到全胃肠道恶性肿瘤的 4%。可原发于小肠,也可为全身性淋巴瘤的一部分。原发于小肠的恶性淋巴瘤多为非霍奇金淋巴瘤,多见于回肠,病变可以局限于一段肠管,或散在分布于各组小肠。肉眼可分为肿块型、溃疡型、浸润型和结节型。在小肠淋巴瘤中,以浸润型多见,肠壁浸润增厚,管壁僵硬而引起狭窄。另外,肠壁浸润,失去弹性,肠管可呈"动脉瘤"样扩张,有时由于肠壁高度增厚而形成较大的肿块。

临床表现为发热、腹痛、腹泻等。临床一般状况迅速恶化,可触及腹部包块,伴有浅表淋巴结及肝脾大。

2.影像学检查

(1)小肠钡剂造影表现:小肠淋巴瘤造影表现为多发结节状充盈缺损,大小不等,形态不一,病变弥散,黏膜皱襞紊乱或不规则增厚;肿块型表现为突向腔内的较大的充盈缺损,使肠腔变窄,肿块表面凹凸不平,由于肿瘤突向肠腔,造成部分梗阻,使肠蠕动增强,肿瘤被推挤向前而发生肠套叠。也可以表现为肠外肿块,肠管受压移位;溃疡型由于肿瘤生长迅速,同时向肠腔内外突出,肿瘤内部缺血坏死和破溃,与肠腔相通,形成巨大空腔,钡剂造影表现为大片钡剂或气体充满形态不整的空腔,边缘不规则,病变肠管固定不动,邻近肠管移位;浸润型由于肿瘤向肠壁浸润,表现为肠壁增厚僵硬,肠腔狭窄,黏膜皱襞变平消失,狭窄范围较广,界限不如小肠癌那样明确,肿瘤向深部浸润,破坏了肠壁的固有肌层和肌间神经丛,使肠壁失去张力,表现为肠管异常扩张。病变范围广,受累部位多,为与小肠癌不同之处。

(2)CT 和 MRI 表现:小肠淋巴瘤可表现为肠壁增厚,肠腔狭窄,但很少梗阻,局部不规则软组织块影,受累肠管相对较长,也可累及多节段肠管,肿瘤密度不均匀,中心 CT 值低的密度区,在 MRI 上呈明显长 T_1 和长 T_2 信号。轻度强化。其相对特征是伴有动脉瘤样扩张和肠系膜及腹膜后淋巴结显著增大,并融合成团块,肠系膜肿块呈圆形、卵圆形或分叶状,肿块可有坏死性低密度区。

(3)血管造影表现:淋巴瘤为乏血管肿瘤。

3.治疗

小肠淋巴瘤需要根据具体的病理类型进行治疗,有的如果是惰性的淋巴瘤可以定期复查。如果恶性程度很高的淋巴瘤就需要进行全身的化疗,通过全身的化疗有的小肠淋巴瘤可以治愈。如果是 CD_{20} 阳性的 B 细胞淋巴瘤,可以考虑利妥昔单抗靶向治疗联合化疗。但是对于有严重出血、穿孔等并发症,或者治疗后局部有残留的病灶也可以选择手术治疗。小肠淋巴瘤治疗之前往往还需要进行全身的检查,以查看别的部位的淋巴结和脏器存不存在淋巴瘤。

(三)小肠间质瘤和胃肠道间质瘤

1.概述

小肠间质瘤是发生于小肠间叶组织的肿瘤,多为单发,大小不等。根据肿瘤在肠壁间的部位及生长方式,可分为腔内型、壁间型和腔外型。肿瘤为膨胀性生长,发展到一定程度可压迫肠腔,肿瘤在生长过程中,瘤体常倾向于突出肠腔外,较少发生肠梗阻,但巨大瘤体可压迫肠腔或引起黏膜溃疡,临床上常发生胃肠道出血。当肿瘤长大时,由于在肌层受到的抵抗较黏膜或浆膜层大,可以形成哑铃状,比较大的肿瘤也可因供血不足而出现坏死或囊性变肉眼观肿瘤呈圆形或卵圆形,较硬韧,表面暗红色,切面灰白色,肿瘤往往巨大,可由于血供不足而中心发生坏死、出血,形成空腔,与黏膜溃疡沟通形成窦道。肉瘤经血行转移至肝。术后易局部复发,可累及邻近肠道及腹腔内其他脏器。

胃肠道间质瘤(GIST)是 1983 年由 Mazur 和 Clark 提出的,1998 年由 Seiichi Hirota 等提出 GIST 来源于胃肠道的起搏点细胞(Cajal 细胞),长期以来大部分被认为是平滑肌肿瘤,但 GIST 在组织发生上,既不是平滑肌源性的,也不是神经源性的,是胃肠间质组织中最常见的肿瘤之一。可发生于消化道的任何部位,以胃最多见,其次为小肠,发生于小肠的间质瘤(SIST)约占小肠全部肿瘤的 14%。由于胃肠道间质瘤在形态学上与平滑肌肿瘤非常相似,组织学可见梭形细胞或上皮样细胞,但却有不同的免疫表型,95% 免疫组化表达 CD117。

临床表现以胃肠道出血较常见,出血原因主要是由于肿瘤表面糜烂、溃疡及坏死所致。部分患者表现为原因不明的贫血,大便潜血阳性。部分患者表现为急性胃肠道出血,以柏油便、血便为主,有时可反复发作。部分患者可触及包块。

2.影像学检查

(1)小肠钡剂造影表现:小肠间质瘤的造影表现为黏膜下肿瘤的影像学表现,显示类圆形或椭圆形充盈缺损,边缘光滑,周围黏膜皱襞直达病变边缘,或可见"桥形皱襞"通过。良性肿瘤边界清楚,表面光滑,恶性肿瘤通常较大,肿瘤表面形成不规则溃疡,或有瘘管,或肿瘤中心有钡剂充盈的空腔。腔内型小肠钡剂造影表现为类圆形、椭圆形充盈缺损,壁间型表现为半圆形充盈缺损,基底较宽。腔外型表现为肠管外"充盈缺损",即无肠管的"空白区",局部肠管受压移位。

(2)CT及MRI表现:良性间质瘤常呈向腔内或腔外膨胀性生长的软组织肿块,体积较小,一般不超过5 cm,边界清楚,密度均匀,无邻近肠壁增厚。间质肉瘤或恶性间质瘤体积较大,多向腔外生长,肿块呈偏心性,内部密度不均,低密度区常为坏死液化成分,有较大溃疡形成,并与肠腔相通时,可见对比剂或气液平面,增强后明显不均匀强化。周围肠曲分散移位。较少发生淋巴结和肝脏转移。

(3)血管造影表现:小肠间质瘤表现为富含血管的肿瘤,动脉期血管增粗扩张,有肿瘤血管显示,血管粗细不均,末梢血管可受压移位或包绕。实质期有肿瘤染色,染色持续时间较长,肿瘤形态为圆形、分叶状或不规则形。静脉期显示粗大引流静脉,并可见静脉早显。

3.治疗

小肠间质瘤是原发于小肠的胃肠道间质瘤,是发生于胃肠道肌层的一种平滑肌瘤,也是胃肠道恶性肿瘤的一种。对于其治疗可依据其生长情况、扩散范围从以下几个方面入手:

(1)未出现转移,初发的、未出现浸润的小肠间质瘤一般采用手术治疗,并且主要为病灶切除术,由于其具有复发的危险,术后要注意定期复查。

(2)有转移灶,若已出现周围脏器的浸润,但是未侵犯血液系统,可采用周围脏器联合切除,术后也要主要定时复查。

(3)复发病灶,对于大多数手术无法切除或复发性的间质瘤,可服用分子靶向药物化疗。

(四)小肠转移瘤

1.概述

小肠转移瘤占小肠恶性肿瘤的16%～39%。恶性肿瘤可通过血行、淋巴、腹腔内种植或直接蔓延侵犯小肠,尤其以血行和腹腔内种植更为常见。血行转移以黑色素瘤和肺癌常见,其次为结肠癌、其他胃肠道癌、卵巢癌、宫颈癌和乳腺癌等。种植转移中男性多来自胃肠道肿瘤,女性则来自卵巢恶性肿瘤。小肠转移瘤多见于60岁以上女性。早期通常没有症状和体征,或有隐痛,由于肠梗阻和穿孔等急性并发症而出现腹痛、呕吐、大便习惯的改变、全身状况差和贫血等。

2.影像学检查

(1)小肠钡剂造影:小肠转移瘤钡剂造影表现为肠腔局限性偏心性狭窄,肠壁僵硬,多发弧形压迹,肠壁边缘不整,相邻肠管固定不动。近端肠管轻度扩张。肿瘤浸润也可产生肠管边缘变直,也可表现为息肉样肿块,单发或多发结节状的黏膜下肿块。肠腔内有不规则较大的龛影,边缘不整,由于广泛的腹膜转移可使肠管粘连固定,如冷冻状。受累肠管穿孔,或形成瘘管时,局部出现不规则钡湖。

(2)CT表现:转移瘤的CT表现在肠壁内形成黏膜下的转移结节,为小肠附壁结节可伴有肠梗阻,沿肠壁弥散浸润的肿瘤可引起弥散性肠壁增厚,肠管不规则狭窄。肿瘤在浆膜、肠系膜和网膜上形成多发的结节,并在脂肪内浸润,形成密度增高的肠系膜血管束的增粗,网膜受累时可出现"网膜饼征",并可伴有腹腔积液。小肠襻被包裹在肠系膜巨大肿块内,或从凹陷的肿块内穿过。并有原发癌的病史。

3.治疗

转移性小肠肿瘤患者需要终身治疗,如果是转移性肿瘤且原发肿瘤已至晚期,一般不做切除。单发或较局限的病灶则可做病变肠段切除吻合术,维持消化道畅通,解除梗阻,此手术并不能解决患者的根本问题,治疗还是以治疗原发肿瘤为主,必要时可行肠外造口等手术。

(1)一般治疗:了解原发病的分期,确定原发肿瘤的部位,可进行手术治疗的患者及时进行手术治疗,不能进行手术治疗的患者积极进行化疗或放射治疗,以免耽误病情。

(2)药物治疗:①细胞毒性药物:细胞毒性药物可有效杀伤免疫细胞并抑制其增殖的药物,在细胞层面上,防止肿瘤体积继续增大,造成肠梗阻等并发症,如紫杉醇、长春瑞宾、多西他塞。②非阿片类止痛药:患者由于已进入癌症晚期,且转移性小肠肿瘤可出现较剧烈的腹痛,非阿片类止痛药有助于缓解病人的疼痛,提高生活质量,如对乙酰氨基酚。③抗组胺类药物:抗组胺类药物及氢化可的松可改善类癌综合征并发症的症状,如左旋西替利嗪、非索非那丁。

(3)手术治疗:转移性小肠肿瘤小的或带蒂的肿瘤可连同周围肠壁组织一并做局部切除。较大的的或局部多发的肿瘤做肠段切除吻合术,术后根据分期情况,选用化疗等治疗,如肿瘤已与周围组织浸润固定,无法切除,并有梗阻者,则可做短路手术,以缓解肠梗阻。

(4)放射治疗:利用放射线治疗,以减缓病情进一步发展。

(5)化学药物治疗:有助于通过化疗药物杀死肿瘤细胞,提高患者的生存率,常用的化疗药物有 5—氟尿嘧啶、顺铂。

(6)心理治疗:一般转移性小肠肿瘤患者的原发肿瘤已进入晚期,全身扩散严重,只能进行化疗和放疗,此时需要对患者进行心理治疗,帮助患者调整好心理状态,提高患者的生活质量,改变心情。

十、肠易激综合征

(一)概述

肠易激综合征是最常见的肠道运动障碍性疾病,指的是一组包括腹痛、腹胀、排便习惯和大便性状异常,黏液便,持续存在或间歇发作,而又缺乏形态学、组织学、细菌学及生化学异常可资解释的综合征。过去被称为肠功能性综合征或肠功能性疾病、功能性消化不良、黏液性结肠炎、结肠痉挛、结肠过敏、过敏性结肠炎、易激结肠等,目前学者们已放弃上述名词而选用肠易激综合征来描述本症。肠易激综合征临床上十分常见,多见于中青年人。此病虽呈良性经过,但由于发病率高,且一定程度上影响患者的生活质量和工作,因而在世界范围内受到广泛重视。其病因及发病机制尚未完全阐明,有研究认为其是一种具有特殊病理生理基础的心身疾病,但由于缺乏客观的诊断指标,迄今仍无完全统一的诊断标准。

本病通常进展缓慢,多数患者在青少年期至成年期发病,症状反复发作或慢性迁延。病情轻重多不随病程延长而变化。腹痛为肠易激综合征最常见的症状,最多见于下腹部。疼痛性质多样,以钝痛和胀痛最多,一般无放射痛。肠易激综合征患者排便习惯改变主要有便秘、腹泻及便秘腹泻交替三种类型。多数便秘患者伴有腹痛或腹部不适、腹胀及频繁的排气。肠易激综合征患者腹泻次数一般不多,每天不超过 5 次,便意很急,常伴有里急后重,多在早晚餐前后发生,夜间少见。腹泻可持续数十年,但极少因腹泻而致营养不良、脱水、水电解质和酸碱平衡失调者。部分肠易激综合征患者有胃灼热、早饱、恶心、呕吐、嗳气、腹胀等胃肠道症状,疲乏、背痛、头痛、呼吸不畅感、尿频、尿急、性功能障碍等胃肠外表现较器质性肠病显著多见。此外,相当一部分患者症状出现或加重常与精神因素或遭遇应急状态有关,还有些患者尚可能伴有自主神经功能紊乱的表现,如失眠、焦急、抑郁、紧张、心悸、手心潮热等。

(二)影像学检查

由于结肠处于高度刺激状态,故在检查之前或检查过程中,准备工作很必要。在检查之前不能服用影响肠道功能的药物如蓖麻油等泻剂,在检查过程中,钡剂温度需适当,不宜过热或过冷。钡剂灌肠时压力不宜太高,钡剂注入速度应缓慢。

肠易激综合征的影像学所见无论是口服钡剂造影检查还是钡剂灌肠造影检查,都表现为一系列的结肠功能紊乱。

1.口服钡剂造影检查

肠易激综合征中,钡剂在小肠与结肠中通过速度增快,服钡后 0.5～6 小时,钡头即可达左侧结肠或直肠。又常见到小肠张力极度亢进而肠腔痉挛变细现象。结肠紧张力增高,结肠袋明显增多、增粗,有的整个结肠有明显缩短,变为方框形,各段结肠均拉直,肝曲和脾曲由原来的锐角曲折变为分开的小圆弧形。24 小时后复查,钡剂大多全部排空,有时可见长细条状残存的钡剂,称为"线样征"。这仅仅说明肠管内存在大量黏液,少量钡剂附着在黏稠的黏液上,并无诊断意义。肠功能亢进者由于水分吸收后,钡剂的分布呈一串彼此分开的栗子状。

2.钡剂灌肠造影检查

主要表现为肠管痉挛、张力增高,并有频繁的、局部的肠壁刺激性增强现象。在钡剂注入乙状结肠、直肠交界处常有痉挛收缩出现,使钡头进入发生短暂停钡,不易继续上升。有时可痉挛较长时间,待痉挛缓解后,钡剂可迅速到达乙状结肠和降结肠,甚至很快到达右半结肠。结肠张力高而肠管显示较细窄,有时少量钡剂即可在短时间内充盈整个结肠,结肠袋小而数量多,边缘呈不规则锯齿状改变。常可见多处肠管不规则收缩,形态可变、范围较广是其特征。分泌增加时,可见肠腔内有大量黏液存在的征象,如双层肠壁样表现,一时不易与钡剂混合的黏液将黏膜面上涂着的薄钡层与大部分沉积在肠管中央的钡剂相分离,使两者之间形成一条 2～5 mm 宽的透明带。钡剂排出后,黏膜皱襞紧缩,稠密如花纹状,黏膜纹增粗,结肠袋浅而多。结肠功能亢进比较明显的患者常可在降结肠中见到一般长 20～30 cm,宽数毫米至 1 cm 的钡剂,其中可见黏膜纹。有时亦可出现纵向黏膜、竹节状黏膜。无论是哪一种表现都是易变的。有时排钡后可见整个结肠内钡剂均迅速排出,只有在盲肠部留有少量钡剂,而回肠内则有较多钡剂的逆流。

双对比造影可见结肠袋形明显增多,尤其是左半结肠。部分肠管收缩,钡剂沉附于黏膜表面如大理石样条纹影,在充盈像及黏膜像上所见到的异常,双对比造影上肠管扩张正常。当肠壁钡剂沉积在大量的黏液表面时,可形成扁平、无定形的边缘性或腔内的充盈缺损影,但于推压或以钡剂冲洗后,其形态及位置均可改变。

(三)治疗

应根据患者的具体情况采用个体化方案,应积极寻找并祛除诱因,减轻症状,治疗只限于对症处理。

1.调整饮食

详细了解患者的饮食习惯及其与症状的关系,避免敏感食物,减少产气食物(奶制品、大豆、扁豆等),高脂肪食物。高纤维素食物(如麸糠)可刺激结肠运动,对改善便秘有明显效果。

2.心理和行为治疗

对患者进行耐心的解释工作,具体包括心理治疗,生物反馈疗法等,对于有失眠,焦虑等症状者,可适当予以镇静药。

3.药物治疗

(1)胃肠解痉药:抗胆碱能药物最常用,部分拮抗胃结肠反射和减少肠内产气,减轻餐后腹痛,钙通道阻滞药,如硝苯地平(硝苯吡啶)、匹维溴铵。

(2)胃肠道动力相关性药物:洛哌丁胺、多潘立酮(吗丁啉)、西沙必利等。

(3)泻药:通常避免使用,但对严重便秘者可短期使用,首选半纤维素或渗透性泻药,睡前服乳果糖 15~30 mL,效果亦较好,尤其适用于老年人。

(4)精神药物:对具有明显精神症状的患者,适当予以镇静剂,抗抑郁药,抗焦虑药有一定帮助。

(5)消除胃肠道胀气:二甲硅油,药用炭(活性炭)具有消气去泡作用,临床常用。

(6)肠道益生菌:部分腹泻型患者可能有肠道菌群的紊乱,应用肠道益生菌类制剂有帮助。

(7)其他:5-HT$_4$ 受体部分激动药替加色罗对便秘型 IBS 有效,并可明显改善患者的腹痛症状,5-HT$_3$ 受体拮抗药阿洛司琼对腹泻为主的 IBS 有效。

十一、结直肠癌

(一)概述

结直肠癌是常见的胃肠道恶性肿瘤之一,多见于老年人,常发生于 50 岁以上者,发病高峰年龄为 60~70 岁,男:女=3:2。结直肠癌 70%~80% 发生于直肠和乙状结肠,以直肠最为好发。

通常有数年的潜伏期,最常见的症状是大便带血,可表现为缺铁性贫血或不明原因的低热、不明原因的腹痛或粪便塑形的改变等,肠梗阻或肠穿孔的出现表明病变的进展。绒毛状肿瘤偶可因分泌大量黏液引起水样便,导致低钾和低蛋白血症。

病理学上,结直肠癌多为腺癌,依其分化程度可分为高分化腺癌、中分化腺癌和低分化腺癌,此外,还有黏液癌、印戒细胞癌、鳞状上皮癌、腺鳞癌、未分化癌等。

结肠双对比造影是准确、有效、有价值的安全检查方法;CT、MRI、超声对于肿瘤分期,并发症及复发的诊断有重要作用。

（二）影像学检查

1.进行期结直肠癌的钡剂造影检查

（1）Borrmann 1 型：癌肿表现为突向肠腔内的境界清楚的大肿块影，表面呈菜花状，有时可伴有轻微的凹陷。基底部与周围肠壁分界清楚，无周围浸润的征象。

在充盈像上，肿块表现为轮廓凹凸不平的充盈缺损。双对比像能更好地显示出菜花状的肿瘤表面形态，并且能充分地观察到肿块与周围黏膜的关系。

Borrmann 1 型癌与其他类型相比，较少引起明显的肠腔狭窄，但常引起肠套叠。

（2）Borrmann 2 型：约占进行期结直肠癌的 3/4，X 线片上表现为伴有周围境界清楚环堤的溃疡型肿瘤，隆起中央的火山口状溃疡的存在是与 Borrmann 1 型癌鉴别的关键。

由于肠管的管腔不像胃腔那样宽大，大肠的 Borrmann 2 型癌不易获得如胃癌那样的中心存在钡斑的"半月综合征"的影像。因此，在双重造影时应尽可能利用钡剂在肠管内流动的钡层来显示环堤与钡龛，特别是在肠管屈曲较多的直肠、乙状结肠部位，更应注意选择不同的体位来获得最佳的影像学征象。

当 Borrmann 2 型癌沿肠壁环周浸润超过肠管周径的 3/4 时，就产生了进行期结直肠癌的典型 X 线表现"苹果核征"，其两端为环堤形成的隆起边界，中央的管腔狭窄段为癌性溃疡所形成的癌性隧道。

（3）Borrmann 3 型：病灶的边缘不甚锐利，环堤较为低矮，部分环堤出现破溃，溃疡的边缘亦可见向周边破溃而不完整，肿瘤的周围常伴有黏膜的粗大结节和巨大皱襞，表现为黏膜皱襞的集中和类似黏膜下肿瘤的所见。本型更易于向肠壁外生长。癌肿沿肠壁环周浸润可造成管腔的狭窄，出现"苹果核征"，但其两端与周围肠壁的分界变得不锐利，并有沿肠管长轴浸润的征象。

（4）Borrmann 4 型：值得注意的是，大肠 Borrmann 4 型癌所占比例仅为 1%～2%，甚为少见。因此，在 X 线诊断上应注意与其他疾病进行鉴别，如缺血性肠炎、溃疡性结肠炎、肠结核、克罗恩病、弥散性的憩室周围炎、放射性大肠炎、脂膜炎、恶性淋巴瘤、转移癌等。

Borrmann 4 型癌多见于直肠、乙状结肠和降结肠，常表现为范围较长的管腔狭窄，由于癌肿沿黏膜下层及其深层弥散性浸润，不形成明显的环堤或溃疡，肿瘤与正常肠管间的分界不明显。病变区的肠壁僵硬，移动性差，黏膜表面可见粗大的皱襞和结节状隆起，可伴有糜烂所形成的小浅钡斑。

2.结直肠癌的 CT 和 MRI 检查

（1）CT 表现：与结肠镜和钡剂灌肠不同的是，CT 的重要价值在于判定癌肿是否穿透肠壁、邻近器官的受侵、并发症的有无、淋巴结和远隔转移等，为选择合理的治疗方案提供依据。

1）原发灶：结直肠癌原发灶的主要 CT 征象有肠壁的增厚、肿块、肠腔狭窄和局部肠壁的异常强化。

早期结直肠癌的 CT 表现常类似于腺瘤性息肉，当 CT 显示有肠壁的局限性增厚并伴有强化时，对于诊断有重要意义。

Borrmann 1 型癌表现为伴有肠壁增厚的肠腔内大的广基偏心性分叶状肿块。与胃癌不同的是，结肠的溃疡型癌常常表现为环形或半环形肠壁的增厚，伴有肠腔的不规则狭窄。Borrmann 4 型癌在结直肠癌中很少见,表现为肠壁弥散均匀性增厚、僵硬,称为革袋状结肠,此时应注意与转移癌和克罗恩病鉴别。

2)浆膜及邻近器官受侵的判定:由于结肠周围有较为丰富的脂肪组织,因此更易于对浆膜是否受侵做出判定。通常将肠壁的浆膜面在 CT 上的表现分为以下几种情况:①肠壁外缘光滑锐利,表明癌肿仍局限于肠壁之内。②肠壁浆膜面模糊不清,或伴有浆膜外的条索状影,表明癌肿已穿透壁外。③邻近脏器间脂肪层消失,表示周围脏器受侵。采用此标准判断的准确率可达 60%～80%,对于癌肿穿透肠壁判断的准确性更高。癌肿与邻近器官间脂肪层的消失,作为判定受侵的标准时,应当注意参考上下层面脂肪层的情况。当输尿管受侵时,可发现受累部位上方的输尿管扩张。CT 还可显示结直肠癌所形成的穿孔、腹腔脓肿、套叠和窦道。

3)淋巴结和远隔转移:结肠的淋巴结按部位可分为:①结肠上淋巴结,位于肠壁浆膜的深面,体积较小,多分布于网膜带和独立带附近。②结肠旁淋巴结,沿边缘动脉排列。③中间淋巴结,包括回结肠淋巴结、右结肠淋巴结、中结肠淋巴结、左结肠淋巴结和乙状结肠淋巴结,分别沿同名动脉排列。④主要淋巴结,分别位于各结肠动脉的根部和肠系膜上、下动脉的根部。在 CT 上淋巴结的正常大小应小于 1 cm,也有作者将直径超过 8 mm 作为判定异常的一个指标。

局部淋巴结转移(肠上淋巴结和肠旁淋巴结)是结直肠癌的常见转移方式。

盲肠和升结肠的淋巴主要是回流入结肠上淋巴结和结肠旁淋巴结,其中盲肠的淋巴还可流入中结肠淋巴结及肠系膜根部的主要淋巴结,而且肠系膜根部的淋巴结可以播散到腹膜后,并且沿主动脉旁淋巴结或主动脉腔静脉淋巴结群上行。右结肠动脉是回结肠动脉的分支,常位于十二指肠降部及水平部的前方,因此,升结肠癌、盲肠癌的淋巴结转移可在十二指肠降部的前面及外侧观察到。由于解剖变异,升结肠的淋巴可以伴随边缘动脉沿着升结肠流入中结肠淋巴结,在此胃结肠干在胰头前方引流入肠系膜上静脉。主淋巴结的转移可以在肠系膜动脉附近或胰头部观察到。在大多数病例中,肝曲和右半结肠癌的淋巴结转移可以出现在边缘动脉和胰头前面的胃结肠干。脾曲和左半结肠癌的淋巴结转移常出现在沿左、中结肠血管走行的肠系膜内。横结肠癌转移可达胰周淋巴结并侵犯胰腺。对于乙状结肠癌,应当注意乙状结肠系膜左右支走行的不同区域这一特点。

CT 对不同部位淋巴结肿大的识别能力是有差异的,肠上淋巴结、肠旁淋巴结和大血管根部的淋巴结较易发现;中间淋巴结常由于血管显示的不充分和与肠管的重叠而不易发现,随着螺旋 CT 在胃肠道领域应用研究的深入,相信对淋巴结诊断的水平会有更大的进步。

结直肠癌的淋巴结转移多为小淋巴结(31%小于 4 mm),而反应性和炎性肿大的淋巴结又常与转移淋巴结鉴别困难。如将淋巴结的直径的异常标准定得过高,虽然可提高诊断的特异性,但敏感性也随之大大降低;反之,如将标准定得过低,虽确能提高敏感性,但却降低了特异性。因此,有作者提出将淋巴结直径超过 8 mm 作为结直肠癌淋巴结转移阳性的标准。但也有作者将其定为 10 mm。

结直肠癌的远隔转移以肝脏为最多(75%),其次为肺,其他依次为肾上腺、卵巢、骨、脑等。肝转移主要为门静脉血行转移,常为多发,偶有钙化。结直肠癌卵巢转移的发生率是胃癌转移的 2 倍,尤其绝经期前的女性患者更易受累。

（2）MRI 表现：结直肠癌的 MRI 扫描主要应用体线圈或经直肠内的表面线圈。扫描序列主要有 T_1 加权像、T_2 加权像、小角度快速成像扫描等序列，并常规进行增强检查。快速扫描技术和顺磁性物质的应用对于 MRI 正确诊断提供了有利的帮助。

（三）治疗

1.外科治疗

肠癌的根治性治疗方法迄今仍首推外科治疗。全国第 1 届肠癌会议提出，浸润性肠癌根治切除的定义是手术时将肉眼所见及扪及的肿瘤，包括原发灶及引流区淋巴结全部清除者为根治性切除，手术时虽能切除病灶，但肉眼或扪及的肿瘤有残留者属于姑息性手术。因此，对病变局限于原发或区域淋巴结者应作根治性手术；局部病变广泛，估计不易彻底切除，但尚无远处转移者可做姑息性切除；局部病变较广泛尚能切除，但已有远处转移，为解除梗阻、改善症状亦可做姑息性切除；局部病灶广泛、粘连、固定，已无法切除，可以做捷径手术或造口术以解除症状；已有远处转移如肝转移或其他内脏转移，而原发灶尚能切除者可根据患者具体情况考虑是否同时切除，当然此亦属于姑息性手术。手术后综合征：直、结肠癌手术切除后常有肠运动功能的紊乱，大便次数增多；乙状结肠切除后常由于结肠协调性固体运送功能的破坏而造成便秘；肛管、结肠吻合术后常有排便功能的改变，如大便次数增多、失禁等。直肠癌手术后常有排尿功能的障碍，性功能障碍。对肛门非保留的患者，正研究及设计安置在会阴部的"人工肛门"，并能有控制大便便意的装置，以解决患者的排便问题。目前在研究的应用肌肉代替括约肌的肌肉兴奋技术看来是有希望的方法。

2.放射治疗

近 50 年来，尽管外科技术有迅猛发展，但大肠癌的手术治愈率、5 年生存率始终徘徊在 50％左右，治疗失败原因主要为局部复发率较高，故提高大肠癌的治疗效果必须考虑综合治疗。目前研究较多、效果较好的是外科和放射的综合治疗，包括术前放射、术中放射、术后放射、"三明治"放疗等，各种不同的综合治疗有其不同的特点。对晚期直肠癌，尤其是局部肿瘤浸润到附近组织（直肠旁、直肠前组织、腹腔淋巴结、膀胱、尿道、耻骨支）以及有外科禁忌证患者，应用姑息性放射亦常有较满意的疗效。

3.化学治疗

（1）单一药物治疗：5-Fu 现为肠癌标准化疗的基础。5-Fu 疗效与病灶部位有关，以有效率计，腹部病灶为 32％，淋巴结转移为 25％，肝转移为 24％，皮肤及皮下转移为 16％，其他部位为 8％，而以肺转移最差，为 6.4％。

（2）联合化疗：具有提高疗效、降低或不增加毒性、减少或延缓耐药性出现等优点，已有不少联合化疗方案用于大肠癌的治疗，基本上均包含有 5-Fu。

（3）辅助化疗：是指使用对某种肿瘤有活性的抗肿瘤药物对根治性治疗手段进行辅助，对肠癌而言是指对手术而进行辅助化疗。大肠癌辅助化疗的研究开展已久，以 5-Fu 应用最多。5-Fu＋CF 已取得优于 5-Fu 单用的结果，5-Fu 与 MTX、α-IFN 及 DDP 的并用可提高有效率或生存率。

4.免疫治疗

（1）活化吞噬细胞、自然杀伤细胞、伤害性 T 细胞等免疫细胞，诱导白细胞素，干扰素-γ，肿瘤坏死因子-α 等细胞因子的分泌。

(2)诱导癌细胞凋亡。

(3)与传统的化学治疗药物(丝裂霉素、卡莫斯丁等)合用,既增加药效,又减轻化疗过程中的毒不良反应。

(4)与免疫治疗药物(干扰素-α_2b)有协同作用。

(5)减缓晚期癌症患者的疼痛,增加食欲,改善患者的生活质量。

第二节　急腹症

一、胃肠道穿孔

(一)概述

胃肠道穿孔较常见。X 线检查有助于确定穿孔的存在,但不能确定其部位和原因。

(二)影像学检查

影像检查的目的主要是确认是否有腹腔游离气体即气腹存在。立位时腹 X 线片或透视,气体升至膈下,表现为膈下弧线形透亮带。若患者不能站立,可使患者采取左侧卧位水平方向投照,在腹壁与肝之间可见弧线状透亮带。气体较多时可见腹壁与肝之间以及腹壁与积气肠曲之间有较宽的透亮带。

在卧位片上需要较多气体才能被识别。下列征象是腹内游离气体的表现。①双壁征:肠腔内外气体将肠管内壁和外壁轮廓显示得非常清楚。②镰状韧带征:镰状韧带被气体勾画出来,显示为线条状密度增高影,自肝下缘向内下行。③倒"V"字征:气体将侧脐韧带(内含脐动脉残余)显示,表现为倒"V"字形阴影,其尖端相当于脐部。④脐尿管征:气体将脐尿管勾画出来,位于脐下方中线处。⑤足球征(气穹窿征):大量游离气体表现为卵圆形透亮区,状如橄榄球——美国英语称为足球。此外,肝肾窝内气体显示为三角形亮区投影于右肾之上;肝旁气体衬出肝右叶的前下缘;肝腹面和前腹壁之间的气体表现为环状亮区;网膜囊内气体表现为肝与积气的胃之间出现亮区。

在少数腹内粘连患者,气体不能升至膈下,这时上述征象尤其双壁征就很重要。胃肠道穿孔患者 20%~30%未能显示腹内游离气体,这可能是因为逸出气体少,穿孔自行封闭,时间不足以使气体上升,照片技术不良等原因。使患者坐或左侧卧位 5~10 分钟后摄片是必要的。临床疑为胃肠道穿孔而 X 线未发现游离气体者,有建议使用碘液造影,可能见到碘液溢出胃外。

CT 显示气腹的能力优于 X 线片。有研究表明,CT 扫描发现气腹的患者,X 线片只发现38%~47%。若 X 线片未发现气腹,应考虑做 CT 检查。

卧位 CT 片上气体聚集于腹腔前部,在腹中线处形成亮区,在肝前缘与腹部之间形成透亮带,还常聚于网膜囊、肝肾窝、盆腔、膀胱前间隙等处。必须强调的是,应该使用较低的窗位以及较宽的窗宽才能显示气体并将气体与脂肪区分。有疑问时应在监视器上进行调整观察,使用肺窗有时有助于判断少量气体。腹内游离气体是一种极佳的对比剂,可良好地显示腹内的解剖结构,如腹膜、韧带、粘连带等。在上腹可显示镰状韧带和横结肠前壁等,若胃、肠内有气体可清晰显示胃、肠壁轮廓。气体在下腹可显示小肠外壁及腹前壁壁腹膜。气体还可能见于腹中下部两侧腹直肌的外侧（腹直肌旁隐窝）及腹中线（腹直肌中隐窝）。

判读气腹的陷阱——假气腹：在 X 线片上有些表现酷似气腹，称为假气腹，在判断时要慎重考虑辨别：①充气扩大的肠管介于肝和横膈之间，例如间位结肠。结肠袋及其间隔是识别结肠的重要根据。②充气扩大的肠管互相重叠，犹如双壁征。③横膈下脂肪或网膜脂肪介于肝与膈之间。④腹内或胸内脓肿。⑤胃十二指肠的憩室，胃扩张。⑥膈疝、横膈不平滑。⑦肺不张或气胸。

疑似气体亮区而在不同 X 线照片上不改变位置的，多为假气腹。手术后常出现气腹，通常需数天才消失，若随诊复查时气体增加，应考虑有新的穿孔或气体漏出。膈下脓肿、肝脓肿有时也可显示出膈下气体，常伴液平，勿误认为胃肠道穿孔。

二、肠梗阻

（一）概述

肠梗阻基本分 3 类，即机械性（如肠粘连、肿瘤）、动力性（如手术后麻痹性）及血运性（如肠系膜血管栓塞）。站立位和仰卧位腹部 X 线片或结合透视，是传统有效的检查方法。立位用于观察肠内（外）液平面，卧位可较好地观察肠管的形状和分布。如需要进一步了解梗阻部位和性质，可口服含碘对比剂（疑大肠梗阻禁服钡剂，以免加重梗阻）。对结肠梗阻，可行钡灌肠检查确定部位和原因。CT 扫描诊断肠梗阻近来受到重视。不少报道认为优于腹部 X 线片。临床上通常要求影像检查回答下列问题：①是机械性肠梗阻还是动力性（麻痹性）肠梗阻。②若是机械性肠梗阻，梗阻的部位和原因（性质）是什么。③有无绞窄存在。影像诊断应从这几方面考虑。

肠梗阻的基本影像表现主要是梗阻以上肠管的扩张积气和积液。在梗阻后 3～5 小时即可出现，且逐渐加重，梗阻以下肠管空虚。识别小肠和大肠是基本的诊断要点，这决定于肠管的形态、大小和位置，空肠扩大积气的特点是气影内可见横贯肠腔、密集排列的环形皱襞，位于上中腹，管径多超过 3 cm。回肠的特点是均匀连贯的管状影，其内见不到皱襞，位于中下腹。结肠扩大积气的特点是肠管常大于 5 cm，位于腹部四周，其内见典型的结肠袋间隔，即自肠壁垂直伸向肠腔的不完全条状影，这种间隔与空肠皱襞的区别在于前者较厚，距离较大（以厘米计），而后者纤细而密集（相距以毫米计）。若见到粪块则可确定是结肠。侧位片有助于区分小肠和结肠：小肠多位于前部且是多数分散重叠的肠襻。升结肠、降结肠呈粗管状，位置靠后，与脊柱重叠或相近，横结肠位置靠前，常呈特别透亮的圆管状。

（二）影像学检查

1.X 线检查

立位摄片/透视见腹部多个阶梯状液平面，可随着肠管的蠕动呈跷跷板样上下移动。小肠扩大，多大于 3 cm，常弯曲呈拱门状，其中气、液量多少不等。卧位摄片可见小肠呈连续管状扩大、积气。根据以上表现，X 线诊断可认为有肠梗阻。

（1）梗阻部位的判断

①十二指肠梗阻，常在 3～4 部，可见胃和十二指肠降部扩大并有液平，其下的小肠无气或少气。②空肠下段梗阻，在上腹或左上腹见充气扩大的空肠曲和液平，为数不多，互相挤靠，内

有典型鱼肋骨样皱襞影。中下腹回肠内无气或少气。③回肠下段梗阻,多数充气扩大的空肠和回肠曲充满大部腹腔,空肠在上,回肠在下,层层平行排列如阶梯状,横越腹腔。站立位可见较多液平面,其长度大多超过3cm,结肠内无气或少气。总之,充气小肠曲数量少,位置高,液平少,肠管内皱襞显著,表示梗阻部位高。充气小肠曲数量多,液平多,布满全腹,表示梗阻部位低。有时扩张的肠曲内只有积液,没有气体,可使肠曲呈长形的"香肠"样软组织影,在不同体位可改变位置。有时积液肠曲的皱襞内有多数小气泡,就形成"串珠征",为小肠梗阻的可靠征象。有介绍使用小肠灌肠法以确定小肠机械性梗阻。④结肠梗阻使梗阻以上(近侧)的结肠扩张积气,视回盲瓣关闭情况,小肠可以扩大或不扩大。若结肠和小肠都积气扩张,则与麻痹性肠梗阻难以区别,此时应作左侧位摄片,若直肠内没有气体,提示为大肠梗阻。钡剂灌肠可确定或排除大肠梗阻。

(2)肠梗阻原因和性质的判断

1)绞窄性小肠梗阻:是梗阻肠管伴有供血障碍,例如肠襻的两支被粘连或在疝内嵌钡时。可出现如下征象:①假肿瘤征:闭襻内大量积液,在周围充气肠曲的衬托下显示为一团"肿瘤"状阴影,立位、卧位其位置不变。②闭襻显著扩大充气,超过其邻近肠曲的一倍以上,气体易进不易出,乃呈马蹄形蜷曲肠襻,肠襻的两支间是增厚的肠壁,形成所谓"咖啡豆征"。③若出现肠坏死可见肠壁内出现线状或小泡状气体影。④病变发展快,1～2天可出现腹腔积液,腹脂线不清。

2)小肠扭转:是绞窄性肠梗阻的常见原因之一。可出现下列表现:①空回肠换位,大段小肠沿其系膜根部扭转,空肠位于下腹偏右,回肠位于上腹偏左。②小肠排列紊乱,出现多个小跨度蜷曲肠襻,如呈"8"字形、花瓣状、一串香蕉状等。这是由于闭襻的系膜水肿、缩短而将闭襻肠管牵拉所致。

3)乙状结肠扭转:是乙状结肠沿其系膜长轴扭转,好发于老年人。乙状结肠扭转常在肠管两端都形成梗阻,成为闭襻型梗阻,诊断大都可由X线片得出,有如下表现:①闭襻的乙状结肠曲明显扩大,横径可达10～20cm,肠管内见不到结肠袋影。②明显扩张的乙状结肠呈马蹄状,其圆顶向上,两支向下并拢,其顶端可达右上腹,与扩大的降结肠和肝下缘重叠,甚至可达膈下。③扩大的乙状结肠曲内含有大量气体和液体,气多液少,立位在盆腔中见两个大液平面。④马蹄状乙状结肠曲的肠壁显影如三条纵向致密线,向下集中于盆腔左侧。有些病例表现不典型,需做钡剂灌肠确定诊断,可见直肠乙状结肠交界处阻塞,阻断端如鸟嘴状,有时可见螺旋状黏膜皱襞。若梗阻不完全少量钡可进入降结肠。钡剂灌肠压力不宜太大以防穿孔。

4)盲肠扭转:常是移动性盲肠的继发症。X线片可见扭转的盲肠明显扩大胀气如囊状,大多位于上中腹,其内有较大液平,右缘常有"V"字形切迹,提示回盲瓣转向外侧。小肠胀气扩大,向右侧结肠集中或转向盲肠的右侧。远端结肠无气或少气。有时扭转的盲肠内有大量积粪,是诊断的重要征象。钡剂灌肠时可见钡于扭转处受阻,阻塞端略尖或圆钝。

5)肠套叠:是一段肠管套入邻近的肠管内。可发生在任何肠段,但以回盲部/升结肠最常见。急性者多为儿童的一种急腹症,常由于末端回肠淋巴组织增生所致,慢性者多见于成人或老年人,多由肿瘤所致。X线片可以见到低位小肠梗阻表现。钡剂灌肠可明确套叠部位,可见钡端在套入头部受阻呈杯口状,凹面向近侧,少量钡剂进入鞘部呈弹簧状。

6)急性肠系膜血管阻塞:急性肠系膜血管阻塞—小肠梗死主要是肠系膜上动脉栓塞或血栓。临床表现为急腹痛、血性腹泻,或呕吐咖啡样物、休克。腹 X 线片见小肠/结肠充气,类似肠梗阻;肠壁水肿、增厚、皱襞增粗。若有肠坏死可见肠腔气体进入肠壁,呈线状或小泡状亮区,气体可进一步进入肠系膜静脉及门静脉,后者表现为肝内树枝状亮影。肠系膜上动脉造影可确定诊断,显示栓子的部位和范围,远侧血管常不显影。

7)麻痹性肠梗阻:常见于手术后和急性腹膜炎,其 X 线表现特点是大小肠均有扩张积气,而大肠扩张尤其明显。这种表现需与低位大肠梗阻鉴别,方法是作腹部/直肠侧位照片,若见到直肠内有气体可排除大肠梗阻。有困难时还可做钡剂灌肠,若为麻痹性肠梗阻钡剂可顺利到达盲肠。

口服碘液造影有利于区别麻痹性肠梗阻与机械性小肠梗阻。若碘液 3 小时内到达大肠且大小肠均扩大,说明没有机械性小肠梗阻。在机械性小肠梗阻,碘液在 1～2 小时常可到达梗阻点,再观察 2～3 小时其位置无改变。肠梗阻的不典型表现并不少见,需要临床与影像密切配合,仔细观察病程。

反射性肠淤胀是肠道功能受阻,以致肠内积气和(或)积液,可由多种原因引起(如胆囊炎、阑尾炎)。它与麻痹性肠梗阻有时表现相似,但肠淤胀通常肠腔不扩大,没有液平或只有少量小液平。密切结合临床不难做出判断。

2.CT 检查

CT 对肠梗阻诊断有很大的价值,尤其在显示病因方面优于其他方法。资料显示,腹部摄片/透视对肠梗阻的检出率为 50%～60%。加用肠道造影后肠梗阻诊断率可提高到 80%。而 CT 的敏感性为 94%,特异性为 96%,准确性为 95%。对 73% 的肠梗阻可做出病因诊断。

肠梗阻的 CT 表现基本上与 X 线片相同:梗阻近侧肠管扩张,气和碘液多,常有液平面,远侧肠管不扩大,气和碘液少。根据肠襻的大小、形态和位置特征可判断梗阻的有无及其位置。若为麻痹性肠梗阻可见大小肠均扩大积气。血运性肠梗阻(肠系膜血管栓塞)时可见肠管扩大,肠壁水肿、增厚、积气,肠系膜静脉/门静脉积气,比 X 线片显示清楚。

CT 能较好地做出肠梗阻的病因诊断。肠粘连较常见,约占梗阻患者的 1/3。CT 可见"移行带",其上方肠管充气扩大,逐渐变细而下方肠管不扩大,气液甚少。肠道肿瘤 CT 易于见到,表现为肠腔内、外肿块,或肠壁不规则增厚,肠腔狭窄变形。胆石肠梗阻 CT 可见肠内致密阴影,术后腹腔内纱布可显示为肉芽肿样阴影。肠套叠易于由 CT 诊断,通常可显示套入部、返折部及鞘部。若显示套叠的横断面,可表现为类圆形肿块,密度不等呈同心圆状,中心为套入部,中间层是返折部肠壁伴牵拉进去的肠系膜(低密度),外层是鞘部。若显示套叠的纵切面或斜切面,则表现为长形、肾形、香蕉状肿块,鞘部套入部等显示清楚;若有肿瘤或炎症 CT 亦能清晰显示。

小肠扭转时 CT 除见空回肠换位等表现外,还有可能显示小肠系膜的扭转如鸟嘴状。小肠梗阻伴有绞窄坏死时,CT 可显示肠壁、肠系膜静脉和门静脉积气,此为手术的适应证。

(三)治疗

1.粘连性肠梗阻

(1)非手术疗法:对于单纯性、不完全性肠梗阻,特别是广泛粘连者,一般选用非手术治疗;

对于单纯性肠梗阻可观察 24～48 小时,对于绞窄性肠梗阻应尽早进行手术治疗,一般观察不宜超过 6 小时。

基础疗法包括禁食及胃肠减压,纠正水、电解质紊乱及酸碱平衡失调,防治感染及毒血症。

(2)手术疗法:粘连性肠梗阻经非手术治疗病情不见好转或病情加重;或怀疑为绞窄性肠梗阻,特别是闭襻性肠梗阻;或粘连性肠梗阻反复频繁发作,严重影响患者生活质量时,均应考虑手术治疗。①粘连带或小片粘连行简单切断分离。②小范围局限紧密粘连成团的肠襻无法分离,或肠管已坏死者,可行肠切除吻合术,如肠管水肿明显,一期吻合困难,或患者术中情况欠佳,可先行造瘘术。③如患者情况极差,或术中血压难以维持,可先行肠外置术。④肠襻紧密粘连又不能切除和分离者,可行梗阻部位远、近端肠管侧侧吻合术。⑤广泛粘连而反复引起肠梗阻者可行肠排列术。

2.绞窄性肠梗阻

(1)绞窄性小肠梗阻,一经诊断应立即手术治疗,术中根据绞窄原因决定手术方法。

(2)如患者情况极严重,肠管已坏死,而术中血压不能维持,可行肠外置术,待病情好转再行二期吻合术。

三、急性阑尾炎

(一)概述

急性阑尾炎是外科常见病,居各种急腹症的首位。转移性右下腹痛及阑尾点压痛、反跳痛为其常见临床表现,但是急性阑尾炎的病情变化多端。其临床表现为持续伴阵发性加剧的右下腹痛、恶心、呕吐,多数患者白细胞和嗜中性粒细胞计数增高。右下腹阑尾区(麦氏点)压痛,则是该病重要体征。急性阑尾炎一般分四种类型:急性单纯性阑尾炎,急性化脓性阑尾炎,坏疽及穿孔性阑尾炎和阑尾周围脓肿。

(二)影像学检查

急性阑尾炎在腹 X 线片上可引起以下一些征象,但并非特征性的:右下腹回肠和盲肠淤胀积气;阑尾区密度加大,边界不清;阑尾区出现类似肿块的阴影;邻近的腹脂线模糊不清;阑尾粪石,表现为密度较高的圆形或环状阴影,常可分层,大多为单发,数毫米至数厘米大。

CT 用于急性阑尾炎的诊断远优于腹 X 线片。其优点是:①更好地显示炎症的程度和范围。②能发现引起急腹症的其他病变。③发现正常阑尾从而排除阑尾炎。CT 可专查下腹部,方法与一般腹部 CT 基本相似。有人不做口服和静脉增强,诊断效果基本相同。正常阑尾 CT 不易见到,显示为小的管状或环状结构,内含液体或气体,壁薄,外缘清楚。粪石可见于无症状的患者。

急性阑尾炎可有下列 CT 征象:①异常阑尾:在盲肠内下方见到增粗的阑尾,直径超过 6 mm,呈环状(横断面)或管状结构,通常充满液体,伴周围炎性反应,常有强化。阑尾内可能见到钙化的粪石(24%)。②盲肠周围炎症:盲肠周围脂肪内出现条索状杂乱密度增高影,边界模糊,可局限或弥散成为蜂窝织炎样肿块。③脓肿:表现为肠腔外低密度液体积聚,或边界不清,或部分包裹。④此外,可见小肠扩张,盲肠和末端回肠壁增厚以及区域肠系膜炎症。

在这些征象中,异常阑尾和(或)阑尾粪石伴周围炎性反应可认为是特征性的征象,见于约 1/3 的患者。盲周炎症、蜂窝织炎、脓肿,是继发征象,可高度怀疑阑尾炎。较远处的蜂窝织炎或脓肿是附加的继发征象,但不够作为诊断根据。阑尾内钙化粪石为有用征象,据统计,211例急腹症 CT 中 40 例发现钙化粪石,其中 73% 为急性阑尾炎。

(三)治疗

1.非手术治疗

(1)当急性阑尾炎处在早期单纯性炎症阶段时可用抗生素抗感染治疗。一旦炎症吸收消退,阑尾能恢复正常。当急性阑尾炎诊断明确,有手术指征,但因患者周身情况或客观条件不允许,也可先采取非手术治疗,延缓手术。若急性阑尾炎已合并局限性腹膜炎,形成炎性肿块,也应采用非手术治疗,使炎性肿块吸收,再考虑择期阑尾切除。

(2)一般治疗:主要为卧床休息、禁食,给予水、电解质和热量的静脉输入等。

(3)抗生素应用:阑尾炎绝大多数属混合感染,应用氨苄西林(氨苄青霉素)、庆大霉素与甲硝唑联合,其性价比较好。

(4)止痛药应用:适用于已决定手术的患者,但禁用于一般情况,尤其是体弱者。

(5)对症处理:如镇静、止吐、必要时放置胃减压管等。

2.手术治疗

原则上急性阑尾炎,除黏膜水肿型可以保守后痊愈外,都应采用阑尾切除手术治疗。

第三节　肝脏疾病

一、肝外伤

(一)概述

肝脏是腹腔内最大的实质性脏器,其前方和侧方都有肋骨包绕。因为肝脏静脉位于血管鞘内不易收缩,外伤后肝脏不能自发止血。另外,肝脏体积大、肝实质脆性大、包膜薄等因素,使得肝脏较易受到损伤,是仅次于脾损伤的常见的腹部创伤性器官。肝右叶占肝脏总体积的80%,在肝钝伤中时容易受累。肝右叶的损伤常伴有右侧肋骨骨折,而肝左叶损伤常伴有十二指肠和胰腺的损伤。不到 50% 的腹部钝伤患者仅见到肝损伤。

根据美国创伤外科协会(AAST)制订的外伤程度评分标准将肝损伤分为 6 级,Mirvis 等在 AAST 肝损伤评分标准的基础上制订了 CT 分级标准,共分为 5 级:Ⅰ级:包膜撕裂,表面撕裂<1 cm 深,包膜下血肿直径<1 cm,仅见肝静脉血管周围轨迹;Ⅱ级:肝撕裂 1~3 cm 深,中心和包膜下血肿的直径为 1~3 cm;Ⅲ级:撕裂深度>3 cm 深,中心和包膜下血肿的直径>3 cm;Ⅳ级:大的肝实质内和包膜下血肿直径 10 cm,肝叶组织破坏或血供阻断;Ⅴ级:两叶组织破坏或血供阻断。据外科文献报道,有 86% 的肝外伤病例在手术探查时已停止了出血,而影像学检查能准确判断肝外伤的部位、范围、肝实质损伤和大血管的关系、腹腔积血的量,为外科医师决定手术还是保守治疗提供重要的依据。

(二)影像学检查

肝钝伤的 CT 表现主要有血肿、肝撕裂、静脉损伤和活动性出血。血肿可位于肝实质或延伸至包膜下区域,可以单发或多发。多数血肿位于右前叶。包膜下血肿可引起肝实质的直接受压,CT扫描可以鉴别包膜下血肿或少量的邻近肝实质的腹腔内积血或积液。CT平扫上包膜下血肿的密度比肝实质略低或呈等密度,增强扫描图上可清晰显示包膜下血肿在 Glisson's 包膜和强化的实质间呈"豆状"的低密度积血区。如无再出血,则随着时间的延长,血肿的密度逐渐降低,单纯的包膜下血肿在6～8周后可以消失。肝实质挫伤表现为边界清楚的混杂密度区,中央等或高密度区代表出血,周围低密度代表不凝固的出血或胆管。随着时间的推移,密度逐渐下降,变为清亮的液体,边界清楚。

肝撕裂可以是单发或多发的,单一撕裂表现为线样的低密度影、边缘模糊;多发撕裂为多发的平行状的低密度影,也称为"熊爪状"撕裂。肝撕裂易误为未充盈的门静脉、肝静脉或扩张的胆管,需仔细识别这些结构。CT上了解撕裂的部位、程度以及撕裂和静脉及细胆管的关系非常重要。撕裂分为浅度(撕裂部位距肝脏表面的距离<3 cm)和深度(撕裂部位距肝脏表面的距离>3 cm),深度撕裂可以延伸至门静脉并伴有胆管的损伤,需外科手术治疗。

腹部钝伤中静脉的受累较为少见。但CT上见到撕裂延伸至血管或在肝右叶后方有大量的出血进入小网膜囊或积聚在横膈附近。门静脉周围的低密度影即轨迹征常出现在急性移植反应、肝脏恶性肿瘤、心力衰竭时。肝脏外伤时也可出现,可能是肝损伤伴门静脉周围出血所致也可能是伴行的淋巴管受损伤或受压导致梗阻、扩张、水肿或淋巴液外溢的结果。统计学显示CT显示率为62%。

肝门附近的深度撕裂或肝内双重供血血管的完全撕裂可导致肝脏部分血供的中断。增强扫描可见楔形的低密度区延伸至肝脏外周,没有强化。采用螺旋CT扫描有时还可发现肝动脉或其分支撕裂所致的假性动脉瘤。

活动性出血表现为增强扫描时可见肝内不规则的造影剂外渗区。CT可精确判断出血的部位,有助于指导治疗。

肝外伤时还可造成胆系的损伤,形成胆汁瘤或胆汁假囊肿,常位于肝包膜下或肝的局部周围。表现为较大的薄壁低密度囊肿,密度均匀,边界清楚。肝实质可受压移位。

评价肝损伤患者进行非手术治疗的可能性,肝脏CT检查是重要的步骤之一。

CT随访可密切监视血流动力学的情况,外科和放射科的密切配合可减少不必要的剖腹探查术。

MRI在肝损伤的诊断方面不如CT敏感,一般也较少应用。肝内血肿在MRI上的表现需结合损伤的时间综合判断,不同时限 MRI 信号特点不一。随着 MRI 设备的日新月异的发展,特殊序列的广泛应用,提高了 MRI 的诊断率临床应用有逐步增加。

(三)治疗

肝脏外伤治疗方法的选择与肝外伤的严重程度密切相关,一旦确诊,应进一步判明伤情。依据血流动力学无改变、无腹膜炎体征、无伴发腹腔内其他重要脏器损伤,可在 B 超或 CT 的监测下进行非手术治疗。对严重肝外伤者,多数需行手术治疗。

1.药物治疗

(1)抗生素治疗:头孢菌素等具有杀灭细菌作用,可用于肝外伤患者预防感染。

(2)凝血剂治疗:血浆、凝血酶原复合物、纤维蛋白原用以补充凝血因子,纠正凝血异常,促进血液凝固,减少出血。

手术治疗

(1)开腹止血：术前快速补液、扩容、纠正休克，血流动力学不稳定患者，需在麻醉诱导前做好剖腹准备，以便手术时迅速入腹。手术时应首先迅速控制出血，纠正具有致命危险的低血容量和酸中毒。

(2)肝脏缝合术：单纯清创缝合止血适合于Ⅰ～Ⅱ级浅表肝损伤，对于较深的损伤，要彻底清除无活力的肝组织，结扎断裂血管和胆管，然后用缝针穿过底部的缝合，不留死腔。

(3)清创及肝切除术：对严重肝外伤的清创，规则性肝切除术对严重肝外伤是再次打击，其病死率及并发症均较高，因此多数术者主张对严重肝外伤行清创性肝切除术，该手术只限于去除一些失去活力、坏死的肝组织或肝组织碎块、凝血块。

(4)肝周填塞或肝脏包裹：当采用缝合、肝动脉结扎、热盐水纱布垫压迫等方法处理仍有较广泛渗血或出血时，可用大块明胶海绵、止血粉或可溶纱布等填入创面压迫止血。

(5)大血管处理：肝后下腔静脉和主干静脉损伤是肝外伤中较难处理的合并伤，其死亡率高达80%。常需行全肝血流阻断，在直视下修补肝静脉主干或下腔静脉的裂口。

(6)损伤胆管处理：胆管损伤后可行相应修补或吻合术，并于损伤胆管内放置"T"管，支撑胆管，并行外引流术。

二、原发性肝癌

(一)概述

原发性肝癌(PLC)是由肝细胞或肝内胆管上皮细胞发生的恶性肿瘤。原发性肝癌是我国常见的恶性肿瘤之一，我国肝癌年死亡率占肿瘤死亡率的第二位。

原发性肝癌(简称肝癌)属于上皮性恶性肿瘤的一种。根据世界卫生组织(WHO)的组织学分类，肝脏上皮性恶性肿瘤分为以下几类：肝细胞癌、胆管腺癌、胆管囊腺癌、肝细胞及胆管混合癌、肝胚细胞癌、未分化癌。其中肝细胞癌约占90%以上；胆管细胞癌不足5%，多见于泰国，以及我国香港特区、广东等肝吸虫较多的地区。在世界范围内，肝癌在恶性肿瘤中的发病位次，男性为第7位，女性为第9位。在我国肝癌是第三位常见的恶性肿瘤。全世界每年约有26万人死于肝癌。我国每年死于肝癌的人数约为11万，占世界肝癌死亡人数的40%左右。

1.症状

肝癌通常没有特异的临床症状，要区分症状来自肝癌抑或肝炎或肝硬化十分困难。亚临床肝癌由于无任何肝癌症状，有些患者因此怀疑肝癌的诊断，从而耽搁了仍有希望根治的时机。即使有症状，也常为合并的肝炎、肝硬化所引起。肝癌由小变大，可出现肝区痛、食欲缺乏、腹胀、乏力、消瘦、腹部包块、发热、黄疸等，但这些大多已属中晚期症状，肝癌结节破裂可出现急性腹痛(内出血)。

2.体征

肝癌患者临床上往往缺乏特异性体征。

(1)肝大伴结节和上腹肿块：如果扪到肝大或扪及结节，有时可伴有不同程度压痛，应考虑肝癌。

(2)腹腔积液：多为晚期肝癌的常见体征。腹腔积液可由合并的肝硬化所引起，也可因肝癌合并门静脉主干癌栓所引起，呈进行性增加，可为血性。

（3）脾大：多为肝硬化门静脉高压的表现，也可因门静脉癌栓所致或加重。脾大多伴白细胞和血小板减少，严重者可影响手术、放疗或化疗。

（4）黄疸：为晚期肝癌常见体征。肝癌所伴黄疸，通常不出现疼痛和炎性发热。一旦有黄疸，不论梗阻性抑或肝细胞性，不论肿瘤大小均列为晚期。

（5）其他：除上述表现外，还可见肝实质损害的表现，如肝掌、蜘蛛痣等，下肢水肿也较常见。

（二）影像学检查

1.DSA 表现

肝动脉造影的常见表现如下。

（1）动脉包绕：肿瘤包绕动脉，致其不规则，有僵硬感，边缘呈锯齿状或局部狭窄，甚至呈"串珠"状，多见于巨块型肝癌。

（2）肿瘤血管：在动脉期或动脉后期，可见到肿瘤区内大小不等的紊乱的新生血管。这种肿瘤无血管内膜，呈不规则网状，肿瘤的近侧供血血管增粗扭曲。在胆管细胞癌表现为细小、紊乱、增多的新生血管。当肿瘤血管明显扩张成湖样或池样时，称为"肿瘤湖"。

（3）供养动脉及分支增粗扭曲。

（4）肿瘤染色：在毛细血管期为结节状，均匀性或不均匀性的密度增高影，由于造影剂积聚在肿瘤的间质间隙及滞留在肿瘤血管内所致。可以清楚显示肿瘤的形态、大小、位置。在较大的病灶，中央坏死区表现为低密度区或不均匀现象。当大肿瘤有 2 支供养动脉，且彼此交通较少时，可出现肿瘤因部分缺乏肿瘤血管及染色而呈半球形。

（5）血管移位：由较大肿瘤推压所致。可见到血管受压呈弧形，或分开、伸直、扭曲。

（6）动—静脉瘘：主要为肝动脉—门静脉之间有分流，表现为动脉期即可见到静脉显影，在肝的外周形成"双轨征"，或静脉显影只见于一个区域，而其他区域无。有时如分流量大，肝动脉和门静脉显影重叠则表现为血管影模糊。肝动脉、肝静脉分流，表现为肝静脉的早期显影。

（7）门静脉及肝静脉癌栓：门静脉主干及左右分支癌栓表现为门静脉内的充盈缺损，如门静脉阻塞明显，则在动脉像中、晚期随着造影剂不断增加，此征更明显。此外，由于癌栓本身有动脉供养，故可于动脉中期在扩张的门静脉癌栓部位见到不显影的癌栓间杂着条纹状显影的供养动脉，此为线条征。肝静脉癌栓则表现为肝静脉部位出现线条征，可延伸至下腔静脉，有时达右心房。

（8）肝实质期充盈缺损：肿瘤区显示结节状低密度区，常见于少血管的肝癌。

上述表现以肿瘤血管和肿瘤染色最为常见，动—静脉瘘、动脉包绕及门静脉癌栓虽不如前两者常见，但却为肝恶性肿瘤之特征性改变。

2.CT 检查

（1）常规 CT 检查：平扫可显示病灶的部位、大小、形态、数目，并可了解肝脏的基础情况，但平扫很少能发现直径＜1 cm 的病灶。大多数病灶在平扫图上为低密度，少数为高密度，可能肿瘤内有出血、钙化或肿瘤分化程度好。另外，伴有脂肪肝时，病灶也会成为高密度。总之，肿瘤和肝实质之间的密度差异取决于肿瘤本身的分化和成分以及原来的肝脏基础。小的病灶密度较均匀，大的病灶中心常发生坏死、出血或脂肪变性，密度不均匀。坏死出血的概率和病灶的大小成正比。

病灶多数为单个,但多发病灶也不少见。可为巨块伴结节、多发结节、2个或2个以上巨块的。弥散型则为大小均等的细小结节几乎遍布整个肝脏,在平扫图上有时仅表现为整个肝脏密度下降而不均匀结节不清晰。

病灶以右叶多见,其次为左叶,尾叶少见。多位于肝脏表面,少数可为带蒂肿块向肝外生长,似为肝外肿块。大的病灶还可造成肝脏形态和轮廓的改变。绝大多数病灶为圆形或卵圆形,边界清楚或不清楚,少数浸润生长的病灶可为不规则形,且无明确的边界。病灶的边缘与肿瘤生长方式密切相关,以膨胀生长为主的生长较慢,压迫周围组织或引起周围组织纤维化反应,形成假包膜,这种类型的病灶边缘十分清晰且光整。如假包膜较厚,在平扫图上可表现为完整的低密度带。如病灶与周围组织密度接近,则低密度环影为平扫图上发现病灶的唯一征象。浸润性生长的肿瘤无包膜形成,边界极为模糊。中国及东南亚地区的肝癌病灶多为膨胀性生长,因此包膜出现的机会极高,但CT上不一定都能清楚地显示。如包膜完整的一则病灶边界清晰,如包膜被肿瘤浸润或突破,病灶的边缘则部分清晰,部分模糊。

常规CT机完成全肝扫描需2～5分钟或更长时间,故大多数层面落在门脉期和平衡期内。根据病灶大小及所在部位,可能落在3个期相的任何一期或两期(如病灶较大)。如病灶所在层面落在动脉期,则病灶为高密度强化影;如落在动脉后期和门脉早期可能为等密度而不能发现;如落在门脉期和平衡期,则为低密度。因为常规增强扫描大多数层面落在门脉期,因此低密度表现为肝癌最常见的征象。增强以后病灶与周围组织之间密度差异明显增大,边界较平扫时清楚,但浸润生长者边界依旧不清楚。平扫图上见到的包膜在增强图上有几种表现:仍为低密度环影;环影消失,表现呈等密度改变;少数表现为高密度环影;也有分内外两层的,外层高密度而内层低密度。经病理对照研究表明,无强化的透亮带由受压的肝细胞和(或)纤维组织组成,强化带由纤维肉芽组成,内含丰富的血管。大的包膜型肿瘤,坏死与分隔夹杂,分隔代表存活组织,有明显强化,坏死区域无强化表现。

门静脉系统受侵和癌栓形成是肝癌肝内扩散的最主要形式,发生的机会和病灶大小或病理关系密切,也与病理类型和肿瘤生长方式密切相关,弥散型最多见,其次为巨块型,结节型最少见。肿块越大,门脉受侵和癌栓形成的概率越高。

门静脉受侵犯,主要见于分支血管。癌栓形成见于左右分支或主干,少数可扩展到肝外门静脉,有的可延伸至肠系膜上静脉和脾静脉内。门脉癌栓的主要CT表现为:①门脉血管内充盈缺损,可以为局部结节状缺损影、条状影、分枝状、分叉及半月形充盈缺损影。②主干及分支血管旁形成侧支血管。③胆囊周围侧支血管建立,常呈网格状。④受累静脉因滋养血管代偿扩张可见管壁强化。⑤受累门脉血管扩张,造成分支直径大于主干,或主干和分支粗细不成比例。⑥门脉主干癌栓形成,加重了原有门脉高压程度,腹腔积液出现率很高,难以控制。

门静脉内癌栓形成,常造成局部肝组织供血不足,表现为楔形的低密度区,而真正的病灶则可掩盖其中,仅有在动脉期扫描时可发现隐藏其中的病灶强化呈高密度。

肝静脉和下腔静脉也常受到侵犯和癌栓形成。在增强CT图上表现为受侵犯的血管狭窄不规则,或见局部受压或被肿瘤包绕;腔内不规则的充盈缺损影,有时可延伸至右心房内;局部血管腔扩大,奇静脉(半奇静脉)扩张。判断下腔静脉是否有癌栓形成要慎重,因为在增强早期,下腔静脉尚未显影或仅部分显影,其内密度不均匀为正常表现,需做同一部位的延迟扫描做出鉴别。另外,下腔静脉受肿瘤压迫时也可不显影。临床上是否有下肢或腹壁的水肿有助于做出诊断。

肿瘤侵犯肝门区或胆管内有癌栓形成时,可造成肝门区和肝内胆管的扩张。扩张的胆管可局限于肝门区附近,但往往同时累及右叶或左叶,或左右叶均见扩张。扩张的程度为轻到中度。平扫图上,可见到和门脉血管相伴行的低密度条状影,在增强扫描图上显示更加清晰。扩张的胆管近肝门处可能中断或不规则。有时肝门淋巴结肿大压迫胆管也可造成肝门区及肝内胆管的扩张,但肿大的淋巴结有时在 CT 扫描图上不易发现。

另外肝癌还可出现肝外转移的一些征象。如后腹膜淋巴结转移、心膈角处的淋巴结转移、胆囊受侵、腹壁受侵、肾上腺转移、肺转移等。肺转移是肝癌肝外扩散的主要和常见形式,因此在 CT 扫描时横膈层面可用肺窗观察,以免遗漏肺转移的发现。

弥散型肝癌是原发性肝癌的少见类型,表现为肝内广泛分布的小结节影,数毫米到 1 cm 不等,大小和分布较为均匀。有时和弥散性肝硬化不易鉴别,但在弥散型肝癌中门脉癌栓的发生率几乎为 100%,以此两者可以鉴别。几乎所有病例都伴有肝硬化,且癌结节很小,因此在平扫图上多表现为肝实质密度不均匀,对结节的显示率较低。增强扫描后,病灶和肝实质之间有一定的密度差异,可显示整个肝脏多发的小结节影,病灶为低密度影,边缘可有强化。另外在广泛门脉癌栓形成的病例,肝实质和病灶之间的密度差异不大,有时不能显示其中的癌结节,如不仔细观察和分析,甚至会漏诊。

(2)动态 CT 检查:团注动态增强扫描和常规增强扫描相比有以下优势:①提高了小病灶的检出率:采用动态扫描可保证在平衡期到来之前结束扫描,另外受呼吸运动的影响相对少一些,避免了层面跳动所造成的漏诊。②同层动态 CT 提高了病灶的鉴别诊断能力,因为该技术可动态观察病灶的供血特点,有助于病灶的定性。③大部分层面落在门脉期,因此对肝内血管的解剖及血管有无受侵和癌栓形成显示较优。

全肝动态扫描之目的是检出小病灶,因此扫描起动时间尽可能的早,以保证在肝脏强化的峰值时期扫描,使病灶和肝实质之间的密度差异较大,从而有利于小病灶的检出。在全肝动态扫描图上,根据病灶的部位不同其表现也不相同。如落在增强的动脉期,则肝癌病灶有强化呈高密度表现,少血供病灶无强化仍为低密度。如落在门脉期,则可为低密度。

肝癌病灶在同层动态上的表现有以下几种:①富血供的病灶,在增强早期(动脉期)明显强化呈高密度,病灶强化的峰值持续时间很短,随后迅速下降,和主动脉密度下降的速度相似。此时肝实质的密度上升,两者有一个交叉,因此病灶又成为等密度。此后病灶的密度缓慢下降,因此病灶又成为低密度。2~3 分钟后,肝实质的 CT 值开始下降,再次和病灶密度接近,出现第二次等密度交叉。和正常肝实质相比,肝癌的时间—密度曲线为速升速降型,是肝癌的特征性表现。但此种表现出现的概率和造影剂的量、造影剂的注射速度及技术因素密切相关。造影剂的量要大(100~150 mL),注射速度要快(3~5 mL/s),以确保足够的量的造影剂进入肿瘤使之强化。另外,如病灶直径小于 2 cm,则需采用 3~5 mm 的层厚和间隔。患者呼吸的训练也极为重要,以保证扫描层面通过病灶,从而绘制出完整的时间—密度曲线,有利于定性诊断。另一部分病例,不出现早期高密度强化,但时间—密度曲线仍为速升速降型,符合肝癌的表现。②少数病例虽有强化表现,但不显著,时间—密度曲线也不典型,鉴别诊断有一定困难。③小的病灶往往表现为均匀强化,大的病灶中心常发生坏死,仅表现为周边部分的强化。④另外,病灶内出现动静脉分流现象为肝癌的特征性表现,肝动脉造影常能显示之。团注增强早期,有时也见到病灶中心与腹主动脉密度一致的血管影,此时,门静脉与腔静脉尚未显影,提示有肝动脉—门静脉之间的分流存在。

(3)螺旋 CT 检查:螺旋 CT 动态增强扫描无论在对病灶的检出、定性、分期和术后随访方面都明显优于常规 CT 查。螺旋 CT 肝脏检查方法如下:先做全肝平扫,采用常规方式或螺旋方式均可。双期动态增强扫描,造影剂量按 1.5 mL/kg 计算,造影剂注射速度 3 mL/s 或 4 mL/s,动脉期延迟时间 15～25 秒,宜采用 3～5 mm 层厚,螺距为 1.0～1.5,以确保小病灶的及时发现。门脉期延迟时间为 60～70 秒,如肝脏体积较大,螺距可改用 1.2 或 1.5。一般重建间隔为层厚的一半。对于 64 排以上设备可以很短时间完成扫描,层厚一般为 3～5 mm,重建一般为 0.5 mm,对个别定性有困难的病例,可加做延迟期(平衡期)的扫描,延迟时间为 4～5 分钟。

平扫:其 CT 表现同常规 CT。一般平扫对小病灶检出率极低,螺旋 CT 由于容积式扫描,在一次屏气内即可完成,不受呼吸运动的影响,因此对小病灶的检出率高于常规 CT 扫描。另外,可进行回顾性重建,对病灶内部结构的观察更为清楚,如小的出血、坏死或钙化、脂肪变性等易于发现。

增强动脉期:绝大多数病灶都能见到强化表现,有的病灶在动脉早期强化,晚期迅速消退。大的病灶几乎均能见到强化,表现为密度不均匀,周边强化明显,而中心区域的坏死、出血及脂肪变性无强化。另外该期扫描可显示肝动脉—门静脉的分流,表现为病灶中心附近门脉血管早期浓密显影,其显影时间和密度几乎和腹主动脉一致。螺旋 CT 动脉期扫描较常规 CT 动态扫描易于显示动静脉分流征象,但其出现的概率仍然很低,128 排螺旋 CT 可增加显示概率;另一特征性表现是部分肝癌病例,可见到供血动脉,常较为细小、扭曲,位于病灶的周边或中心。螺旋 CT 动脉期扫描的另一优势是可保证全肝均在动脉期内完成扫描,因此肝内多发结节、巨块结节或弥散性结节等都能见到强化表现,对小的子灶的检出无疑优于常规 CT 增强扫描和动态扫描。即使是动态扫描,全肝动态不能保证全肝都落在动脉期内,而同层动态仅能观察其中一个病灶的强化过程。另外,在伴有门脉癌栓的病例,因门脉血流量减少,该区域的强化程度降低,表现为低密度,隐藏在其中的肝癌不能被发现,而螺旋 CT 动脉期扫描时,该病灶仍接受肝动脉供血,有强化表现,呈高密度而易于识别。对于弥散性肝癌则表现为遍布整个肝脏的高密度结节影,边界清楚。

小肝癌(直径≤3 cm)在动脉期扫描中多数表现为均匀强化的高密度灶,也有少数病灶无明显强化,如平扫为低密度,动脉期仍为低密度。若平扫为等密度,动脉期也可为等密度。有些病灶平扫为低密度,在动脉期时仅有轻度强化而成为等密度。

增强门脉期:肝实质明显强化达到峰值时期,此时肝癌病灶密度下降,因此大多数成为低密度,易于检出。大的病灶其边界显示较平扫及动脉期更为清楚,浸润生长者边界依旧模糊。其内密度往往不均匀,中心可见更低密度的坏死或出血区。有时可显示完整或不完整的包膜,一种为无明显强化仍呈低密度环影,一种为包膜强化呈高密度环影。包膜的显示高度提示

HCC 的诊断。另外,门脉期对肝内外血管结构的显示最佳,易于判断血管有无受侵和癌栓形成。其 CT 表现和常规 CT 增强扫描所见一致。螺旋 CT 血管造影可直观、全面地显示门静脉系统的解剖、受侵及癌栓的范围及侧支开放的情况,更有利于术前治疗方案的选择。

小肝癌在门脉期有多种表现。大多数病灶呈低密度,也有呈等密度的。分析其原因可能有以下几种:①病灶有门脉参与供血。②肝癌病例大多数伴有肝硬化,肝脏的血流动力学发生改变,经门脉回流的血液部分可进入到侧支血管,使肝实质的血供减少,肝实质的强化程度受到影响,病灶和肝实质之间的密度差异减小而成为等密度。③伴有脂肪肝者,肝实质和病灶之间的密度差异也减小。④扫描时间个体差异的影响,当扫描层面正好落在病灶密度下降,肝实质密度上升阶段时,病灶也可成为等密度。正因为有以上几种因素的影响,使得门脉期扫描在病灶的检出和定性方面都有一定的缺陷,我们更强调肝动脉期扫描的必要性和重要性,但也会有少数病灶在肝动脉期扫描中为等密度而不能被发现,因此双期扫描对肝癌病例来说是必要的。另外,有少数病灶在门脉期时为高密度,一种为伴有脂肪肝者;另一种为伴有影响循环功能的因素。在这种情况下,定性诊断有一定困难,如加做延迟期扫描、绘制时间、密度曲线,其变化符合肝癌特点,仍能做出诊断。

增强平衡期:以往的观点认为平衡期时病灶和肝实质之间的密度一致而不易检出,因此要避免平衡期的扫描。自螺旋 CT 应用以来,肝动脉期扫描大大提高了病灶检出率和定性准确率,因此在双期扫描的基础上加做平衡期扫描有一定的价值。对于不典型的肝癌病灶,可进一步观察其强化曲线,有助于定性。另外有学者报道在平衡期扫描中病灶的边界显示更加清楚,且包膜的显示率提高。甚至有学者认为仅做动脉期和平衡期扫描即可。

(4)肝癌术后复发的 CT 检查:肝癌手术切除后其复发率极高,复发的部位有手术局部区域以及肝内其他部位。复发灶的血供和原发灶相似,因此其 CT 表现也同原发病灶。复发灶多为结节型,且病灶较小,常规 CT 对手术瘢痕和复发的鉴别、小病灶的检出和定性有一定困难,螺旋 CT 有重要价值。手术瘢痕和复发灶在平扫上均为低密度,但在动脉期扫描中复发灶往往有强化表现呈高密度而术后残腔及瘢痕无强化,仍为低密度,常为楔形或不规则形,位于肝脏外周。有些复发灶位于手术瘢痕区域,在门脉期扫描中为低密度,和手术瘢痕不易区分,因此动脉期的扫描是必要的。

(5)特殊类型肝癌的 CT 检查:纤维板层样肝细胞癌是肝细胞癌的一个罕见和特殊类型。以左叶居多,病灶常单发,部分病例在主灶周围有小的卫星灶,少数可见到扩张的胆管肿瘤内可有钙化。平扫可显示病灶为边缘清楚的低密度灶,其内部可有条索状结构和坏死。内部出现钙化为其特点,多为点状或圆形的高密度影。增强扫描可见肿瘤血供丰富,动脉期有强化表现,而其内纤维结构无强化仍为低密度。另外还可显示肝内胆管扩张、血管受压或受侵等征象。

该病 CT 表现和海绵状血管瘤、局灶性结节增生有相似之处,应做出鉴别。

3.MR 检查

(1)SE 序列成像表现。

1)T_1WI:主要反映组织的 T_1 弛豫时间。原发性肝癌因组织间隙内水分增加,在 T_1WI 上多为低信号。大的肿瘤因中心出血坏死常见,信号不均匀,表现为混杂信号,低信号中夹杂斑片状或点状的高信号或更低信号。近年来的文献报道，肝癌在高场强 T_1WI 的信号复杂多样，41%为低信号，24%为等信号，34%为高信号。T_1WI 上病灶信号的改变和肿瘤的大小无直接关系，但 T_1WI 上高信号在小肝癌中更为常见。文献报道，小肝癌在 T_1WI 上低信号占31%，等信号上18%，高信号上51%。病理对照研究表明，T_1WI 上低信号者主要是因为病灶的纤维化和液化坏死，而高信号者除病灶内出血、脂肪变性外，还和肿瘤的分化程度有关。另外，和病灶内金属的含量也有一定关系。肝癌的脂肪变性是其病理特征之一，CT 检查不甚敏感，而 MR 可很好地反映之。脂肪变性的显示和信号变化与 MR 场强有关。0.1 T 或 0.26 T 的 MRT_1WI 上脂肪变性可以是等信号、高信号或混杂信号，而在 1.5T 的 MRT_1WI 上均为高信号。化学位移成像有助于进一步明确，梯度回波序列的相位对比是常用的方法。单结节型小肝癌的脂肪变性最为常见。Edmondson 和 Steiner 分级 I 级者在 T_1WI 多为高信号，II～III 级者也可为高信号，但其信号强度低于分化 I 级的肿瘤。$HCCT_1WI$ 的信号强度还反映了肝脏和病灶中铁和铜的含量。分化好的 I～II 级 HCC 含铜量较多，因而高信号较为常见。另外，如肝内过多的铁质沉着，使肝实质在 T_1WI、T_2WI 上表现为较低信号，HCC 在周围肝组织低信号强度的对比下可表现为高信号。细胞内糖蛋白和铜结合蛋白的增加也是 T_1WI 上高信号的原因。

包膜也是 HCC 的一个大体病理特征，特别在乙肝后肝硬化患者发生肝癌时，其包膜出现率为 0～80%。包膜的出现概率与肿瘤大小和生长方式有关。包膜表现为肿瘤周围的环形结构，为正常肝组织受压所致。病理检查发现其有两层结构，内层含丰富的纤维组织成分外层为大量受压的血管和新生胆管，内层比外层薄。T_1WI 对包膜的显示较为敏感，可识别 0.5～3 mm 厚的包膜，其显示率达 40%～80%，高于 CT。有包膜的肿瘤，T_1WI 上表现为肿块边界清楚，可见周围完整或不完整的低信号带，厚度不一。T_2WI 对包膜的显示率较低，而质子加权成像（NPWI）对包膜的显示率高于 T_2WI。结合 T_1WI 和 T_2WI 的信号改变，包膜有以下几种表现：①T_1WI 和 T_2WI 均未能显示。②T_1WI 上低信号，T_2WI 未能显示。③T_1WI 上低信号，T_2WI 上也为低信号。④T_1WI 上为低信号，T_2WI 上外层为高信号，内层为低信号。包膜的显示高度提示 HCC，肝内占位性病变除肝腺瘤可见包膜外，血管瘤、转移性肿瘤、FNH 等一般无包膜形成。

2）T_2WI：HCC 在 T_2WI 上多为高信号，约占 90%，均匀或不均匀边界清楚或不清楚。较大的病灶，往往信号不均匀，病灶内更高信号可以是坏死、液化或出血，也可以是肿瘤内扩张的血窦。病灶内低信号则可能是肿瘤凝固性坏死，纤维化组织或钙化。在 T_2WI 上呈现的"镶嵌征"也为 HCC 的特征性表现，在病理上为瘤内融合的有活力的小结节被薄的隔膜或坏死区分隔开来，隔膜为纤维组织形成，比包膜薄，T_1WI 不易显示，而在 T_2WI 上显示清晰，表现为低信号的线状结构，整个病灶信号不均匀。另外，有 4%～5% 的 HCC 在 T_2WI 上为等信号，2%～3% 的 HCC 为低信号。日本学者的研究表明，T_2WI 上病灶的信号强度和 HCC 的分化程度和组织类型有关。分化 I 级的肿瘤，在 T_2WI 上 33% 为高信号，67% 为等信号，分化 II～IV 级的肿瘤均为高信号，而且信号强度高于 I 级。因此一般认为 T_2WI 上低或等信号的肿瘤分化程度高。另有研究表明，T_2WI 上信号改变和肿瘤的血供有一定关系。低或等信号的肿瘤中仅 12% 为富血供的，而高信号的肿瘤大多是富血供的，这种结论是否可信尚需进一步研究证明。结合 T_1WI 和 T_2WI 上信号强度的改变有助于病灶的分级和恶性程度的判断。有些病例,HCC 由退变结节发展而来,早期演变型肝癌就表现为 T_2WI 上低信号结节中见到高信号结节,称为"结节中的结节"。另外,在 T_2WI 上包膜和肿瘤的信号相似,不易识别,因而 T_2WI 对包膜的显示率明显低于 T_1WI。

不用对比剂即可清晰显示血管为 MR 的优势之一,可在多个序列、多个轴面上观察血管的走行和信号变化。肿瘤侵犯血管是 HCC 的重要征象之一,转移性肝癌很少侵犯血管。血管受累表现为血管受压推移,如有癌栓形成,则表现为血管内血流信号改变,在 T_1WI 及 T_2WI 上为高信号,但要排除慢血流的可能。肿块越大,门脉受侵和癌栓形成的概率越高,特别是弥散性肝癌。门脉受侵主要见于分支血管,病灶位于肝门附近时也可侵犯门脉主干。门脉系统癌栓形成和病灶的位置有关,少数可延伸至肝外门静脉、肠系膜上静脉和脾静脉内。

另外,大的病灶可以见到肝静脉和下腔静脉受侵或癌栓形成,血管腔变窄,轮廓不清,局部可见到压迹,血管被肿瘤包绕,血管腔内信号不均匀,正常流空效应消失等。HCC 有无侵犯血管仅靠横断面成像可靠性不高,需结合冠状面、矢状面成像,门静脉系统 MRA 特别是增强 MRA 可全面直观地反映血管有无受侵或癌栓形成,血管受侵的范围和程度以及肿块和血管的关系,提高了诊断的可信度。

(2)增强扫描表现:以 GE 公司的 FMPSPGR 为例可在屏气 20 秒左右完成全肝扫描。对肝脏增大、屏气有困难的患者,可分两次屏气扫描,缩短屏气时间。另外可缩短 TE 时间以达到包含更多层面的目的,但 TE 时间的缩短受到系统硬件和软件技术的限制。目前 GE1.5TSigna 扫描机,TE 时间最短<2 毫秒,一次屏气足以完成全肝扫描。

FMSPGR 是一个 T_1WI 序列,而顺磁性对比剂 Gd-DTPA 的增强作用主要是缩短 T_1 时间,增强 T_1 对比度,从而增加病灶和肝实质之间的信号差异。所以 FMPSPGR 序列对 Gd-DTPA 的应用非常有利。同时 Gd-DTPA 的应用又大大提高了图像的 SNR 及 CNR。弥补了由于部分信号采集,成像时间短造成的 CNR 相对下降,使病灶检出率有了明显提高。Gd-DTPA 增强扫描可动态观察病灶的血供特点,也有利于病灶的定性。学者经验及文献报道认为增强的 FMPSPGR 序列成像对 HCC 的检出敏感性明显高于 SET_1WI 和未增强的 FMP-SPGR,和 SET_2WI 相当或更高,定性准确性也较 SET_1WI 加 T_2WI 明显提高。常用的对比剂为马根维显(Magvist,德国先灵),剂量为 0.15~0.2 mmol/kg,总量一般为 15~20 mL。注射速率为 2 mL/s 左右,一般在 10 秒左右推注完毕,延迟 5~10 秒后开始扫描。一般行三个回合(20~25 秒、65~70 秒、90~120 秒)采样,必要时加做第四个回合的采样(一般在 3~5 分钟时)。

动脉期:第一回合相当于动脉期,此时肝实质的强化不明显,因为肝动脉仅占肝脏血供的20%~25%,而主动脉、腹腔动脉、脾动脉及肝动脉等强化显著,脾脏强化明显而不均匀,呈"彩带"状或"斑片"状。肝癌 90%以上由肝动脉供血,且大部分为富血供病灶,因而在动脉期有明显强化。大的病灶,因中心坏死液化多见,因而强化不均匀,往往表现为周边强化,有的肿瘤有分隔,可见到分隔强化,整个病灶呈多房状改变。另外,动静脉瘘是肝癌的特征性表现在血管造影中易于显示,Gd-

DTPA 增强偶尔也可发现,表现为病灶中心或附近的门静脉提早出现强化,且其信号可和主动脉信号强度接近。有些病灶还可在周边或中心见到供血动脉。小肝癌大部分病灶（80％左右）呈均匀强化的高信号。少数病灶内有脂肪变性或透明细胞变性，或伴有出血、坏死时，其增强信号也不均匀。有些病例为少血供病灶，在动脉期不强化或仅有轻度强化成为低或等信号。

门脉期：第2～3回合相当于门脉期，此时门静脉和肝实质强化明显，达到峰值期，肝实质信号明显上升，而HCC病灶的信号已经下降。因而此期大部分病灶呈低信号和螺旋CT动态增强表现相似。有些肿瘤细胞外间隙较大，对比剂分布多，滞留时间长，不仅增强早期强化明显而在门脉期甚至4～5分钟后仍可持续强化，呈相对高信号，均匀或不均匀。另外，有些病灶血供特别丰富，或有门脉参与供血，此期也可为相对高信号或等信号。少血供的病灶，动脉期无明显强化，门脉期也仍为低信号。

此期显示血管侵犯和门脉癌栓也更为清楚，表现为血管不规则变细、中断，或门脉主干或分支不显示，其内可见低信号的充盈缺损呈叉状或半月形，门静脉管壁可有强化。门脉主干有癌栓形成时，肝门区可见到许多强化的、扭曲的细小侧支血管影，称为海绵样变。弥散性肝癌因几乎100％伴有门脉癌栓，肝实质的强化程度下降，有时不易明确病灶的边界和数目，而增强早期可表现为遍布整个肝脏的多发的强化结节影而易于识别。

延迟期：此期对比剂在肿瘤组织及肝实质的细胞外液间隙达到平衡，肿瘤和肝实质的信号均下降，两者间的对比减小，病灶成为低信号或等信号，结合增强早期和中期扫描中病灶的强化表现，有助于定性诊断。特别是不典型的肝癌和血管瘤的鉴别必须做此期的扫描。此时大多数的肝癌成为低信号，极少数为等信号，而血管瘤绝大多数仍为高信号，极少数为等信号，结合SE序列上的信号改变，可以做出诊断。

有包膜的病灶边界显示清楚往往可见到包膜强化，包膜强化可见于动态增强的各个时期，相对而言，以门脉期和延迟期包膜强化较清晰，呈环形高信号带，厚薄可以不一，完整或不完整。增强扫描对包膜的显示率和SET$_1$WI相当或略高。

肝内胆管受侵犯，局部或远处淋巴结的较少见。其表现同CT。

（三）治疗

根据肝癌的不同阶段酌情进行个体化综合治疗，是提高疗效的关键；治疗方法包括手术、肝动脉结扎、肝动脉化疗栓塞、射频、冷冻、激光、微波以及化疗和放射治疗等方法。生物治疗、中医中药治疗肝癌也多有应用。

1.手术治疗

手术是治疗肝癌的首选，也是最有效的方法。手术方法有：根治性肝切除，姑息性肝切除等。

2.对不能切除的肝癌的治疗

对不能切除的肝癌可根据具体情况，采用术中肝动脉结扎、肝动脉化疗栓塞、射频、冷冻、激光、微波等治疗有一定的疗效。原发性肝癌也是行肝移植手术的指征之一。

3.化学药物治疗

经剖腹探查发现癌肿不能切除，或作为肿瘤姑息切除的后续治疗者，可采用肝动脉和（或）门静脉置泵（皮下埋藏灌注装置）做区域化疗栓塞；对估计手术不能切除者，也可行放射介入治疗,经股动脉做选择性插管至肝动脉,注入栓塞剂(常用如碘化油)和抗癌药行化疗栓塞,部分患者可因此获得手术切除的机会。

4.放射治疗

对一般情况较好,肝功能尚好,不伴有肝硬化,无黄疸、腹腔积液、无脾功能亢进和食管静脉曲张,癌肿较局限,尚无远处转移而又不适于手术切除或手术后复发者,可采用放射为主的综合治疗。

5.生物治疗

常用的有免疫核糖核酸、干扰素、白细胞介素-2、胸腺肽等,可与化疗联合应用。

6.中医治疗

采取辨证施治、攻补兼施的方法,常与其他疗法配合应用。以提高机体抗病力,改善全身状况和症状,减轻化疗、放疗不良反应。

三、肝脓肿

(一)概述

1.细菌性肝脓肿

由化脓性细菌引起,故又称化脓性肝脓肿。肝脏有肝动脉和门静脉双重血供,而且其胆管系统与肠道相通,增加了感染的可能性。正常情况下,肝脏有丰富的血液供应及网状内皮系统的吞噬作用,可以杀灭入侵的细菌,不易形成肝脓肿。如若存在胆管系统疾病、全身感染或合并有糖尿病等情况,此时机体的抵抗力下降,易引起肝脓肿。常见的致病菌多为大肠杆菌、金黄色葡萄球菌、厌氧性链球菌、变形杆菌和产气杆菌等。

肝脓肿通常继发于某种感染性先驱疾病,一般起病较急,但有少数发生于健康人的隐匿性肝脓肿起病比较缓慢,在数周后方才出现发热等症状。典型的肝脓肿临床症状表现为寒战、高热、右上腹疼痛、全身酸胀不适以及贫血、体重下降等,还有部分患者出现黄疸。但是大多数的患者不一定具有上述所有症状,尤其是已经应用了抗生素治疗的患者。

2.阿米巴肝脓肿

阿米巴肝炎和阿米巴肝脓肿合称阿米巴肝病,阿米巴肝脓肿是肠阿米巴最常见的并发症,多见于温、热带地区,热带和亚热带国家特别常见。我国发病率较高的地方在南方,一般农村高于城市,其中男性发病率要高于女性,发病年龄在 30~40 岁。肠阿米巴病并发肝脓肿者占 $1.8\%~20\%$,最高可达 67%。

多数患者的临床表现类似细菌性肝脓肿,但阿米巴肝脓肿的患者症状较轻微,发展缓慢。主要的表现为发热、肝区疼痛和肝大。一般无特征性表现,通常为原因未明的持续发热,其特点为逐渐起病而无寒战,一般为中等度的弛张热,在肝脓肿后期,体温可正常或低热。较大的肝右叶脓肿可出现右上腹部隆起,肋间隙爆满,局部皮肤水肿与压痛,肋间隙增宽。肝脏弥散性肿大,边缘变钝,触痛明显。

(二)影像学检查

1.CT 检查

典型脓肿平扫为低密度占位灶,边界多模糊不清,密度不均匀,其内可见更低密度的液化坏死区。脓肿周围往往出现不同密度的环形带,称为环征或靶征,可以是单环、双环甚至三环,环可以完整或不完整。单环代表脓肿壁,周围的水肿带不明显;双环代表脓肿壁周围还有水肿带;三环表明除了水肿带外,脓肿壁有两层结构,内层由炎性组织构成,外层为纤维肉芽组织。增强后环征易于显示,中心液化坏死区无强化,周围环影有不同程度的强化。多房脓肿其内有分隔,增强后呈蜂窝状改变。病灶内出现气体或气液平面高度提示肝脓肿,但出现的概率不高。

脓肿早期或蜂窝织炎阶段脓肿未液化或小部分液化,其密度近似软组织,需和占位性肿瘤鉴别。增强扫描病灶可有明显强化且持续时间长,其内可见小的无强化区域。脓肿边缘与正常组织呈等密度,两者分界不清,整个病灶有缩小的趋势。

2.MR 检查

细菌性肝脓肿和阿米巴性肝脓肿内的脓液具有较长的 T_1 和 T_2 弛豫时间,T_1WI 上呈圆形、椭圆形或分叶状的低信号区,边缘多锐利。其内信号可不均匀,脓肿壁的信号略高于脓腔而低于肝实质,厚薄不一。壁的外侧可见到低信号的水肿带;T_2WI 上脓肿表现为大片高信号,由肝组织广泛水肿和脓液所致,其中心信号可以更高,类似于"靶征"。病灶内有气体高度提示脓肿的诊断,但出现的概率甚低。随着生活条件的改善和抗生素的广泛使用,典型的肝脓肿已不多见。多房性肝脓肿可在高信号区内看到低信号的分隔。慢性肝脓肿水肿减轻或消失,病灶内信号较为均匀,边界显示清楚。脓肿壁也显示清楚,呈单环或双环。单环表示脓肿壁由肉芽组织形成,T_1WI 上为等信号或低信号,T_2WI 上为略高信号。如为双环,则表明壁内层为肉芽组织,外层为胶原增生,其在 T_1WI 和 T_2WI 上均为低信号。脓肿也可表现为多发的小病灶。

增强扫描动脉期脓肿壁即可有强化,程度较轻,而脓肿周围的肝实质因充血可有高灌注异常。门脉期和延迟期病灶边缘仍有持续强化,病变边界显示清楚,其内液化坏死区无强化。多房性脓肿其内分隔可有强化,呈蜂窝状改变。慢性脓肿其内有较多的炎性肉芽组织也可有强化表现。延迟扫描脓肿周围的充血水肿带与肝实质的强化趋向均匀一致,与增强前 SET_2WI 上所显示的病变范围相比较,似有缩小的感觉。

(三)治疗

1.细菌性肝脓肿

(1)药物治疗:在治疗原发病灶的同时,使用大剂量有效抗生素和全身支持疗法来控制炎症,促使脓肿吸收自愈。由于细菌性肝脓肿患者中毒症状严重,全身状况差,故在应用大剂量抗生素控制感染的同时,应积极补液,纠正水与电解质紊乱,给予 B 族维生素、维生素 C、维生素 K,必要时可反复多次输入小剂量新鲜红细胞、血浆和免疫球蛋白,以纠正低蛋白血症,改善肝功能。主张有计划地联合应用抗生素,如先选用对需氧菌和厌氧菌均有效的药物,待细菌培养和药敏结果再选用敏感抗生素。多发性小脓肿经全身抗生素治疗不能控制时,可考虑在肝动脉或门静脉内置管滴注抗生素。

(2)B 超或 CT 引导下穿刺:B 超或 CT 引导下经皮穿刺抽脓或置管引流术适用于单个较大的脓肿,在 B 超或 CT 引导下以粗针行脓腔穿刺冲洗或者置入引流导管,置入导管后可引流或定时冲洗,至脓腔小于 1.5 cm 时可拔除。

（3）手术疗法。

1）脓肿切开引流术：在静脉应用抗生素的同时，对有手术指征的患者应积极进行脓肿切开引流术，常用的手术方式有以下几种：经腹腔切开引流术；腹膜外脓肿切开引流术；后侧脓肿切开引流术。

2）肝叶切除术：适用于①病程长的慢性厚壁脓肿，用切开脓肿引流的方式，难以使脓腔塌陷，长期残留无效腔，创口经久不愈者。②肝脓肿切开引流后，留有窦道长期不愈合，流脓不断，不能自愈者。③合并某肝段胆管结石，肝内因反复感染导致组织破坏、萎缩，失去正常生理功能者。④肝左外叶多发脓肿致使肝组织严重破坏者。肝叶切除治疗肝脓肿应注意术中避免炎性感染扩散到术野或腹腔，特别对于肝断面的处理要细致妥善，术野的引流要通畅，一旦局部感染，将导致肝断面出现胆瘘、出血等并发症。

2.阿米巴肝脓肿

（1）内科治疗。

1）抗阿米巴治疗：选用组织内杀阿米巴药为主，辅以肠内杀阿米巴药以根治。目前大多首选甲硝唑，剂量 1.2 g/d，疗程 10～30 天，治愈率 90％以上。无并发症者服药后 72 小时内肝痛、发热等临床情况明显改善，体温于 6～9 天消退，肝大、压痛、白细胞增多等在治疗后 2 周左右恢复，脓腔吸收则迟至 4 个月左右。第二代硝基咪唑类药物的抗虫活力、药代动力学特点与甲硝唑相同，但半衰期长。东南亚地区采用短程（1～3 天）治疗，并可取代甲硝唑。少数甲硝唑疗效不佳者可换用氯喹或依米丁，但应注意前者有较高的复发率，后者有较多心血管和胃肠道反应。治疗后期常规加用一疗程肠内抗阿米巴药，以根除复发之可能。

2）肝穿刺引流：早期选用有效药物治疗，不少肝脓肿已无穿刺的必要。对恰当的药物治疗 5～7 天、临床情况无明显改善，或肝局部隆起显著、压痛明显，有穿破危险者采用穿刺引流。穿刺最好于抗阿米巴药物治疗 2～4 天后进行。穿刺部位多选右前腋线第 8 或第 9 肋间，最好在超声波探查定位下进行。穿刺次数视病情需要而定，每次穿刺应尽量将脓液抽净，脓液量在 200 mL 以上者常需在 3～5 天后重复抽吸。脓腔大者经抽吸可加速康复。近年出现的介入性治疗，经导针引导做持续闭合引流，可免去反复穿刺、继发性感染之缺点，有条件者采用。

3）抗生素治疗：有混合感染时，视细菌种类选用适当的抗生素全身应用。

（2）外科治疗：肝脓肿需手术引流者一般＜5％。其适应证为：①抗阿米巴药物治疗及穿刺引流失败者。②脓肿位置特殊，贴近肝门、大血管或位置过深（＞8 cm），穿刺易伤及邻近器官者。③脓肿穿破入腹腔或邻近内脏而引流不畅者。④脓肿中有继发细菌感染，药物治疗不能控制者。⑤多发性脓肿，使穿刺引流困难或失败者。⑥左叶肝脓肿易向心包穿破，穿刺易污染腹腔，也应考虑手术。

肝脓肿的治愈标准尚不一致，一般以症状及体征消失为临床治愈，肝脓肿的充盈缺损大多在 6 个月内完全吸收，而 10％可持续至一年。少数病灶较大者可残留肝囊肿。血沉也可作为参考指标。

第五章　神经系统疾病

第一节　颅内肿瘤

颅脑肿瘤是中枢神经系统常见疾病,对人类神经系统的功能有很大的危害。一般分为原发和继发两大类。原发性颅脑肿瘤可发生于脑组织、脑膜、颅神经、垂体、血管及残余胚胎组织等。继发性肿瘤指身体其他部位的恶性肿瘤转移或侵入颅内形成的转移瘤。

颅脑肿瘤的发病原因和身体其他部位的肿瘤一样,目前尚不完全清楚。大量研究表明,细胞染色体上存在着癌基因,加上各种后天诱因可使其发生。诱发脑肿瘤的可能因素有遗传因素、物理和化学因素,以及生物因素等。

一、脑膜瘤

(一)概述

脑膜瘤(Meningioma)是起源于脑膜的中胚层肿瘤,目前普遍认为,脑膜瘤主要来源于蛛网膜的脑细胞,尤其是那些形成蛛网膜绒毛的细胞,可以发生在任何含有蛛网膜成分的地方。脑膜瘤曾有不同的命名,如蛛网膜纤维母细胞瘤、硬膜内皮瘤、脑膜纤维母细胞瘤、沙样瘤、血管内皮瘤、硬膜肉瘤及脑膜间皮瘤等。20世纪初,库欣认为凡发生于蛛网膜颗粒的蛛网膜绒毛内皮细胞的肿瘤统称为脑膜瘤。

脑膜瘤的人群发生率为2/10万,约占颅内肿瘤总数的20%,仅次于脑胶质瘤(占40%~45%),居第二位。发病高峰年龄为30~50岁,约占全部脑膜瘤的60%。脑膜瘤在儿童中少见,小的无症状的脑膜瘤常在老年人尸检中发现。近20年来随着CT及MRI技术的发展,脑膜瘤的发生率有所升高,许多无症状的脑膜瘤多为偶然发现。多发性脑膜瘤并非罕见,不少文献中报道有家族史,同时鲜有合并神经纤维瘤、胶质瘤、动脉瘤等。

脑膜瘤的临床表现是病程进展缓慢,自首发症状出现到手术,可达数年。有人报道脑膜瘤出现中期症状平均约2.5年。由于初期症状不明显,容易被忽略,所以肿瘤实际存在时间可能比估计的病程更长,甚至终身无临床症状,直到尸检时意外发现肿瘤存在,说明脑膜瘤的临床过程比较良性。

脑膜瘤的临床表现可归为两大类,即颅内压增高及肿瘤局部压迫的脑部症状。

1.颅内压增高症状

如头痛、呕吐、视力和眼底改变等,是脑膜瘤最常见的症状,可分为阵发性、持续性、局限性和弥散性等不同类型。一般早期为阵发性头痛,病程进展间隔时间变短,发病时间延长,最后演变为普遍性。有时患者眼底水肿已很严重,甚至出现继发性视神经萎缩,而头痛既不剧烈,又无呕吐,尤其在高龄患者,颅内压增高症状多不明显。

2.局部症状

取决于肿瘤生长部位。颅盖部脑膜瘤经常表现为癫痫、肢体运动障碍和精神症状。颅底部脑膜瘤以相应的脑神经损害为特点,如视野缺损、单侧或双侧嗅觉丧失、视盘原发萎缩、一侧眼球活动障碍、继发性三叉神经痛等。在老年人,以癫痫发作为首发症状多见。

3.脑膜瘤对颅骨的影响

脑膜瘤极易侵犯颅骨,进而向颅外生长,可表现为局部骨板变薄、破坏或增生,若穿破颅骨板侵蚀到帽状腱膜下,局部头皮可见隆起。

(二)影像学检查

1.影像学检查目的与方案

(1)影像学检查目的:确定肿瘤位置以及累及范围,明确肿瘤性质包括定性及定级。

(2)影像学检查方案:CT 和 MRI 均可清楚显示病变。增强 CT 和增强 MRI 对鉴别诊断很有帮助。

2.影像诊断

(1)一般特点。

1)硬膜外肿瘤。

2)广基底与脑膜相连。

3)皮质移位,可见脑脊液—血管裂隙。

4)"脑膜尾征"为特征性表现。

(2)CT 表现。

1)肿瘤呈圆形,分叶状或扁平状,边界清晰。

2)密度均匀,呈等或偏高密度。

3)2%～3%伴瘤内或瘤旁囊变。

4)20%～25%伴钙化。

5)邻近骨质增生硬化或破坏。

6)增强 CT 扫描 90%以上显著强化。

(3)MRI 表现。

1)信号通常与脑皮质信号相等。

2)50%～65%伴水肿。

3)25%不典型变(坏死、囊变、出血)。

4)95%以上呈显著均匀强化,也可不均匀。

5)硬脑膜尾征:35%～80%出现,增厚的硬脑膜随着远离肿瘤而逐渐变细。

6)相邻脑灰质受压内移变形,脑池脑沟闭塞,周围脑池脑沟扩大。

(4)其他表现。

1)DWI、ADC 值多样化。

2)MRS:Cho/Cr 与增生潜能相关,在 1.5 mm 出现丙氨酸提示脑膜瘤。

3)DSA:肿瘤周边由软脑膜血管供血,中心由硬脑膜血管供血。

(5)鉴别诊断。

1)脑胶质瘤:密度多不均匀,形态多不规整,多为花冠或花环状强化,位于脑内白质区。

2)脑室内脉络丛乳头状瘤:应与脑室内脑膜瘤鉴别,两者影像表现相似,但发病年龄不同,前者好发于儿童和青少年,且多见交通性脑积水,后者多为中年人。

3)垂体瘤:应与鞍区脑膜瘤鉴别,前者多有蝶鞍扩大,鞍膈上抬或移位等。

4)听神经瘤:应与脑桥小脑角区脑膜瘤鉴别,前者多有内听道扩大并可见强化肿块。

5)硬脑膜转移瘤,颅骨常受侵。

6)特发性肥厚性硬脑膜炎、硬脑膜血管畸形、血管外皮细胞瘤等。

(三)治疗

1.手术治疗

脑膜瘤绝大部分位于脑外,有完整包膜,如能完全切除是最有效的治疗手段。随着显微手术技术的发展,手术器械如双极电凝、超声吸引器及颅内导航定位等,以及 X-刀、γ-刀的应用和普及,脑膜瘤的手术效果不断提高,绝大多数患者得以治愈。

2.放射治疗

良性脑膜瘤全切除效果最好,由于位置不同仍有一些脑膜瘤不能全切除。这种情况就需要手术后加放射治疗。1982 年,Carella 等对 43 例未分化的脑膜瘤放射治疗并随访 3 年未见肿瘤发展。Wara 等对未全切除的脑膜瘤进行放射治疗,5 年后的复发率为 29%,未经放射治疗者复发率为 74%。以上资料表明,手术未能全切除的脑膜瘤术后辅以放射治疗,对延长肿瘤的复发时间及提高患者的生存质量是有效的。放射治疗特别适合于恶性脑膜瘤术后和未行全切除的脑膜瘤。

伽马刀(γ-刀)治疗适用于直径小于 3 cm 的脑膜瘤。γ-刀与放射治疗一样,能够抑制肿瘤生长。γ-刀治疗后 3~6 个月开始出现脑水肿,6 个月至 2 年才能出现治疗结果。X-刀(等中心直线加速器)适用于位置深在的脑膜瘤,但直径一般也不宜大于 3 cm。

二、神经上皮性肿瘤

(一)星形细胞瘤

1.概述

星形细胞瘤是最常见的神经上皮性肿瘤,是由星形细胞来源的肿瘤。据文献报道占颅内肿瘤的 13%~26%,占胶质瘤的 21.2%~51.6%,男性多于女性,可发生在任何年龄,发病高峰在 31~40 岁,故多见于青壮年。

肿瘤可发生在中枢神经系统的任何部位,主要位于白质内,呈浸润性生长,实性者无明显的边界,多数不限于一个脑叶,向外生长可侵及皮层,向内可破坏深部结构,亦可经胼胝体越过中线侵及对侧大脑半球。一般成年人多见于大脑,儿童则多见于幕下。发生在幕上者多见于额叶及颞叶,肿瘤可累及两个以上脑叶,幕下者则多位于小脑半球和第Ⅳ脑室,也可见于小脑蚓部和脑干。

星形细胞瘤相对生长缓慢,病程长,自出现症状至就诊平均 2 年,有时可达 10 年,临床症状包括一般症状和局部症状,前者主要取决于颅内压增高,后者则取决于病变部位和肿瘤的病理类型及生物学特性。临床上有如下表现。

(1)一般症状:肿瘤的不断生长占据颅内空间,或者阻塞脑脊液循环通路,造成脑积水和脑水肿,脑脊液回流吸收障碍等均可造成颅内压增高。大脑半球的星形细胞瘤发展缓慢,病程较长,多数首发症状为肿瘤直接破坏所造成的定位体征和症状,随后出现颅内压增高的症状。如头痛、呕吐、视盘水肿、视力视野改变、复视、癫痫和生命体征的变化等。

(2)局部症状。

1)肿瘤位于大脑半球者约有60％发生癫痫,约有1/3的患者以癫痫为首发症状或主要症状,在若干年后才出现颅内压增高及局灶症状。

2)广泛侵犯额叶肿瘤,尤其在侵犯胼胝体至对侧半球的患者有明显的精神障碍,包括反应迟钝、注意力涣散、情感异常、记忆力减退、定向力及计算力下降等。

3)位于颞枕叶者,累及视觉传导通路或视觉中枢可表现为幻视、视野缺损。

4)位于额叶中央前回附近者,常出现不同程度的对侧偏瘫。

5)位于顶叶下部角回和缘上回者,可有失算、失读、失用及命名障碍。

6)累及优势半球的运动或感觉性语言中枢的肿瘤,可相应出现运动或感觉性失语。

7)小脑肿瘤:多表现为单侧肢体的共济失调,位于小脑蚓部及附近时可出现躯干性共济失调而呈醉汉步态。

8)丘脑肿瘤:可出现丘脑综合征,包括病变对侧肢体偏瘫、偏身感觉障碍、偏身自发性疼痛,病变同侧肢体共济失调、舞蹈样运动。

9)视神经肿瘤:多见于儿童,主要导致视力损害和眼球位置异常,少数可因侵犯下丘脑出现内分泌紊乱。

10)脑干肿瘤:多表现为后组颅神经压迫症状,可出现梗阻性脑积水。

2.影像学检查

(1)影像学检查目的与方案。

1)影像学检查目的:确定肿瘤位置以及累及范围,明确肿瘤性质包括定性及定级。

2)影像学检查方案:CT和MRI均可显示病变,但应首选头颅MRI常规检查。增强MRI扫描对定性诊断至关重要,必要时MRA以及bold-fMR对显示病变与大血管以及功能区位置关系有很大价值。

(2)影像诊断。

1)一般特点:①均质性或不均肿块,伴受侵脑组织的肿胀和扭曲。②有时表现为局灶性或弥散性的血供缺乏的皮质下肿块。

2)CT检查。

A.Ⅰ级星形细胞瘤:①平扫显示境界较清的均匀的低/等密度肿块。②20％有钙化,囊变罕见。③肿瘤周围无明显水肿。④增强CT扫描肿块多无强化,若有强化则提示局部恶性变。

B.Ⅱ～Ⅳ级星形细胞瘤:①CT平扫呈混杂低密度或不规则形囊性肿块,界限不清。②可有斑点样钙化、出血、坏死或囊变。③瘤周水肿和占位效应明显。④增强扫描多为不规则的环状或者花环状强化,以及壁结节强化。⑤Ⅳ级肿瘤可沿胼胝体侵犯两侧半球,多呈分叶状,少数可为脑内多中心生长的肿瘤。

3)MRI检查。

A.Ⅰ级星形细胞瘤:①肿块信号较均匀,T_1WI呈低信号,T_2WI及FLAIR呈高信号,边界较清。②占位征象轻,瘤周可有水肿,但无出血。③多数无强化。

B.Ⅱ～Ⅳ级星形细胞瘤:①肿瘤信号不均匀,T_1WI低或等信号,T_2WI混杂高信号,边界模糊。②中、重度水肿,占位征象明显。③常伴坏死囊变,瘤内出血常见。④可表现为局限性浸润邻近脑组织。⑤增强 MRI 扫描与 CT 增强表现相似,强化则提示向高度恶性进展。⑥DWI 通常缺乏限制性弥散。⑦1H-MRS 表现为高 Cho,低 NAA,高 MI/Cr。

4)鉴别诊断。

A.Ⅰ级星形细胞瘤主要与脑梗死、蛛网膜囊肿、胆脂瘤等鉴别,脑梗死病变多呈楔形,灰白质均受累,与动脉供血范围一致,呈脑回样强化,急性期 DWI 上弥散受限;蛛网膜囊肿好发于脑裂脑池附近,近脑脊液密度;胆脂瘤为负的 CT 值。

B.单发转移瘤:其环形增强多为环外厚内薄(皮质侧厚),外壁多较规则,内壁可不规则,瘤周水肿范围较大;而星形细胞瘤瘤环的白质侧多较厚,且内外壁均不规则,多有切迹和结节。

C.脑脓肿:其环壁厚薄均匀,张力较大,无瘤壁结节,临床病史不同。

D.脑炎水肿:特征性表现为斑片状强化,通常 DWI 弥散受限。

E.小脑星形细胞瘤需与下列病变鉴别:髓母细胞瘤、室管膜瘤、血管网状细胞瘤、小脑梗死。

3.治疗

(1)治疗以手术为主,可以迅速减少肿瘤体积,缓解颅内高压。手术一般不能治愈胶质瘤,因此手术应该以延长患者的高质量生存时间为目标。

(2)术后应给予放射治疗、化学药物治疗等综合治疗,可延长生存时间。根据病情选择手术切除肿瘤、放射治疗、化疗等综合治疗方案。

(3)其他治疗:包括免疫治疗、基因治疗和光动力治疗等。

(4)复发肿瘤的再次手术治疗:再次手术可在一定程度上延长生存期,两次手术间隔时间越短则预后越差。再次手术的并发症发生率更高。

(二)少突胶质细胞瘤

1.概述

发病少突胶质细胞瘤占脑胶质瘤的 4%～12.4%,占颅内肿瘤的 2.6%,由少突胶质细胞形成,平均年龄 40 岁。男性占 60%。90%位于幕上,其中 10%左右由丘脑长出,突入侧脑室或第三脑室;其余位于大脑白质内,半数位于额叶。肿瘤生长缓慢,病程较长。有时可见肿瘤钙化。肿瘤虽呈浸润性生长,但肉眼边界清楚,有利于手术切除。切除后复发较慢。复发后再切除仍可获较好效果。

肿瘤多位于皮质下,侵犯皮质和邻近的软脑膜;部位较深的可侵及脑室壁。亦可通过胼胝体侵及对侧。肿瘤多实质性,边界光整,可与正常脑组织分开,但无包膜,质地脆软,切面灰红色,常有钙化。有些肿瘤有黏液样变,质地如胶冻样。较大的肿瘤中心常有囊腔形成,也可有坏死,但多不显著。肿瘤钙化是少突胶质瘤的形态特点之一,钙盐多沉积在肿瘤的周边部分,比较均匀,不太致密。周围脑水肿较轻。

镜检下,肿瘤与四周脑组织分界不清,呈浸润性生长。细胞极丰富,形状均匀一致。胞核圆形,染色深。胞质少而透亮或染浅伊红色,胞膜清楚,故胞核似置于空盒之内。银染色能见少而短的细胞突起。细胞排列成条索状或片状。其中可杂有星形细胞或室管膜细胞。血管较多,可有内膜增生和血管周围结缔组织增生。血管壁可有钙化。典型少突胶质细胞瘤的组织学特点为:①细胞密集,大小一致,细胞质呈空泡状,肿瘤细胞呈"蜂房"状排列在一起。②细胞核位于空泡状细胞质的中央,大小一致,分化良好,细胞核内染色质丰富,故胞核染色极浓。③常可见到肿瘤细胞之间有球形或不规则形钙化物沉着,甚至可以形成大病灶状钙化。④肿瘤血管丰富,但均为细小的毛细血管,分支穿插于肿瘤细胞之间,瘤组织内很少见到粗大血管分布。⑤有时肿瘤细胞围绕血管生长而形成酷似假菊花团形态,注意同室管膜瘤相鉴别。

少突胶质瘤生长很慢,病程较长。症状取决于病变部位。自出现症状至就诊时间平均2~3年,侵入脑室阻塞脑脊液循环者则病程较短。

(1)癫痫发作:为最常见的症状,见于52%~79%的病例,并常以此为首发症状。

(2)精神症状:亦较常见。精神症状常见于额叶患者,尤其是广泛浸润,沿胼胝体向对侧额叶扩展者,以情感异常和痴呆为主。

(3)偏瘫和偏侧感觉障碍:较常见,约占1/3,是由于肿瘤侵犯运动和感觉区所引起。

(4)颅内压增高症状:一般出现较晚,见于55%的患者,除头痛、呕吐外,视力障碍和视盘水肿者约占1/3。间变型肿瘤生长较快,临床特征与胶质母细胞瘤相似。

2.影像学检查

(1)影像学检查目的与方案。

1)影像学检查目的:确定肿瘤位置以及累及范围,明确肿瘤性质包括定性及定级。

2)影像学检查方案:CT和MRI均可清楚显示病变。增强CT和增强MRI对鉴别诊断很有帮助。

(2)影像诊断。

1)一般特点:①中年人发生的皮质为主肿块,最显著的特征是伴钙化。②85%位于幕上,额叶最常见。③可扩展侵及颅骨。④出血,坏死罕见。

2)CT表现:①平扫多呈类圆形,边界不清,呈高、低混杂密度。②大部分钙化呈高密度条带状、斑片状或大片絮状。③瘤周水肿和占位效应轻。④增强CT扫描从不强化到显著强化。

3)MRI表现:①信号不均匀。②T_1加权像呈低、等信号;③T_2加权像呈高信号。④钙化呈T_1和T_2加权像低信号,不如CT敏感。⑤瘤周无水肿或有轻度水肿。⑥增强MRI扫描约50%强化,强化方式多样。

4)鉴别诊断:①星形细胞瘤:钙化少见,通常侵犯白质,灰质相对少受侵。②神经节细胞瘤:儿童、青年多发,通常位于颞叶深部脑白质,境界清楚,囊变常见,钙化常见。③DNET:儿童、青年好发,边界清楚的皮质肿瘤,不均质,水泡样外观,常伴灰质异位。④脑膜瘤:其钙化为沙粒样,增强多明显强化,属脑外肿瘤,颅骨改变以增生为主。⑤脑血管畸形:其钙化常为条支状或点状,增强后可见异常血管团。⑥单发结核瘤:多较局限而孤立。

3.治疗

以外科手术切除为主,手术方法和原则与其他脑胶质瘤相同。术后进行放射治疗和化学治疗。由于肿瘤呈浸润性生长,术后几乎都要复发,但间隔时间较长。复发后再手术,仍能获得较满意的效果。

(三)室管膜瘤

1.概述

室管膜瘤是由覆盖脑室的室管膜上皮长出,故多发生在脑室系统。良性的是室管膜细胞瘤,恶性的是室管膜母细胞瘤。在神经胶质瘤中占18.2%,在颅内肿瘤中占4.6%～6%。男多于女。儿童及青年多见。约3/4位于幕下,约1/4位于幕上。幕下室管膜瘤以良性多见,而幕上以恶性室管膜母细胞瘤多见。

肿瘤大多位于脑室内,少数瘤主体在脑组织内。偶见多发者。发生于第四脑室者大多起于脑室底延髓部分,与之紧密相连。肿瘤逐渐增长,充满第四脑室大部,造成梗阻性脑积水,肿瘤常通过中间孔向枕大池扩展,有的甚至向两侧发展包绕延髓,或突入椎管内,还可向背侧正中生长压迫小脑蚓部及向两侧生长侵犯或压迫小脑半球,向上可达导水管下口,有时瘤结节可伸入扩大的导水管而达第三脑室后部,肿瘤向一侧发展除压迫小脑半球外,尚伸入到脑桥小脑角,可与第Ⅴ～Ⅷ对脑神经粘连。少数肿瘤起于第四脑室顶,主要位于小脑半球或蚓部内。个别的可发生于脑桥小脑角。幕上者多见于侧脑室,可位于侧脑室各部分,常向脑组织内浸润,少数瘤体位于脑组织内。发生于第三脑室者少见,位于其前部者可通过室间孔向两侧侧脑室扩展。

肿瘤呈紫红色、灰红色或灰白色。发红的多较软,发白的多较硬。突入脑腔或经侧孔突入脑桥侧池的室管膜瘤,质地柔软,表面呈颗粒状,很像乳头瘤,但比脉络丛乳头瘤软而光滑。长入脑质内的室管膜瘤边界清晰,质地均匀,呈灰白色结节状。大脑半球内的室管膜瘤多体积巨大,肿瘤与周围脑组织间界限较清楚。并可有大囊腔,囊内含黄色、黄褐色或黄绿色清的或混浊液体。有时肿瘤可穿出脑皮质,呈片状覆盖于脑的表面,不侵犯其下面的脑组织。第四脑室的室管膜瘤由第四脑室的顶或底长出,除引起阻塞性脑积水外,可经正中孔长入小脑延髓池,有时甚至经枕骨大孔突入椎管内,舌状覆盖于上颈髓的背侧,有些室管膜瘤从后髓帆长出。这些小脑外的室管膜瘤质地多较坚实,表面有光滑结节,常有钙化区。

显微镜下细胞多较致密,结构表现常不一致,分化较好的室管膜瘤的结构特征是呈典型的菊花形状。有时可见形状不规则的空腔,其内壁由典型的室管膜细胞覆盖。有些细胞围绕血管呈假菊形团。瘤细胞多为立方形或柱形,核呈圆形或卵圆形。间质为胶质纤维形成的网状结构。有些室管膜瘤不形成菊花或空腔,而由密集成堆的多角形细胞组成。这些细胞堆边界清楚,用PTAH染色有的可见生毛体。大多数室管膜瘤内可见瘤细胞在血管周围呈放射状排列成假菊花样。

根据肿瘤和血管两者之间的结构,可将肿瘤分成4种组织形态亚型:①上皮型室管膜瘤:肿瘤细胞多围绕血管周围形成假菊形团结构或排列成线腔状,肿瘤细胞和血管之间常有无核区的过渡空晕现象,肿瘤细胞间常散在少许星形细胞。②多细胞型室管膜瘤:肿瘤细胞密集,常生长活跃,很少形成本类肿瘤特有的假菊形团结构,或形成少量的不典型的假菊形团。肿瘤细胞呈弥散性生长,无明显境界。③黏液型室管膜瘤:肿瘤常呈乳头状结构,瘤细胞呈立方状、柱状围绕间质排列,间质常发生黏液变性,因其结构有乳头状组织形态,故又称"黏液乳头型室管膜瘤"。④乳头型室管膜瘤:该型肿瘤细胞围绕血管呈乳头状排列,间质不发生黏液样变性。

室管膜母细胞瘤的大体和镜下所见均具有良性室管膜瘤的特点,但不很典型。肿瘤境界不清,浸润性生长,切面有出血坏死灶。组织结构缺少上述室管膜瘤的4类典型结构故无须分型,瘤细胞大小和形态稍有异形性,可见核分裂象,但仍然可以看到典型和非典型的假菊形团结构。肿瘤内血管丰富,可见到血管内皮细胞和血管外膜细胞的增生。

就诊前病程平均在一年左右,位于第四脑室者因易阻塞脑脊液循环,病程常较短。室管膜瘤并无固有的临床特点。症状取决于瘤的所在部位。

(1)第四脑室室管膜瘤。

1)颅内压增高症状:特点为出现早,呈波动性,可因头位或体位改变而诱发或加重。头痛常为首发症状,并多有头晕、呕吐,可有强迫头位,头多向前屈或前侧屈。变换体位可出现剧烈头痛、眩晕、呕吐,甚至意识丧失(Bruns 征)。发作性颅内压增高对诊断有一定意义,为有活动度的肿瘤突然阻塞正中孔或导水管引起脑脊液循环急性梗阻所致。肿瘤累及上颈段时可有颈后部疼痛及颈部抵抗。常见视盘水肿、视力减退。在幼儿可致头颅增大,有 Macewen 征,即叩之有破罐声。

2)小脑症状:肿瘤增大侵及小脑蚓部及半球时,则出现小脑症状。主要表现为身体平衡障碍,走路不稳,严重者甚至不能站立。亦多有上肢共济运动失调及眼球震颤。

3)脑干及脑神经症状:肿瘤侵入脑干或在髓外压迫脑神经者,可产生三叉、外展、面、听及后组脑神经症状。少数可有长传导束症状,个别的有排尿障碍。晚期可有强直性发作及枕骨大孔疝症状。

(2)侧脑室室管膜瘤:肿瘤生长缓慢,在出现脑脊液循环障碍之前症状多不明显,另外,肿瘤在脑室内有一定活动度,可随体位产生发作性头痛伴呕吐,不易被发觉,当体积增大足以引起脑脊液循环受阻时,才出现头痛、呕吐、视盘水肿等症状和体征,急骤性颅内压增高,可引起昏迷或死亡。肿瘤侵及邻近脑组织时,依其所在部位产生相应的大脑半球症状,如轻偏瘫、偏侧感觉障碍和偏盲等。因肿瘤深,不易侵犯皮质,故癫痫发作少见。

(3)第三脑室室管膜瘤:极少见,多位于第三脑室后部。由于第三脑室腔隙狭小,易阻塞脑脊液循环通路,早期出现颅内压增高症状,并呈进行性加重。位于第三脑室前部者可出现视神经压迫症状及垂体下丘脑症状。位于第三脑室后部者可出现两眼上视障碍等松果体区症状。

(4)大脑半球室管膜瘤:多见于额叶和顶叶内,常位于大脑深部邻近脑室,也有显露于脑表面者。由于影响了邻近脑组织的功能,产生相应的临床症状。但由于肿瘤多系良性,生长较慢,故病程较长,所引起的局灶症状也较轻,术前难以确诊。

2.影像学检查

(1)影像学检查目的与方案。

1)影像学检查目的:确定肿瘤位置以及累及范围,明确肿瘤性质包括定性及定级。

2)影像学检查方案:CT 和 MRI 均可清楚显示病变。增强 CT 和增强 MRI 对鉴别诊断很有帮助。

(2)影像诊断。

1)一般特点:①2/3 位于幕下,以第四脑室常见,也可见于小脑半球。②1/3 位于幕上,以侧脑室常见,也可见于大脑半球实质;③表现为边界清晰的肿块,可见囊变、坏死、出血。

2)CT 表现:①大多数为等或稍高密度。②可有出血,囊变,50%伴钙化,散在点状钙化有助于诊断。③常见阻塞性脑积水。④增强 CT 表现为形式多样的不均匀强化,囊变区不强化。

3)MRI 表现:①信号混杂:T_1 加权像呈略低或等信号,T_2 加权像呈等或稍高信号。②常见钙化、出血、囊变和血管流空。③常伴脑积水(多达 90%)。④增强 MRI 扫描多表现为明显不均匀强化。

4）鉴别诊断：①髓母细胞瘤：CT 平扫高密度，均质，起源于四脑室顶部的下髓帆，表面光整密度多均匀，钙化出血少见，多侵犯小脑蚓部，脑干受压轻，常使第四脑室扩大向前移位，多呈均匀明显强化，而室管膜瘤多使第四脑室向背侧移位。②毛细胞型星形细胞瘤：为儿童颅后窝常见肿瘤，但多位于小脑半球，常有囊变和钙化，可轻度增强或不强化。③脑干胶质瘤：脑干低密度肿块，脑干明显肿大挤压第四脑室而不是起源于第四脑室。④脉络丛乳头状瘤：常为实质性不规则分叶状肿瘤，可有钙化，呈明显强化，常因脉络丛产生过多的脑脊液而导致交通性脑积水为鉴别要点。

3.治疗

以手术治疗为主。与其他脑胶质瘤相似。位于第四脑室者经后颅窝中线入路，切开下蚓部，分离肿瘤，延髓部分不能全部切除，可残留一部分，注意避免损伤延髓。切除肿瘤后可使第四脑室畅通。手术后肿瘤可随脑脊液向椎管内播散，个别的可向上播散至第三脑室及侧脑室。术后出现脊髓症状一般在半年左右。侧脑室肿瘤在邻近肿瘤部位，避开主要功能区，切开皮质进入脑室，切除肿瘤，如肿瘤较大，可在皮质做一圆形切口，切除一部分脑组织，便于暴露及切除肿瘤，深部者需注意避免损伤丘脑等重要结构。第三脑室前部者，可经侧脑室前角及室间孔切除肿瘤，注意避免损伤下丘脑。后部者亦可经大脑纵裂及胼胝体压部进入，尽可能切除肿瘤，解除导水管梗阻。注意避免损伤中脑及丘脑。肿瘤难以分离切除梗阻不能解除者，可作终板造瘘术。

室管膜瘤是对放疗中度敏感，术后放疗对改善患者的预后有一定帮助。原则上不论后颅窝室管膜瘤是否全切除肿瘤均应进行放疗。低度恶性可选择后颅窝局部宽野照射，而对室管膜母细胞瘤多数人主张行全脑脊髓轴放疗。但也有学者对无椎管内种植性扩散症状的患者不论其肿瘤良性、恶性与否均不行预防性脊髓照射。放疗推荐剂量后颅窝局部 25Gy，加全脑和脊髓的预防性放疗。5～6 周进行一个疗程。Matson 认为，后颅窝局部放疗剂量 30Gy 已可达到预期目的。

化疗是颅内肿瘤放疗的辅助手段，仍处于探索阶段，其疗效尚不肯定。Bloom 认为，室管膜瘤的化疗目的在防止或延缓复发而对治愈的目标没多大帮助。目前对室管膜瘤所选用的化疗药物主要是亚硝基脲类如 CCNU 和 BCNU 等。对单一药物的疗效评价各家报道不一。Hildebrand 应用 CCNU 加长春新碱和丙卡巴肼，结果有一定效果。此外还有应用氢化可的松辅助化疗的报道。总之联合化疗尽管目前临床应用结果尚不十分确定，但进一步研究可能会使其应用更加有效。

术后复发平均在 20 个月后，复发日期在儿童较成人为短。恶性室管膜瘤复发亦较快。5年生存率在 1/3 以上。后颅窝室管膜瘤的预后较发生在幕上者差。而且儿童较成人更差。Barone 统计，成人后颅窝室管膜瘤的 5 年生存率可达 38.3%，而儿童仅为 19.1%。Phillips 统计全年龄组后颅窝室管膜瘤的 5 年生存率为 40%，但小于 5 岁年龄组为 0。综合文献报道后颅窝室管膜瘤手术加放疗后 1 年存活率可达 67%～81%，2 年存活率可达 44%～71%，3 年存活率为 17.2%～50%，5 年存活率可达 10%～25%。室管膜母细胞瘤不论其是否手术和（或）放疗，其 5 年生存率明显低于室管膜细胞瘤。第四脑室内室管膜瘤的预后较侧脑室内室管膜瘤差,但优于第三脑室者。

三、髓母细胞瘤

(一)概述

髓母细胞瘤是中枢神经系统恶性程度最高的神经上皮性肿瘤之一,有人认为其发生是由于原始髓样上皮未继续分化的结果。这种起源于胚胎残余细胞的肿瘤可发生在脑组织的任何部位,但绝大多数生长在第四脑室顶之上的小脑蚓部。文献报道髓母细胞瘤占颅内肿瘤的1.5%,占神经上皮性肿瘤的3.7%。近年来随着治疗手段的发展,髓母细胞瘤5年生存率已经达到50%～60%,10年生存率为40%～50%。

本病可在新生儿期至70岁以上的各年龄组发病,但绝大多数见于儿童,发病年龄高峰在10岁以前,在8岁以前者约占68.8%。

肿瘤呈浸润性生长,绝大多数发生在小脑蚓部并充满第四脑室,多数对第四脑室底形成压迫,引起梗阻性脑积水。由于该肿瘤具有生长极为迅速、手术不易彻底切除并有沿脑脊液产生播散性种植的倾向,使得本病的治疗比较困难。极少数可因血行播散发生远隔转移,常见于肺和骨骼,亦有报道发生于伤口局部的转移病灶。

(二)影像学检查

1.影像学检查目的与方案

(1)影像学检查目的:确定肿瘤位置以及累及范围,明确肿瘤性质包括定性及定级。

(2)影像学检查方案:CT和MRI均可清楚显示病变。增强CT和增强MRI对鉴别诊断很有帮助。

2.影像诊断

(1)一般特点:①颅后凹中线处圆形,实质性肿块。②边界清晰。③97%伴中至重度脑积水。

(2)CT表现:①表现为等、高密度实性肿块。②低密度或小囊变少见。③10%～20%伴钙化;④第四脑室向前受压移位。⑤增强CT扫描90%以上轻到中度斑片状或均匀一致性强化。

(3)MRI表现:①第四脑室中线处信号均匀的肿块。②T_1加权像呈等、低信号。③T_2加权像呈等信号或稍高信号。④囊变、出血、坏死少见。⑤90%出现均匀的强化。⑥50%可见脑脊液播散。⑦MRS:Cho/NAA升高,Cho/Cr降低。

(4)鉴别诊断:①毛细胞型星形细胞瘤:低密度,远离中线处常见,囊肿伴壁结节较实性常见,常见钙化、囊变,呈轻度或不强化。②室管膜瘤:第四脑室肿瘤可沿脑室孔伸展,钙化、囊变、出血常见,呈明显不均匀强化。③脑干胶质瘤:脑干低密度肿块,第四脑室向后移位,轻或无强化。

(三)治疗

(1)手术切除仍然是首选,术中切除程度是影响预后的重要因素,手术至少要使脑脊液循环恢复通畅。

(2)髓母细胞瘤对放疗和化疗敏感,但由于肿瘤生长迅速,细胞分裂指数较高,并且位置接近脑室和蛛网膜下隙,存在许多有利于放疗的条件。

(3)针对髓母细胞瘤易转移的特点,放疗应包括全中枢神经系统(脑脊髓轴)。

四、颅咽管瘤

(一)概述

1899 年,Mott 指出颅咽管瘤与垂体结节部的鳞状上皮有关;1904 年,Erdheim 称之为垂体管肿瘤,并描述了其主要的临床特征;1909 年,Halsteod 进行了首例手术治疗。文献中颅咽管瘤有许多不同的名称,如垂体管肿瘤或囊肿、鞍上囊肿、上皮瘤、上皮囊肿、Rathke 肿瘤或囊肿、Erdheim 瘤、鳞状上皮瘤、垂体管上皮瘤、垂体釉质瘤及袖质瘤等;1930 年,Mclean 将之正式命名为颅咽管瘤,被人们公认,一直沿用至今。

颅咽管瘤占颅内肿瘤的 1.7%～4.6%,占先天性脑肿瘤的 45%～80%,占鞍区肿瘤的 30%。国内报道颅咽管瘤占颅内肿瘤 2.8%～6.5%,国外报道占 1.9%～7.3%。

男多于女,男女之比为 2:1。本病可发生在任何年龄。颅咽管瘤为良性肿瘤,生长缓慢,病程较长,有的病程达 20 年之久,但也有的病程却很短,仅数周。有关颅咽管瘤的组织发生,目前有以下两种学说比较普遍被人们接受:①先天性剩余学说:这是被人们广泛接受的组织发生学说。Erdheim 最早观察到正常垂体的结节部有残存的鳞状上皮细胞,认为颅咽管瘤起源于这些残余的上皮细胞。在胚胎时期的第 2 周,原始的口腔顶向上突起形成一深的盲袋,称为 Rathke 袋,随着进一步发育,Rathke 袋的下方变狭而呈细管状,即称之为颅咽管或垂体管。在正常情况下,胚胎 7～8 周颅咽管即逐渐消失,在发育过程中常有上皮细胞小巢遗留,即成为颅咽管瘤的组织来源。②鳞状上皮化生学说:1955 年 Luse 和 Kernohan 观察了 1364 例尸检的垂体腺,结果发现 24% 有鳞状上皮细胞巢,其出现率随年龄的增长而增高,20 岁以下者鳞状上皮细胞巢出现率很低,因此,他们认为鳞状上皮细胞巢是垂体细胞化生的产物,而不是胚胎残留。另外,还有人观察到垂体腺细胞和鳞状上皮细胞的混合,并且见到两者之间有过渡,这一发现亦支持化生学说。

其临床症状与体征大致可分为内分泌症状、视力视野损害症状和颅内压增高症状。

1.内分泌功能障碍

肿瘤压迫垂体及下丘脑,引起内分泌功能障碍。约 67% 的患者有内分泌功能障碍的表现,15 岁以下者 78% 出现内分泌症状,其中 40%～46% 的患者以内分泌功能障碍为首发症状。

(1)性功能障碍:青春期发病者,常以性功能障碍较明显,而生长发育障碍不明显。40% 年龄在 15 岁以上的患者有性功能障碍,主要表现为性器官发育障碍,外生殖器呈幼儿型,第二性征发育不全;而成人发病者,女性月经停止或月经失调,男性阳痿及性欲减退、胡须稀少、阴毛脱落、皮肤变细腻等。

(2)生长发育障碍:儿童期发病者,特别是肿瘤起于鞍内者,常因腺垂体受压生长激素分泌减少,而表现为垂体性侏儒症。患者表现为骨骼生长迟缓,甚至停滞,有的至成年时身材仍如 10 岁左右儿童。但智力不受影响,身体各部大小比例正常。30 岁以后发病者垂体性侏儒症罕见。

(3)脂肪代谢障碍:由于下丘脑受损害,18%～30% 的患者出现脂肪代谢障碍。多表现为身体发胖,脂肪呈异常分布。若儿童患者同时伴有性器官发育不良时,则称为肥胖性生殖无能综合征。

(4)水代谢障碍:25%～32%的患者表现为尿崩症,尤其是鞍上型者更容易出现尿崩现象。其中 10%的患者以尿崩症为首发症状,表现为多饮多尿,尿比重低,每天尿量在 3000～4000 mL 以上;成人表现为尿崩者比儿童多见。有时腺垂体同时受损,因 ACTH 分泌减少可不出现尿崩症。

(5)其他:晚期患者可因下丘脑严重受损或肿瘤经侵入额叶,而出现嗜睡(15%)或精神症状,表现为淡漠、记忆力减退、情绪不稳定,其他症状尚包括乏力、基础代谢降低、畏寒、血压低、黏液性水肿、体温调节障碍、糖耐量降低、瘦弱,甚至出现垂体性恶病质表现。

2.视力、视野障碍

肿瘤可压迫视神经、视交叉而出现视力、视野障碍,尤其是鞍上型更易出现。70%～80%患者有视力、视野障碍,且成人较儿童常见。其中 15%～18%的患者为首发症状。视力呈进行性减退,日久失明。视野改变多为不规则视野缺损,如不规则的单眼视野缺损、双颞侧或同向偏盲等,但仍以两颞侧视野缺损为常见(50%),但第三脑室型常不出现视野缺损。

3.颅内压增高症状

常出现在晚期,且儿童更多见。颅内压增高症状出现的原因是由于肿瘤增大,突入第三脑室内阻塞室间孔或导水管的入口,而出现梗阻性脑积水之故。颅内压增高的症状包括头痛、头晕、恶心、呕吐、视盘水肿、视力进行性减退、复视和展神经麻痹等。小儿可出现头围增大、颅缝分离及前囟隆起等,严重颅内压增高者可导致意识障碍。

4.头痛

90%的患者出现头痛,其中 63%为首发症状。同时伴恶心呕吐者占 50%,儿童比成人更常出现头痛。头痛是由于肿瘤压迫鞍膈及局部脑膜、血管引起的,少数患者可长期头痛而无颅内压增高。晚期头痛多系颅内压增高所致,并呈进行性加重。颅内压正常者头痛常为额颞部疼痛,而颅内压增高所致头痛则为全头痛并伴有呕吐、颈硬和复视等。

5.其他

肿瘤压迫一侧大脑脚而出现锥体束征,表现为轻偏瘫、病理征阳性等;肿瘤向两旁发展者可累及外展神经、动眼神经、三叉神经、面神经而出现相应的脑神经障碍症状;有的肿瘤可突入颅后窝产生小脑症状,如眼球震颤、共济失调等。13.2%的患者可出现癫痫,4%的患者出现发热。若囊性颅咽管瘤自发破裂,尚可造成无菌性脑膜炎等。

颅咽管瘤儿童患者以发育障碍、颅内压增高为主要表现;青少年以内分泌障碍多见;成人则以视力、视野障碍,精神障碍为主要特点。

(二)影像学检查

1.影像学检查目的与方案

(1)影像学检查目的:确定有无肿瘤及累及范围。

(2)影像学检查方案:CT 和 MRI 均可清楚显示病变。增强 CT 和增强 MRI 对鉴别诊断很有帮助。

2.影像诊断

(1)一般特点。

1)儿童好发,鞍上肿块,边界清楚光滑。

2)有钙化及囊变为其特征。

（2）CT表现。

1)90％的肿瘤有囊变,实性部分呈等或略高密度。

2)90％有钙化,实质内钙化呈斑片状,囊壁钙化多呈弧线状、蛋壳状。

3)增强CT扫描90％的病变有强化,囊壁多呈环形强化,实性部分和壁结节多呈均匀强化。

（3）MRI表现。

1)信号强度多样。

2)常表现为混杂信号,T_1加权像为低等或高信号,T_2加权像表现为中等或明显高信号。

3)钙化多表现为低信号。

4)囊变在FLAIR序列上为高信号。

5)增强后多呈不均匀强化,囊变区不强化,有时呈环形强化。

（4）DSA:大脑前动脉向侧方移位,基底动脉后移位,其穿支血管围绕肿块并有延长改变。

（5）鉴别诊断。

1)Rathke裂囊肿:无钙化,通常不强化;小Rathke裂囊肿与鞍内颅咽管瘤难于区分。

2)垂体瘤:呈等或稍高密度肿块影,强化后呈均一增强,蝶鞍扩大,鞍底下陷。

3)鞍区动脉瘤并血栓形成:多见于老年人,含有血液成分,增强后明显强化,MRI可见血管流空影,注意寻找残留血管内腔可资鉴别。

4)鞍区表皮样囊肿:形态多不规则,密度多较低,无增强。

5)黄色肉芽肿:好发于青少年;病灶较小,肿块主要位于鞍内。

6)脊索瘤:不规则形稍高密度影,边界不清,蝶鞍部及斜坡部可见骨质破坏,病灶内有钙化点或小碎骨片影,增强扫描后不强化,或轻度不均匀强化。

（三）治疗

1.手术治疗

手术方式分全切除术、部分切除术、分流术及囊液引流术。以肿瘤全切除术为最理想的手术方式,但是由于颅咽管瘤位于脑底深部,囊壁与基底动脉环、第三脑室底、下丘脑等周围结构粘连紧密,不易完全剥离,手术切除困难,危险性大,故20世纪50年代以前手术治疗的主要目的是缓解颅内高压及保存视力,手术原则是尽量争取全切除。由于颅咽管瘤与下丘脑神经元之间仅间隔数微米,因而限制了肿瘤全切除。20世纪50年代以前颅咽管瘤全切除的死亡率高达40％以上,死亡原因主要是下丘脑损伤,因此,多数病例是进行肿瘤部分切除。20世纪50年代后,激素的应用增加了手术的安全性,显微技术的开展为剥离肿瘤创造了条件。所以,近年来人们又在争取行颅咽管瘤全切除术。但是,尽管不断有先进技术应用于治疗中,手术全切除的难度仍很大,手术全切除率在37.5％～90％,术后死亡率高达16.7％～35％,术后复发率为7％～31％。鉴于此,目前多数学者仍认为部分切除术加术后放疗为最佳治疗方案。

2.放射治疗

对于巨大囊性、多囊性及复发性颅咽管瘤手术根治较为困难,术后放射治疗被用作一种辅助治疗。近年来,研究证明,放疗在预防复发和提高生存期方面有肯定作用。Richmond证明放疗对控制肿瘤生长比"全切"或"次全切"配合放疗的效果更好。近期有直接证据及尸检证明放疗能破坏瘤细胞,放疗后残留组织全部破坏。

3.瘤内局部化疗

颅咽管瘤的全身化疗临床上较少采用。有人对颅咽管瘤行术后博来霉素瘤内或瘤腔内注射进行局部化疗,手术大部切除肿瘤后,置入一个 Ommaya 囊于头皮下。术后化疗于手术后两周开始,每隔一天将 1~5 mg 博来霉素经皮下 Ommaya 囊注入瘤内。每次注射前先抽出囊液 2~3 mL,做生化分析,注射总量为 13~95 mg。瘤内注射博来霉素可使囊液中保持相当长时间的高浓度药物,使囊液分泌减少,瘤细胞退化,并且无明显并发症。局部瘤内化疗的效果与肿瘤类型有关,囊性者效果好,混合性及实质性效果差。因此,囊性颅咽管瘤更适于此疗法。

五、垂体腺瘤

(一)概述

垂体腺瘤是发生于腺垂体的良性肿瘤,也是颅内最常见的肿瘤之一。近半个世纪特别是近二十年来,随着垂体激素放射免疫检测、CT 和 MRI 的临床应用,特别是对垂体微腺瘤认识的深入,垂体腺瘤特别是泌乳素腺瘤的发病率逐年增加。

垂体腺瘤主要表现为内分泌功能障碍和局部压迫两组症状。

1.内分泌功能障碍

垂体腺瘤的内分泌功能障碍包括分泌性垂体腺瘤相应激素分泌过多引起的内分泌亢进症状和无分泌性垂体腺瘤及分泌性垂体腺瘤压迫、破坏垂体造成的正常垂体激素分泌不足所致的相应靶腺功能减退两组症状。

(1)垂体肿瘤激素分泌过多产生的内分泌症状:见于分泌性垂体腺瘤,且随肿瘤分泌激素种类的不同而表现为相应症状。

1)泌乳素腺瘤:多见于 20~30 岁女性,典型临床表现为闭经、泌乳和不育三联征。

2)生长激素腺瘤:在青春期以前发生表现为巨人症和肢端肥大症,在青春期以后发生则只表现为肢端肥大症。

3)促肾上腺皮质激素腺瘤:库欣综合征又称皮质醇增多症,是由于肾上腺皮质激素分泌过多所产生的一组临床综合征,它可以由垂体促肾上腺皮质激素分泌增多、肾上腺皮质肿瘤、肾上腺皮质结节性增生、异位促肾上腺皮质激素或促肾上腺皮质激素释放因子(CRF)分泌性肿瘤等多种原因引起。其中因垂体促肾上腺皮质激素分泌增多导致双侧肾上腺皮质增生所引起的库欣综合征,称为库欣病(Cushing 病)。

本病多见于女性,男女之比为 1∶(3.5~8)。任何年龄均可发病,以 20~40 岁居多,约占 2/3。起病大多缓慢,从起病到明确诊断一般 2~5 年。

4)促甲状腺激素腺瘤:真性促甲状腺激素腺瘤极为少见,临床表现为垂体性甲状腺功能亢进症。多数为假性促甲状腺激素腺瘤,是由于原发性甲状腺功能减退,甲状腺激素对下丘脑的反馈性抑制减弱导致的垂体促甲状腺激素细胞的反应性增生。由于下丘脑分泌的促甲状腺激素释放激素(TRH)对泌乳素的分泌有很强的激动作用,临床除表现为甲状腺功能低下症状外,还有高泌乳素血症的典型表现,可误诊为泌乳素瘤。

(2)腺垂体功能减退症状:分泌性垂体腺瘤和无分泌性垂体腺瘤均可产生腺垂体功能减退

症状,这是由于肿瘤对正常垂体的压迫、破坏所造成的。

2.局部压迫症状

(1)头痛:常位于双颞、前额或眼球后,呈间歇性发作或持续性隐痛。头痛与肿瘤大小有关,垂体微腺瘤头痛常常较为显著,可能是肿瘤刺激局部鞍膈和硬膜所致,一旦肿瘤明显向鞍上发展,头痛也随之减轻;头痛也与肿瘤的分泌类型有关,生长激素腺瘤头痛常常较为显著,可能与生长激素异常大量分泌造成骨及软组织增生有关。

(2)视力损害:由于鞍膈与视神经之间一般有 2~10 mm 的间距,因而垂体腺瘤需要达到一定体积、向鞍上发展到一定程度才能接触视神经,再继续发展到一定程度才能因为直接压迫视神经、视交叉和视束的视觉传导纤维或影响视觉传导纤维的血液供应而造成视力障碍,因而视力损害主要见于垂体大腺瘤。初期主要表现为视野障碍,随后再出现视力受损。视野障碍的类型与肿瘤向鞍上生长的方式及视交叉的位置有关。当肿瘤在视交叉前下方向上压迫视交叉,则视野以颞上象限→颞下象限→鼻下象限→鼻上象限的顺序发展,双颞侧偏盲为最常见的视野障碍,两侧视野改变的程度可以并不相同。当肿瘤偏侧向鞍上发展时可表现为单侧视野障碍。

(3)邻近其他结构受压表现:肿瘤显著向海绵窦内发展,可以影响展神经或动眼神经出现患侧眼球内斜或患侧上睑下垂、瞳孔散大、眼球内斜。肿瘤显著向鞍上发展,可以影响下丘脑出现嗜睡、多食、肥胖、行为异常等症状。肿瘤向蝶窦和鼻腔发展,可出现鼻出血和脑脊液漏。但即使肿瘤体积巨大也极少引起颅内压增高和梗阻性脑积水。

(二)影像学检查

1.影像学检查目的与方案

(1)影像学检查目的:确定有无肿瘤及大小和范围。

(2)影像学检查方案:CT 和 MRI 均可清楚显示病变。微腺瘤常需要增强 MRI 检查或动态 MRI 增强扫描确定诊断。

2.影像诊断

(1)一般特点。

1)巨腺瘤形状呈"8"字形或"雪人"状。

2)巨腺瘤可以具有明显的侵袭性,类似转移瘤或其他恶性肿瘤。

3)垂体微腺瘤平扫多不易发现。

(2)CT 表现。

1)平扫常表现为与灰质等密度肿块。

2)巨腺瘤囊变、坏死常见。

3)10%有出血。

4)钙化率在 1%~2%。

5)肿瘤较大时蝶鞍扩大,鞍底变薄。

6)侵袭性腺瘤向下扩展,可破坏蝶骨。

7)垂体微腺瘤增强扫描早期由于正常垂体明显强化,可发现其内边缘清楚的低密度灶,晚期因肿瘤强化时间长于正常垂体,而呈高密度影。可发现垂体柄偏移,鞍底下陷、骨质变薄或破坏等。

8)巨腺瘤增强 CT 扫描呈中等不均匀强化。

（3）MRI 表现。

1)通常在各种序列中均表现与灰质等信号,有时信号可不均匀。

2)亚急性出血表现短 T_1 高信号。

3)有时可见液—液平面,尤其在肿瘤卒中时。

4)几乎所有巨腺瘤均有增强表现,早期呈明显但不均匀强化。

5)侵袭性腺瘤经常扩展至海绵窦,表现为颈内动脉被包绕大于其管径的 2/3,偶尔颈内动脉可完全被包绕。

6)小脑幕非均匀性增强提示海绵窦受压/受侵。

7)垂体微腺瘤 MRI 显示与诊断明显优于 CT,于正常垂体内见异常信号,70％～90％在增强时可发现,10％～30％只能在动态增强扫描时发现,强化方式同 CT。

（4）鉴别诊断。

1)颅咽管瘤:向鞍内生长或大部分位于鞍内者,鉴别较困难,颅咽管瘤多与鞍底间有距离,且多有钙化,多呈环状强化,囊变区多无强化。

2)鞍区脑膜瘤:位于鞍上,蝶鞍无扩大,瘤内多有钙化,邻近骨质增生,多呈均匀强化。

3)鞍区脊索瘤:多数有钙化或小骨片影,蝶窦或斜坡常有骨质破坏。

4)鞍区动脉瘤:多发生于蝶鞍旁,多有骨质破坏和侵蚀,边缘可见蛋壳样钙化,瘤内有不规则流空信号,多有明显强化,呈速升速降。

（三）治疗

（1）垂体巨腺瘤手术切除(15％于 8 年后复发,35％于 20 年后复发)。

（2）对于偶尔发现的微腺瘤保守治疗(临床及影像随访,如有增大或内分泌症状给予治疗);功能性腺瘤:内科治疗(溴隐亭)减少催乳素(PRL)分泌,在 80％的患者中有效;60％～90％的患者采取外科手术切除。

（3）术后残留灶行放疗。

（4）γ-刀治疗。

六、脑干肿瘤

（一）概述

脑干肿瘤中胶质细胞瘤发病率最高,约占 40.49％,综合发病年龄高峰在 30～40 岁,或 10～20 岁。大脑半球发生的胶质瘤约占全部胶质瘤的 51.4％,以星形细胞瘤为最多,其次是胶质细胞瘤和少枝胶质细胞瘤。脑室系统也是胶质瘤较多的发生部位,占胶质瘤总数的 23.9％,主要为管膜瘤,髓母细胞瘤,星形细胞瘤。小脑胶质瘤占胶质瘤总数的 13％,主要为星形细胞瘤。

以往认为脑干肿瘤不能手术切除,但是,现在国内外已有许多手术切除成功的病例报道。国内王忠诚院士报道手术治疗脑干肿瘤 300 余例,指出脑干具有很大的可塑性,包括形态及功能。不同病理性质的脑干肿瘤经手术切除,有的可获得十分满意的治疗效果。

文献报道,脑干肿瘤占全部颅内肿瘤的 1％～7％。而实际发病率还要高,因为仅有临床诊断而无病理证实的脑干肿瘤不能列入统计数据。脑干肿瘤可发生在任何年龄,但以儿童多见,男女发病无明显差异。病程平均 5、3 个月,11 例病程在半年以内。

脑干肿瘤多位于脑桥,呈膨胀性生长,可沿神经纤维束向上或向下延伸。

Epstein 等把脑干肿瘤分为弥散型、局限型和颈脊髓型,弥散型多为恶性,局限性多为良性。星形细胞瘤可以发生在脑干任何部位,多呈浸润性生长;室管膜瘤多位于第四脑室底部;血管网状细胞瘤呈膨胀性生长,可侵及延髓背侧;海绵状血管畸形多位于脑桥。肿瘤大体可见脑干呈对称性或不对称性肿大,表面呈灰白色或粉红色。假如肿瘤生长快,恶性程度就会高,可见出血、坏死,甚至囊形变,囊液呈黄色。镜检显示星形胶质细胞瘤以双极或单极星形细胞多见,偶见多核巨细胞。

脑干肿瘤起病多缓慢,呈进行性加重,少数也可急性起病。起初头晕,逐渐出现脑神经、小脑和锥体束损害,如发生在一侧者可出现典型交叉性麻痹,可因肿瘤生长部位不同而出现相应的神经或脑神经核损害体征。

1.脑神经损害

一条或多条脑神经麻痹常为脑干肿瘤的重要体征,可发生于一侧或双侧。展神经麻痹表现为眼球内斜或复视,面神经损害出现面瘫,舌咽及迷走神经损害可出现吞咽发呛,动眼神经损害即呈眼睑下垂,三叉神经及听神经损害较少。

2.锥体束征

早期可出现一侧肢体肌力下降,肌张力增高,腱反射亢进及病理征阳性。常从一侧下肢开始,后发展为上下肢均无力,这是因为肿瘤侵犯脑桥背内侧顶盖区所致。

3.小脑体征

常见体征有共济失调、眼球震颤等,主要为肿瘤侵犯小脑齿状核、红核、丘脑束所致。

4.颅内压增高

发生于第四脑室底的肿瘤易阻塞中脑导水管,导致幕上脑积水及颅内压增高。

凡出现眼球内斜、复视、面瘫、构音不清、走路不稳以及交叉性麻痹者,应想到本病的可能,应进一步检查明确诊断,尤其是影像学检查。

脑干肿瘤应与脑干脑炎相鉴别,仅根据临床症状及体征两者难以鉴别,有时两者 CT 或 MRI 表现也呈相似的改变,难以鉴别诊断。但脑干脑炎经临床应用激素、脱水、抗感染后症状可以减轻缓解,而脑干肿瘤虽症状可暂时缓解但总的病情是进行性加重。

(二)影像学检查

1.头颅 X 线检查

脑干肿瘤在 X 线片少有特殊发现,如晚期患者可有脑积水表现,即鞍背骨质吸收,颅骨内板压迹加深等颅内压增高征象。

2.脑血管造影

巨大脑干肿瘤者,可见基底动脉的移位。

3.CT 检查

多见脑干增粗,第四脑室受压变形,肿瘤为低密度、等密度或混杂密度影,偶有囊性变。

4.MRI 检查

比 CT 更敏感,表现为脑干增粗,其内有长 T_1、长 T_2 不均信号,肿瘤可突向第四脑室、桥小脑角或沿脑干小脑臂发展;增强扫描后,约半数病例肿瘤呈局灶性或结节状强化。MR 矢状位图像显示脑干腹侧呈波浪状改变,是脑干占位的早期征象。

以上各项检查诊断,以 MRI 检查为诊断脑干肿瘤的主要手段,可为肿瘤的病理诊断提供重要的参考资料。

5.鉴别诊断

(1)脑干急性、亚急性脑梗死:占位效应轻,根据梗死有急性发病的病史,短期内随访可见病变形态变化等加以区别。

(2)脑干局限性脑炎:CT 或 MRI 表现难以鉴别,但是根据其病灶常较大而占位效应较轻,经抗感染治疗后症状、体征及影像学表现有明显改变,可资鉴别。

（三）治疗

目前国内外对于胶质瘤的治疗普遍为手术、放疗、化疗、X—刀和 γ—刀等。

1.手术

手术治疗基于胶质瘤的生长特点,理论上手术不可能完全切除,生长在脑干等重要部位的肿瘤有的则根本不能手术,所以手术的治疗目的只能局限于以下五个方面:①明确病理诊断。②减少肿瘤体积降低肿瘤细胞数量。③改善症状缓解高颅压症状。④延长生命并为随后的其他综合治疗创造时机。⑤获得肿瘤细胞动力学资料,为寻找有效治疗提供依据。

2.放射治疗

几乎是各型胶质瘤的常规治疗,但疗效评价不一,除髓母细胞瘤对放疗高度敏感,室管膜瘤中度敏感外,其他类型对放疗均不敏感,有观察认为放疗与非放疗者预后相同。此外射线引起的放射性坏死对于脑功能的影响亦不可低估。

X—刀、γ—刀均属放射治疗范畴,因肿瘤的部位、瘤体大小(一般限于 3 cm 以下)及瘤体对射线的敏感程度,治疗范畴局限。目前认为胶质瘤,特别是性质恶性的星形Ⅲ～Ⅳ级或胶质母细胞瘤均不适合采用 γ—刀治疗。

3.化疗

原则上用于恶性肿瘤,但化疗药物限于血—脑屏障及药物的毒副反应,疗效尚不肯定,常用 BCNU、CCNU 及 VM—26 等有效率均在 30％以下。

七、脑转移瘤

（一）概述

脑转移瘤是常见的颅内肿瘤之一。随着社会人口老龄化的发展,癌症诊治手段的改进与提高,癌症患者总体生存期的相应延长,颅内转移瘤的临床发病率也不断提高。

目前公认肿瘤来源的前三位是肺癌、子宫与卵巢癌、黑色素瘤,而从每种癌肿发生颅内转移频率来看,则最常见的依次为黑色素瘤、乳腺癌和肺癌。

1.起病方式

(1)急性起病:是指在 1～3 天起病,表现为脑卒中样起病,即突然出现偏瘫、昏迷,起病后病情迅速恶化,常常是由于癌栓突然引起血管栓塞,或因肿瘤内出血或液化坏死,使肿瘤体积急剧增大,临床上常见于绒毛膜上皮细胞癌及黑色素瘤。

(2)亚急性起病:指 4 天～1 个月起病者,患者在较短时间内就出现比较明显的头痛、呕吐、偏瘫、失语或精神症状。

（3）慢性起病：约占80%，多是指1个月以上至几年发病，有的长达十几年。这是大多数转移瘤的起病方式，与原发性肿瘤相似，若没有其他颅外肿瘤病史，常可混淆。

2.局部神经症状与体征

（1）颅内压增高症状：由于肿瘤生长较快及伴随的脑水肿明显，颅内压增高症状常出现较早且显著，头痛、呕吐、视盘水肿等"三主征"的出现率高，有些可出现眼底出血而致视力减退，部分患者可出现展神经麻痹，严重者晚期可出现不同程度的意识障碍，并可导致脑疝，这种情况多见于幕下转移瘤或多发性转移瘤患者。

（2）局灶症状：根据病变的位置不同，可出现不同的神经系统定位体征，如偏瘫、偏身感觉障碍、偏盲等，位于主侧半球者还可出现失语，位于小脑半球者还可出现眼球震颤及共济失调症状，甚至出现后组脑神经损害症状。

（3）精神障碍：肿瘤累及额颞部或因转移灶伴有广泛脑水肿时，可出现明显的精神症状，表现为记忆力减退、反应迟钝、精神淡漠和定向力缺失等。

（4）癫痫发作：约有20%的患者出现癫痫发作，有些可为首发症状，大多表现为局限性癫痫发作，部分可为癫痫大发作。

（5）脑膜刺激征：常见于脑膜转移，如急性白血病、非霍奇金淋巴瘤颅内转移患者，这种情况颅内压增高症状较少见。

对已有颅外肿瘤病史，近期又出现颅内压增高及局灶性症状者应高度怀疑颅内转移瘤，需行头颅扫描，一般诊断并不困难。对于无此病史，年龄在40岁以上，出现颅内压增高症状和神经系统定位体征，并且症状进展明显者，应高度怀疑颅内转移瘤，在行头颅扫描后应注意寻找原发病灶，以进一步明确诊断。对于有轻微症状而行头颅CT扫描，通过CT表现怀疑为转移瘤者，也应根据原发肿瘤好发部位首先行胸部X线片检查，必要时行支气管镜检查和胸部CT扫描，还可根据情况有针对性地进行腹部B超、腹部CT、消化道钡餐、直肠检查及妇科B超等检查，以尽可能明确诊断有利于治疗。必要时行头颅MRI检查以便从影像学上尽可能做出定性诊断。即使如此仍有相当一部分患者在做完颅内手术后仍不能确定肿瘤是否为转移，那只好根据术中情况及病理检查结果来尽可能推断肿瘤来源，再做出相应的检查，确定原发肿瘤部位。对单发肿瘤术后仍不能确定肿瘤来源的，应密切观察随时可能出现的一些症状以指导诊断。对于转移瘤位于皮质下、多发、伴随明显脑水肿的病例，诊断并不困难；应努力提高对单个、脑水肿不明显转移瘤病例的诊断水平。

（二）影像学检查

1.影像学检查目的与方案

（1）影像学检查目的：确定有无脑转移及数量。

（2）影像学检查方案：CT和MRI均可清楚地显示病变。增强CT和增强MRI对鉴别诊断很有帮助。

2.影像诊断

（1）一般特点。

1）脑内病灶分散，以灰白质交界区为主的肿块。

2)常为多发,也可为单个病灶。

3)硬脑膜转移表现为结节状硬膜肿块并颅骨破坏。

4)软脑膜转移表现为弥散性脑膜播散。

(2)CT 表现。

1)灰白质交界区低或等密度肿块。

2)瘤周水肿明显,易出血。

3)片状、点状或环形强化。

4)硬脑膜病变呈等密度局灶性肿块,骨窗显示邻近颅骨受累。

(3)MRI 表现。

1)T_1 加权像呈低、等信号,T_2 加权像及 FLAIR 图像呈高信号。

2)明显、均匀强化,或片状、点状、环形不均匀强化。

3)瘤周水肿明显,瘤小水肿大。

4)软脑膜转移表现为脑膜明显强化。

(4)鉴别诊断。

1)脑脓肿:与囊性转移瘤相鉴别,脓肿壁多为均匀薄壁,表面张力较大,可呈多房,有感染中毒性症状和实验室检查异常。通常 DWI 表现为高信号,ADC 值降低。

2)脑囊虫病:周围水肿多较轻,增强扫描后可发现囊内点状高密度头节可资鉴别。

3)脑膜炎:炎性脑膜强化与软脑膜转移脑膜强化表现相似,后者多有结节,脑脊液检查和临床表现多不同。

4)多灶性白质脑病:如果病灶不强化,支持非转移性病变。

5)其他需要鉴别的病变:包括脱髓鞘病变、吸收期血肿等。

(三)治疗

1.开颅转移瘤切除术

近年来积极有效的切除颅内转移瘤是所有临床工作者的共识,如何选择适应证关系到患者的预后。①患者全身情况良好,无其他重要器官禁忌证,能耐受全身麻醉者。②病变为单一,位于可切除部位,且估计患者术后不会引起明显的并发症如偏瘫、失语或昏迷等。③原发病灶已切除而无复发,或原发灶虽未切除,但可切除,且颅内压增高症状明显需先行开颅手术切除减轻颅内压增高症状者。④因肿瘤卒中或囊性变导致肢体瘫痪,甚至昏迷者,开颅手术尽可能挽救患者生命。⑤单个孤立性病变,不能明确诊断者应手术切除,确定是否为转移瘤。积极的开颅手术切除颅内转移瘤可延长患者生命,应创造条件,最大限度地予以治疗。

2.姑息性手术

由于患者一般情况差,不能耐受手术或是多个病灶不能应用一个切口手术切除者,可施行姑息性手术治疗;可行开颅减压术或囊腔穿刺抽吸术,前者是最大限度缓解颅内压增高,但效果不很理想;后者适用于囊性转移瘤患者,可采用快速细孔钻颅方法穿刺囊腔放出囊液,手术简便易行,也可为 X-刀或 γ-刀治疗创造条件。

3.一般性治疗

转移瘤患者往往病程较短且伴有明显的脑水肿,使颅内压增高症状出现较早且明显,因此,应用药物治疗缓解颅内压增高症状显得异常重要,临床上常用 20% 甘露醇和激素治疗,根据症状的轻重,可做出不同的选择。

4.X-刀和 γ-刀治疗

近年来由于 X—刀和 γ—刀的应用和发展,使得颅内转移瘤的治疗手段又进一步增多了。其适应证主要是:①患者全身情况差,不能耐受开颅手术。②转移瘤位于重要功能区,手术会造成严重并发症,影响生存质量。③多个转移瘤无法一次手术切除者,或开颅术后又出现其他部位转移瘤,或患者不愿行手术治疗者,或开颅将主要转移瘤切除,对不易同时切除的肿瘤进行辅助性治疗。由于 X—刀和 γ—刀本身的局限性,最好能选择直径在 3～4 cm 的实质性肿瘤,囊性病变者可先穿刺抽吸囊液后再行治疗。

5.放射治疗

是对术后患者的一个很重要的补充,对于不能手术的患者也可予以进行。因为颅内转移瘤以血行转移最为常见,瘤栓可广泛存在于脑血管或脑内,放射可进一步杀灭这些瘤栓。常用 ^{60}Co 或 8 mV X 线治疗。放疗期间可应用脱水药物及激素治疗减轻放疗反应,一般认为单次放疗剂量必须高于 40 Gy 才有效。

6.化疗及放化疗综合治疗

由于血—脑屏障的作用,化疗不是一种有效的手段。而放化疗可优于任何单一的治疗措施,放疗可影响血—脑屏障,为化疗药物进入颅内打开通道,提高了肿瘤区域的药物浓度,从而改善疗效及预后;另外,化疗可杀灭颅外原发病器官的亚临床病灶,控制可见肿瘤灶的发展,与放疗协同作用,改善预后。化疗药物应根据不同的病理类型予以选择,如腺癌可选用 CCNU 加 CMF(环磷酰胺＋甲氨蝶呤＋5-Fu)、CTX(环磷酰胺)、MTX(甲氨蝶呤)或 5-Fu 方案,鳞癌可选用 CCNU 加 POD(PYM、VCR、DOP)方案。

八、中枢神经系统淋巴瘤

(一)概述

中枢神经系统淋巴瘤可继发于全身淋巴瘤,也可原发于中枢神经系统,称为原发中枢神经系统淋巴瘤(PCNSL),罕见,占恶性淋巴瘤的 0.2%～2%。少数情况下可转移到中枢神经系统以外的其他部位。原发中枢神经系统淋巴瘤的发病率正在升高,部分是因为艾滋病和移植患者的增多,男：女＝1.5：1。就诊平均年龄 52 岁(免疫抑制的患者中年龄更小,约 34 岁)。最常见的幕上部位为额叶、深部神经核团;脑室周围也常见;幕下以小脑半球最常见。

颅内恶性淋巴瘤的临床表现为颅内压增高及相应脑损害区的定位体征,而无特异性征象,但有如下特征:①病程短,症状发展迅速,颅内淋巴瘤很快发展致恶性高颅压,自然病程大多在半年以内。②颅内压增高症状出现早,进展快,脑水肿明显。③病变有多发倾向。文献报道,16%～44% 为多发病灶。

(二)影像学检查

1.头颅 X 线片

50% 的患者头颅 X 线片异常,常见松果体移位和颅内压增高的征象,很少见到肿瘤钙化。

2.脑血管造影

多数患者显示异常,主要是因病变造成的血管移位,少数可见到肿瘤染色。

3.CT 扫描检查

(1)单发或多发高密度或等密度块影,边界较清。

(2)瘤周有水肿。

(3)增强后常呈明显均匀强化。

4.MRI 检查

MRI 检查由于具有可进行矢冠轴多方位扫描,分辨率高于 CT 的优点,在了解颅内恶性淋巴瘤的形态与邻近组织关系方面有一定长处。

(1)T_1 加权像上呈等信号或稍低信号,在 T_2 加权像上呈较高或稍高信号,信号较均匀。

(2)瘤周可有水肿,但水肿和占位效应较轻。

(3)注射 GD-DTPA 后,病灶均匀强化,呈"握雪球"状。

(4)部分患者相邻幕上脑室室管膜强化,提示肿瘤已沿室管膜浸润扩展。

5.鉴别诊断

(1)胶质瘤:呈浸润性生长,边界不清,如恶性程度高,瘤周水肿明显,并常伴坏死囊变或出血灶,增强扫描后呈不规则的环形强化,环壁厚薄不均。

(2)脑脓肿:多呈环形强化,根据感染病史及体征与环状强化的淋巴瘤相鉴别。

(3)转移瘤:通常为血行转移,多发生于灰白质交界区,而淋巴瘤多发生于深部白质。转移瘤显著特点,瘤周水肿与瘤体大小不成比例。

（三）治疗

1.手术治疗

(1)手术部分或全切除肿瘤进行减压并不能改变患者的预后;

(2)手术的主要作用是肿瘤活检,大多采用立体定向技术。

2.放射治疗

活检证实后,行全脑放射治疗。

3.化疗

放射＋化疗,可使生存期延长。

第二节　脑血管病

一、海绵状血管瘤

（一）概述

海绵状血管瘤是由一些薄壁的、血管样的组织构成,其间没有神经细胞,可发生在髓内和椎体内,后者又分为活动性椎体血管瘤、压迫脊髓和静止性椎体结构不良性血管瘤病两种,占所有脊髓血管畸形的 5％～12％,在中枢神经系统内发病率为 0.2％～0.4％,平均发病年龄为 35 岁,受损部位多在 T_3～T_9,颈段少见。可能是家族性的或多发的。

(1)急性神经功能障碍,这常常与出血有关。

(2)进行性的、逐步发展的神经功能障碍,并有一种在较严重功能障碍发作以后出现神经功能改善的趋势,也可能发生反复出血,出血后神经功能的恶化可持续数小时或数天。

（3）感觉和运动障碍。

（4）局部疼痛或束带样神经根痛。

（5）10％的妇女在怀孕期可突然发生截瘫。

（二）影像学检查

1.影像学检查目的与方案

（1）影像学检查目的:发现病灶,了解海绵状血管瘤的准确位置、形态、大小、数目及有无合并出血等,为确定治疗方案提供信息。

（2）影像学检查方案:首选 CT 平扫及增强进行筛选,典型者多能诊断出来,不典型者或病灶未能明确检出者可行 MRI 平扫及增强扫描。

2.影像诊断

（1）一般特点。

1）可发生在脑内任何部位,多数位于幕上,少数位于幕下。

2）幕上以颞叶和额叶为最常见位置,幕下以脑桥为常见位置。

（2）CT 检查。

1）平扫多数病灶为边界清楚的圆形或椭圆形等密度或稍高密度,少数为低密度(可能为陈旧性出血或与囊变有关)。

2）病灶无占位效应或占位效应轻微,周围一般无水肿。

3）病灶内常可见斑点状钙化,严重者可全部钙化成"脑石"。

4）密度常不均匀。

5）增强扫描强化程度不一致,强化程度主要与血栓形成的情况以及钙化有关。病变周围胶质增生部分增强后呈相对低密度。

（3）MRI 表现。

1）T_1 加权像呈略低或低等混杂信号,T_2 加权像呈高信号或混杂信号。

2）T_2 加权像病灶周围可见由出血所致含铁血黄素沉着而形成的环状低信号包绕。

3）合并出血时 MRI 信号比较复杂。

4）海绵状血管瘤周围一般无水肿。

5）增强扫描首先呈局部强化,然后向其他部位和全病灶扩散。

6）病灶内因不同时期的出血导致病灶中央部到外周混杂信号排列,如"爆米花"状,具有特征性表现。

（三）治疗

发生于脊髓的无症状性海绵状血管畸形不需要特殊治疗。颅内海绵状血管畸形每人每年发生出血的危险性据估计为 0.25％～0.8％。尽管在无症状性病变的患者有发生神经功能恶化的危险,但危险性似乎并不高。

有症状的患者,特别是在因出血而出现反复发作的神经功能恶化的患者,进行外科手术效果较好。海绵状血管瘤的治疗以外科手术为主。γ—刀对海绵状血管瘤治疗有效。

二、动静脉畸形

(一)概述

脑动静脉畸形(AVM),因在脑内的畸形血管团两端有明显的供血的输入动脉和回流血液的输出静脉,故通常称之为脑动静脉畸形。它占自发性蛛网膜下隙出血的 20％～30％,是一种最常见的脑血管畸形。动静脉畸形常见的症状和体征如下。

1.出血

动静脉畸形出血的发生率为 20％～88％,并且多为首发症状。动静脉畸形越小、越易出血,这是因为动静脉畸形小,其动静脉管径小,在动静脉短路处的动脉压的下降不显著,小静脉管壁又薄,难以承受较高动脉压力的血液冲击,故易发生破裂出血。

2.癫痫

多发生在 30 岁以上患者,癫痫可发生在出血之前或出血之后,亦可发生在出血时。癫痫的发生率与动静脉畸形的部位及大小有关。

3.头痛

60％以上的动静脉畸形患者有长期头痛史,其中 15％～24％为首发症状。头痛常限于一侧,一般表现为阵发性非典型的偏头痛,可能与脑血管扩张有关。出血时的头痛较为剧烈且伴有呕吐。

4.进行性神经功能障碍

约 40％的病例可出现进行性神经功能障碍,多表现为进行性轻偏瘫、失语、偏侧感觉障碍和同向偏盲等。

5.颅内血管杂音

部分患者在颅外可听到持续性血管杂音,并在收缩期杂音增强,少数患者自己亦能感觉到颅内血管杂音。

6.智力减退

巨大的动静脉畸形由于累及大脑组织范围广泛,可导致智力减退。

7.颅内压增高

动静脉畸形虽非肿瘤,但亦有一定体积,并且逐渐扩大,少数患者可出现颅内压增高的表现,这主要是由于静脉压增高,动静脉畸形梗阻脑脊液循环造成脑积水;蛛网膜下隙出血产生交通性脑积水;出血后血肿形成。

8.其他

少数患者可出现眼球突出、头晕耳鸣、视力障碍、精神症状、脑神经麻痹、共济失调及脑干症状等。小儿可因大型动静脉畸形静脉血回流过多而右心衰竭。

年龄在 40 岁以下的突发蛛网膜下隙出血,出血前有癫痫史或轻偏瘫、失语、头痛史,而无明显颅内压增高者,应高度怀疑动静脉畸形,但确诊有赖于脑血管造影、CT 及 MRI 检查。

(二)影像学检查

1.影像学检查的目的与方案

(1)影像学检查目的:CT 平扫及增强扫描发现并确定诊断,了解病灶有无合并出血及其他畸形。MRI 能很好地显示病变及其与脑部解剖的关系,为切除动静脉畸形(AVM)选择手术入路提供依据。血管造影可以了解畸形血管团的大小、范围、供血动脉、引流静脉及血流速度。还可发现对侧盗血现象。

（2）影像学检查方案：CT 扫描可作为首选用于怀疑 AVM 患者的筛选,病灶明显的,行增强扫描及 CTA 后多能明确诊断并提供 AVM 畸形血管的供血动脉、范围引流等信息,MRI 扫描及增强,MRA 技术与 CT 技术作用相仿,对 CT 未能观察到的较小病灶者进一步行 MRI 平扫及增强检查能提高检出率,但无论 CT 和 MRI 对病灶检出与否,都需要进行 DSA 了解畸形血管团的情况。

2.影像诊断

（1）一般特点。

1）幕上多见,以大脑中动脉分布区脑皮质为常见部位。

2）幕下少见,见于脑干和小脑。

3）病变大小差异大,大小为 2～5 cm。

（2）CT 表现。

1）平扫表现为形态不规则的团块状、蜂窝状、结节状、条索状、斑片状或斑点状病灶。

2）密度可为高、混杂和低密度。

3）周边脑组织萎缩。

4）病灶内可见钙化。

5）病灶破裂出血可形成血肿。

6）增强扫描畸形血管团可见明显强化,其强化表现包括不规则斑片状、团块状、结节样、类圆形、斑点状,部分周围尚见条索状、蚯蚓状、环形强化的迂曲血管影,少数尚可显示粗大引流血管。

7）CTA 能清楚地显示网状、迂曲像扩张的强化畸形血管团,还可显示与之相连的供血动脉主干及分支及粗大的引流静脉。

（3）MRI 表现。

1）畸形血管在 T_1 加权像与 T_2 加权像上均显示无信号暗区。

2）病灶周围可见含铁血黄素沉着带,T_2 加权像呈低信号。

3）合并出血时,血肿信号随血肿的期龄演变。

4）MRI 增强与 CT 增强扫描表现相似。

5）MRI 血管造影能显示增多的迂曲紊乱血管影及血管团所在部位,多呈团块状,少数呈蜂窝状、条索状。可显示部分粗大的引流静脉影及所汇入的静脉窦,但明显不如畸形血管团、供血动脉显示清晰。

（4）DSA 表现。

1）数字减影血管造影可以清楚显示畸形血管团的大小、范围、供血动脉、引流静脉及血流速度。

2）为动静脉畸形确诊的金标准。

（三）治疗

1.保守治疗

对于年龄较大,仅有癫痫症状者或位于脑重要功能区及脑深部病变或病变广泛深在不适宜手术者,均应采用保守治疗。保守治疗的主要目的是防止或制止出血及再出血,控制癫痫、缓解症状等。

2.放射治疗

对于不宜手术者,可采用高能照射、阳离子或 γ 线照射。其目的是通过放射治疗,使病变血管内皮增生,血管壁增厚以期形成血栓而闭塞。

3.外科治疗

从脑动静脉畸形的自然病史、保守治疗及放射治疗的效果来看,有必要进行手术治疗。理想的治疗方法应符合以下条件:①能防止病变再出血。②能消除"脑盗血"现象,改善脑供血情况。③能尽可能避免损坏正常脑组织,保持脑功能完善。④缓解增高了的颅内压。但是由于脑动静脉畸形的部位、大小等情况,目前治疗方法没有一种能绝对达到上述要求。外科治疗的目的及原则即防止再出血、消除脑盗血、改善脑缺血等。脑动静脉畸形外科治疗方法包括:①动静脉畸形切除术。②动静脉畸形供血动脉结扎术。③人工栓塞术。④采用立体定向技术联合治疗。⑤单纯血肿清除术等。

三、动脉瘤

(一)概述

颅内动脉瘤是由于局部血管异常改变产生的脑血管瘤样突起,是一种神经外科常见的脑血管疾病。主要见于成年人(30～60 岁),青年人较少。其主要症状多由于动脉瘤破裂出血引起,部分是由于瘤体压迫脑血管痉挛及栓塞造成。动脉瘤出血时轻者渗血,重者则由于囊壁破裂造成大出血,并常伴有脑挫裂伤、水肿、血肿及脑疝。动脉瘤居于脑血管意外患者中的第三位,仅次于脑血栓形成及高血压脑出血。单纯蛛网膜下隙出血占 85%;颅内血肿占 15%。

动脉瘤发病原因尚不十分清楚。动脉壁先天缺陷学说认为,颅内 Willis 环的动脉分叉处的动脉壁先天性平滑肌层缺乏。动脉壁后天性退变学说则认为,颅内动脉粥样硬化和高血压,使动脉内弹力板发生破坏,渐渐膨出形成囊性动脉瘤。此外,身体的感染病灶如细菌性心内膜炎、肺部感染等,感染性栓子脱落,侵蚀脑动脉壁而形成感染性动脉瘤;头部外伤也可导致动脉瘤形成。但临床均少见。

先天性脑动脉瘤患者在破裂出血之前,90%的患者没有明显的症状和体征,只有极少数患者,因动脉瘤影响到邻近神经或脑部结构而产生特殊的表现。如巨大型动脉瘤可引起颅内压增高的症状。动脉瘤症状和体征大致可分为破裂前先兆症状、破裂时出血症状、局部定位体征以及颅内压增高症状等。

1.先兆症状

有 40%～60%的动脉瘤在破裂之前有某些先兆症状,这是因为动脉瘤在破裂前往往有一个突然扩大,或漏血及脑局部缺血的过程。这些先兆症状在女性患者中出现的机会较多,青年人较老年人发生率高。各部位动脉瘤以颈内动脉—后交通动脉动脉瘤出现先兆症状的发生率最高,后部循环的动脉瘤出现先兆症状最少。概括起来先兆症状可分为 3 类:①动脉瘤漏血症状:表现为头痛、恶心、颈部僵硬疼痛、腰背酸痛、畏光、乏力及嗜睡等。②血管性症状:表现为局部头痛、眼面痛、视力下降、视野缺损和眼球外肌麻痹等,这是由于动脉瘤突然扩大引起的。最有定侧和定位意义的先兆症状为眼外肌麻痹,但仅发生在 7.4%的患。③缺血性症状:表现为运动障碍、感觉障碍、幻视、平衡功能障碍、眩晕等。

2.出血症状

有80%～90%的动脉瘤患者是因为破裂出血引起蛛网膜下隙出血才被发现,故出血症状以自发性蛛网膜下隙出血的表现最多见。出血症状的轻重与动脉瘤的部位、出血的急缓及程度等有关。

3.局部定位症状

动脉瘤破裂前可有直接压迫邻近结构而出现症状,尤其是巨大型动脉瘤。破裂后可因出血破裂或血肿压迫脑组织以及脑血管痉挛等而出现相应的症状。而这些症状与动脉瘤的部位、大小有密切关系,故在诊断上这些症状具有定位意义。

4.颅内压增高症状

一般认为动脉瘤的直径超过2.5 cm以上的未破裂的巨大型动脉瘤或破裂动脉瘤伴有颅内血肿时可引起颅内压增高。

5.特殊表现

动脉瘤有时会出现一些特殊表现。例如,颈内动脉动脉瘤或前交通动脉动脉瘤可出现头痛、双颞侧偏盲、肢端肥大、垂体功能低下等类鞍区肿瘤的表现。个别病例亦可以短暂性脑缺血发作为主要表现;少数患者在动脉瘤破裂出血后可出现急性精神障碍,表现为急性精神错乱、定向力障碍、兴奋、幻觉、语无伦次及暴躁行为等。

(二)影像学检查

1.影像学检查目的与方案

(1)影像学检查目的:发现病灶,了解动脉瘤的准确位置、形态、内径、数目、血管痉挛及有无合并蛛网膜下隙出血等,为确定手术方案提供信息。

(2)影像学检查方案:CT平扫加增强扫描对病灶的检出率较高,可以作为怀疑动脉瘤患者的初步筛选手段,在CT未能检出者,可行MRI,其检出率优于CT。CTA及MRA可以从不同角度了解动脉瘤与载瘤动脉的关系,常用于颅内动脉瘤筛选。DSA是确诊颅内动脉瘤的必须方法,对判断动脉瘤的准确位置、形态、内径、数目、血管痉挛和确定手术方案十分重要。

2.影像诊断

(1)一般特点。

1)颅内动脉瘤主要为囊性动脉瘤。

2)呈圆形或浆果状起于动脉分叉处。

3)脑底动脉环和大脑中动脉分叉处最常见。

(2)CT表现。

1)平扫表现为边界清晰的类圆形高密度影。

2)病灶内有时可见密度较高的血栓或血管壁钙化灶形成。

3)增强扫描病灶和脑血管强化程度一致。

4)病灶周围无水肿。

5)合并自发性蛛网膜下隙出血时,可见脑池、脑沟内有高密度灶。

(3)MRI表现。

1)无血栓形成者 T_1 加权像和 T_2 加权像均因血管流空而呈无信号。

2)血栓形成时因时期不同呈现不同信号。

3)CTA、MRA、DSA 可以清楚地看到瘤体与载瘤动脉的关系。

（三）治疗

1.非手术治疗

主要目的在于防止再出血和控制动脉痉挛等。适用于下列情况：①患者病情不适合手术或全身情况不能耐受开颅。②诊断不明确，需进一步检查。③患者拒绝手术或手术失败。④作为手术前后的辅助治疗手段。

2.手术治疗

（1）颅内动脉瘤患者发生了蛛网膜下隙出血应早期手术（夹闭瘤蒂或栓塞动脉瘤）；给钙拮抗剂（术前及术后）；TCD 监测；术中采取保护脑的措施；术后扩容治疗等。

（2）手术方式：开颅处理动脉瘤、经皮动脉穿刺血管内介入栓塞动脉瘤、颅外结扎动脉减少动脉瘤的供血。

（3）手术时机：有蛛网膜下隙出血的Ⅰ、Ⅱ级患者越早手术越好，以防再出血；有意识障碍及神经系统体征、严重脑膜刺激征者一旦临床情况稳定并有好转的，应即刻手术；对Ⅴ级患者除非有危及生命的血肿需要清除，否则，无论手术与否效果都不好。

四、烟雾病

（一）概述

烟雾病是指一组原因不明的颅底动脉进行性狭窄以致闭塞，导致颅底出现异常血管网为特点的脑血管疾病。临床上儿童及青少年以脑缺血、梗死为特征，成人则常以颅内出血为首发症状。

迄今，有关此病的病因尚不完全清楚，并且各个学者对此病的观点也不一致，概括起来有以下两种观点：即先天性脑血管畸形和后天性多病因性疾病。

血管中层平滑肌细胞的破坏、增生与再破坏、再增生，反复进行可能是烟雾病发病的形态学基础。当血管狭窄或闭塞形成时，侧支循环逐渐建立，形成异常血管网，多数异常血管网是一些原始血管的增多与扩张形成的。当血管闭塞较快以至于未形成足够的侧支循环进行代偿供血时，那么，临床上就表现为脑缺血的症状。若血管闭塞形成后，其近端压力增高，造成异常脆弱的、菲薄的血管网或其他异常血管破裂，临床上就出现颅内出血的症状。当颅内大动脉完全闭塞时，侧支循环已建立，病变就停止发展。由于病变的血管性质不同，病变的程度不一，侧支循环形成后在长期血流障碍的作用下，新形成的血管又可发生病变，故其临床症状可表现为反复发作或交替出现。

本病没有特征性的临床症状与体征，大致可分为缺血性与出血性两组表现，而缺血性表现与一般颅内动脉性缺血表现相似，出血组也无异于一般的颅内出血。

烟雾病是指病变部位相同、病因及临床表现各异的一组综合征。烟雾病这一诊断仅是神经放射学诊断，不是病因诊断，凡病因明确者，应单独将病因排在此综合征之前。仅根据临床表现是难以确诊此病的，确诊有赖于脑血管造影，有些患者是在脑血管造影中无意发现而确诊的。凡无明确病因，出现反复发作性肢体瘫痪或交替性双侧偏瘫的患儿，以及自发性脑出血或脑梗死的青壮年,不论其病变部位位于幕上还是幕下,均应首先考虑到此病的可能,并且均应行脑血管造影。至于病因诊断,除详细询问病史外,尚需要其他辅助检查如血常规、脑脊液血清钩端螺旋体凝溶试验、结核菌素皮试等。由于脑电图及 CT 检查均没有特异性,故早期诊断比较困难。

(二)影像学检查

1.脑血管造影术

脑血管造影是确诊此病的主要手段,其脑血管造影表现的特点如下。

(1)双侧颈内动脉床突上段和大脑前、中动脉近端有严重的狭窄或闭塞:以颈内动脉虹吸部 C_1 段的狭窄或闭塞最常见,几乎达 100%,延及 C_2 段者占 50%,少数患者可延及 C_3、C_4 段。而闭塞段的远端血管形态正常。双侧脑血管造影表现基本相同,但两侧并非完全对称。少数病例仅一侧出现上述血管的异常表现。一般先始于一侧,以后发展成双侧,先累及 Willis 环的前半部,以后发展到其后半部,直至整个动脉环闭塞,造成基底核、丘脑、下丘脑和脑干等多数脑底穿通动脉的闭塞,形成脑底部异常的血管代偿性侧支循环。

(2)在基底核处有显著的毛细血管扩张网:即形成以内外纹状体动脉及丘脑动脉、丘脑膝状体动脉、前后脉络膜动脉为中心的侧支循环。

(3)有广泛而丰富的侧支循环形成,包括颅内、外吻合血管的建立:其侧支循环通路有以下三类:①当颈内动脉虹吸部末端闭塞后,通过大脑后动脉与大脑前、中动脉终支间吻合形成侧支循环。②未受损的动脉环及虹吸部的所有动脉分支均参与基底核区的供血,构成侧支循环以供应大脑前、中动脉所属分支,因此,基底核区形成十分丰富的异常血管网是本病的最重要的侧支循环通路。③颈外动脉的分支与大脑表面的软脑膜血管之间吻合成网。

2.CT 检查

烟雾病在 CT 扫描中主要表现为缺血性和出血性改变,可单独或合并出现以下几种表现。

(1)多发性脑梗死:这是由于不同部位的血管反复闭塞所致,多发性脑梗死可为陈旧性,亦可为新近性,并可有大小不一的脑软化灶,多位于大脑前、中动脉供血区。

(2)继发性脑萎缩:多为局限性的脑萎缩。这种脑萎缩与颈内动脉闭塞的范围有直接关系,并且颈内动脉狭窄越严重,血供越差的部位,脑萎缩则越明显。而侧支循环良好者,CT 上可没有脑萎缩。脑萎缩好发于颞叶、额叶和枕叶,2~4 周达高峰,以后逐渐好转。其好转的原因可能与侧支循环建立有一定的关系。

(3)脑室扩大:约半数以上的患者出现脑室扩大,扩大的脑室与病变同侧,亦可为双侧,脑室扩大常与脑萎缩并存。脑室扩大与颅内出血有一定的关系,严重脑萎缩伴脑室扩大者,以往没有颅内出血史,而轻度脑萎缩伴明显脑室扩大者,以往均有颅内出血史。这可能是蛛网膜下隙出血后的粘连,影响了脑脊液的循环所致。

(4)颅内出血:有 61.6%~77.3% 的烟雾病患者可发生颅内出血。以蛛网膜下隙出血最多见,约占 60%,脑室内出血亦较常见,占 28.6%~60%,多合并蛛网膜下隙出血,其中 30% 的脑室内出血为原发性脑室内出血。此乃菲薄的异常血管网破裂所致。脑内血肿以额叶多见,形状不规则,大小不一致。邻近脑室内者,可破裂出血,血肿进入脑室。邻近脑池者可破裂后形成蛛网膜下隙出血。

(5)强化 CT 扫描:可见基底动脉环附近的血管变细,显影不良或不显影。基底核区及脑室周围可见点状或弧线状强化的异常血管团,分布不规则。

3.MRI 检查

MRI 可显示烟雾病以下病理形态变化:①无论陈旧性还是新近性脑梗死均呈长 T_1 与长 T_2,脑软化灶亦呈长 T_1 与长 T_2。在 T_1 加权像上呈低密度信号,在 T_2 加权像上则呈高信号。②颅内出血者在所有成像序列中均呈高信号。③局限性脑萎缩以额叶底部及颞叶最明显。④颅底部异常血管网因流空效应而呈蜂窝状或网状低信号血管影像。⑤MRA 可以清晰地显示颈内动脉和大脑前、中动脉的狭窄和阻塞的范围和程度,同时可以了解颅底动脉血管网和侧支循环的情况。

(三)治疗

1.急性期

对于出血组患者除脑实质内血肿较大造成脑受压者需要外科手术清除血肿,及伴有意识障碍的脑室内出血可考虑脑室引流外,一般情况下在急性期多采用保守治疗,治疗措施与其他脑血管病类似。但应当指出,此病的基本病理表现为缺血,对临床出现梗死者,因异常血管网的存在,随时有发生出血的可能,故应考虑到缺血与出血并存的特点,决定具体治疗方法。

2.恢复期

(1)超声治疗:发病后,经过脱水等治疗后,意识清楚和精神较好时(发病 10 天后)可采用超声治疗。若患者无意识障碍应及早采用颅脑超声治疗。

(2)体疗:对于恢复期患者,加强功能锻炼是很重要的,应该注意早锻炼。既要持之以恒又要循序渐进,根据病情选择锻炼方法。

(3)其他疗法:可试用针灸、推拿以及离子透入等方法,促进功能恢复。

3.手术治疗

一般认为病程相对较短,病变范围小,尚未出现不可逆神经症状者可考虑手术治疗,经内科治疗后仍反复发作或疗效不佳者,亦可考虑手术治疗,以缺血发作为主的小儿病例最适于外科治疗。成人病例术后常再出血,因此,是否手术尚无定论。

五、蛛网膜下隙出血

(一)概述

蛛网膜下隙出血(SAH)是由于多种原因使血液进入颅内或椎管内的蛛网膜下隙所引起的综合征,分原发性和继发性两种。原发性蛛网膜下隙出血是由于脑表面和脑底的血管破裂出血,血液直接流入蛛网膜下隙所致。继发性蛛网膜下隙出血是因脑实质出血,血液穿破脑组织进入到蛛网膜下隙或脑室引起。

引起蛛网膜下隙出血的原因很多,主要原因有动脉瘤破裂出血,约占 52%;脑血管畸形破裂出血约占 10%;高血压动脉硬化、烟雾病和肿瘤等出血;不明原因出血占 9%~20%;血液病、颅内感染、药物中毒等造成蛛网膜下隙出血者也偶见。临床上主要有以下表现。

1.出血症状

发病前多数患者有情绪激动、用力排便和咳嗽等诱因。发病突然,剧烈头痛、恶心呕吐、面色苍白、全身冷汗。半数患者可出现精神症状,如烦躁不安、意识模糊和定向力障碍等。以一过性意识障碍多见,严重者呈昏迷状态,甚至出现脑疝而死亡。20％出血后有抽搐发作。有的还可出现眩晕、项背痛或下肢疼痛。脑膜刺激征明显,常在蛛网膜下隙出血后 1～2 天出现。多数患者出血后经对症治疗,病情逐渐稳定,意识情况和生命体征好转,脑膜刺激症状减轻。

2.脑神经损害

以一侧动眼神经麻痹常见,占 6％～20％,提示存在同侧颈内动脉后交通动脉动脉瘤或大脑后动脉动脉瘤。

3.偏瘫

在出血前后出现偏瘫和轻偏瘫者约占 20％,是因为病变或出血累及运动区皮质或其传导束所致。

4.视力视野障碍

蛛网膜下隙出血可沿视神经鞘延伸,眼底检查可见玻璃体膜下片状出血,发病后 1 小时内即可出现,引起视力障碍。10％～20％可见视盘水肿。当视交叉、视束或视放射受累时产生双颞偏盲或同向偏盲。

5.颅内杂音

约 1％的颅内动静脉畸形和颅内动脉瘤可出现颅内杂音。部分蛛网膜下隙出血发病后数日可有低热。

(二)影像学检查

1.影像学检查目的与方案

(1)影像学检查目的:发现并诊断是否存在蛛网膜下隙出血,寻找出血的病因。

(2)影像学检查方案:急性蛛网膜下隙出血需要行头颅 CT 检查。某些部位的病灶因 CT 伪影等影响,可行 MRI 检查,但发病 1 周的蛛网膜下隙出血在 MRI 很难查出,MRI 结合 MRA 可作为了解出血原因的筛选手段。DSA 是确定自发性蛛网膜下隙出血病因的必须的重要手段。对自发性蛛网膜下隙出血应该作为常规检查。

对 CT 已确诊的蛛网膜下隙出血不需要做腰穿,不能确诊时,在颅内压不高的情况下,行腰穿确诊。

2.影像诊断

(1)一般特点:出血常位于基底池、侧裂池和脑沟。

(2)脑血管造影:一般在出血 1～2 周后进行,可以明确出血的原因,如动脉瘤、动静脉畸形等,多不能发现造影剂向血管外溢的表现。

(3)CT 检查:CT 平扫表现为蛛网膜下隙呈高密度影,可位于基底池、外侧裂池、脑沟、四叠体池和半球纵裂处。出血量多时可充填上述蛛网膜下隙形成类似脑池造影。出血密度的高低和出血量、红细胞比容和被脑脊液稀释的程度有关。随着时间的推移,出血的密度逐渐变为正常。CT 在明确蛛网膜下隙出血的同时,还有助于确定出血的来源。

(4)MRI 检查:MRI 对于急性蛛网膜下隙出血的现实存在争议,在急性期 MRI 对于蛛网膜下隙出血不很敏感,在亚急性期和慢性期显示较好,在 T_1 和 T_2 加权图像表现为高信号。反复的慢性蛛网膜下隙出血和脑室内出血可引起含铁血黄素和铁蛋白在大脑、小脑、脑干、颅神经和脊髓表面的软脑膜上沉着,在 T_2WI 上表现为这些结构的表现上形成线状低信号。

（三）治疗

1.治疗重点

（1）蛛网膜下隙出血一旦发生，如系动脉瘤所致，易在两周内再出血，第一次出血后的死亡率约 12%。

（2）首次出血后的生存者中 69% 发生再出血，死亡率为 72%。

（3）需解决问题：颅内容量增加、梗阻性脑积水、化学性炎性反应、脑血管痉挛、丘脑下部功能紊乱、自主神经功能紊乱、后期交通性脑积水。

（4）核心治疗：及早明确出血来源，消除病因是治疗的关键所在。

2.外科治疗原则

蛛网膜下隙出血的原因大多需外科治疗，但并不都适宜手术治疗，不同病因有不同的治疗原则。

（1）有条件的医疗单位，SAH 患者应由神经外科医师首诊，并收住院诊治；如为神经内科首诊者，亦应请神经外科会诊，尽早查明病因，进行治疗。

（2）SAH 的诊断检查首选颅脑 CT，动态观察有助了解出血吸收、再出血、继发损害等。

（3）临床表现典型，而 CT 无出血征象，可谨慎腰穿 CSF 检查，以获得确诊。

（4）条件具备的医院应争取做脑血管影像学检查，怀疑动脉瘤时须尽早行 DSA 检查，如患者不愿做 DSA 时也可先行 MRA 或 CTA。

（5）积极的非手术治疗有助于稳定病情和功能恢复。为防再出血、继发出血等，可考虑抗纤溶药与钙通道阻滞剂合用。

（6）依据脑血管异常病变、病情及医疗条件等，来考虑选用血管内介入治疗、开颅手术或放射外科等治疗。

第三节　颅脑外伤

一、颅骨损伤

（一）概述

颅骨骨折在闭合性颅脑损伤中占 15%～40%，在重度颅脑损伤中约占 70%。重要的是同时发生的脑膜、血管、脑及脑神经损伤。颅骨骨折的部位和类型有利于对受伤机制及病情的判断。

颅骨骨折的发生机制主要有两种形式：①局部弯曲变形引起骨折：当外力打击颅骨时，先是着力点局部内陷，而作用力停止时颅骨又迅速弹回而复位，当外力较大使颅骨变形超过其弹性限度，则首先在作用点的中央发生内板断裂继而周边外板折断，最后中央部的外板及周边部的内板亦发生断裂。②普遍弯曲变形引起的骨折：头颅的骨质结构及形状近似一个具有弹性的球体，颅骨被挤压在两个以上的力量之间，可引起头颅的整个变形。当颅骨的变形超过其弹性限度则发生骨折。当暴力为左右方向时，骨折线往往垂直于矢状线，常通过颞部及颅底。当暴力是前后方向时，骨折线是纵向，与矢状线平行，并往往伸延到枕骨鳞部。当暴力为上下方向时,可由脊柱之对抗力而造成颅底的环形骨折。

1.颅盖骨折

有多种形式,除开放性及某些凹陷性颅盖骨折,在临床上可能显示骨折的直接征象外,闭合性骨折往往只显示骨折的间接征象,其确诊常有赖于X线或CT检查。

(1)闭合性颅盖骨折的临床表现:骨折处头皮肿胀,自觉疼痛,并有压痛。线形骨折的表面,常出现头皮挫伤和头皮血肿。

凹陷骨折多发生于额部及顶部,受伤部位多伴有头皮挫伤和血肿。触诊时常可摸及骨质下陷,可出现骨片浮动感或骨擦音。但切忌反复、粗暴操作,不应为获得此项体征而增加脑组织损伤甚至出血的危险。在单纯头皮血肿触诊时,常有中央凹入感,易误诊为凹陷骨折,此时需拍颅骨切线位片加以鉴别。

(2)开放性颅盖骨折:多发生于锐器直接损伤,少数为火器伤。受伤局部之头皮呈全层裂开,其下可有各种类型的颅骨骨折。伤口内可有各种异物如头发、碎骨片、泥土及布屑等。此种骨折硬脑膜如完整称为开放性颅骨骨折;当硬脑膜也有破裂时则称为开放性颅脑损伤。累及大静脉窦的粉碎骨折,可引起致命性大出血。

2.颅底骨折

以线形骨折为主,因骨折线常通向鼻窦或岩骨乳突气房,由此分别与鼻腔或外耳道连通,亦称为内开放性骨折。其临床表现虽然都是骨折的间接征象,却是临床确诊的重要依据。颅底骨折依其发生部位不同,分为颅前窝骨折、颅中窝骨折和颅后窝骨折,临床表现各有特征,兹分述如下。

(1)颅前窝骨折的临床征象:前额部皮肤有挫伤和肿胀,伤后常有不同程度的口鼻出血。如颅前窝底部骨折撕裂颅底部脑膜及鼻腔黏膜时,即出现脑脊液鼻漏,脑脊液常与血液相混,而呈淡红色,滴在吸水纸上有浸渍圈,因含糖可用尿糖试纸测试。偶尔气体由鼻窦经骨折线进入颅腔内,气体分布于蛛网膜下隙、脑内或脑室内,称为外伤性颅内积气。

伤后逐渐出现眼睑的迟发性皮下淤斑,俗称"熊猫眼"征。出血因受眶筋膜限制,而较少扩展至眶缘以外,且常为双侧性,应与眼眶部直接软组织挫伤鉴别。眶顶骨折后,眶内出血,还可使眼球突出,如出血在球结膜之下由后向前延伸,血斑常呈扇形分布,其基底位于内外眦,后界不明,而尖端指向角膜及瞳孔,亦常为双侧性,检查时,淤斑不随之移动。这一特征可与直接眼部挫伤所致球结合膜触动球结合膜内片状出血相区别。

骨折线累及筛板,撕裂嗅神经导致嗅觉丧失,当骨折线经过视神经孔时,可因损伤或压迫视神经而导致视力减退或丧失。颅前窝骨折也常伴有额极及额叶底面的脑挫裂伤,以及各种类型的颅内血肿。

(2)颅中窝骨折的临床征象:临床上常见到颞部软组织肿胀,骨折线多限于一侧颅中窝底,亦有时经蝶骨体达到对侧颅中窝底。当骨折线累及颞骨岩部时,往往损伤面神经和听神经,出现周围性面瘫、听力丧失、眩晕或平衡障碍等。如骨折线经过中耳和伴有鼓膜破裂时,多产生耳出血和脑脊液耳漏,偶尔骨折线宽大,外耳道可见有液化脑组织溢出。临床上应仔细检查,以除外外耳道壁裂伤出血或因面颌部出血流入外耳道所造成的假象。如岩部骨折鼓膜尚保持完整时,耳部检查可发现鼓膜呈蓝紫色,血液或脑脊液可经耳咽管流向鼻腔或口腔,需注意与筛窦或蝶窦骨折伴发的脑脊液漏相鉴别。

骨折线经过蝶骨,可损伤颈内动脉产生颈内动脉海绵窦瘘,表现为头部或眶部连续性杂音、搏动性眼球突出、眼球运动受限和视力进行性减退等。颈内动脉损伤亦可形成海绵窦段颈内动脉瘤,动脉瘤破裂后又形成颈内动脉海绵窦瘘。有时颈内动脉损伤或外伤性颈内动脉瘤突然破裂,大量出血经骨折缝隙和蝶窦涌向鼻腔,发生致死性鼻腔大出血,如不能果断、迅速地控制和结扎颈总动脉,患者将死于出血性休克。

当眶上裂骨折时,可损伤动眼、滑车、展神经以及三叉神经第一支,出现眼球运动障碍和前额部感觉障碍,即为眶上裂综合征。

颅中窝骨折,如损伤下丘脑的视上核和垂体柄时,可产生外伤性尿崩症,患者表现为长期的多饮、多尿。

(3)颅后窝骨折的临床征象:常有枕部直接承受暴力的外伤史,除着力点的头皮挫伤外,数小时后可在枕下或乳突部出现皮下淤血(Battle 征),骨折线经过枕骨鳞部和基底部,亦可经过颞骨岩部向前达颅中窝底。骨折线累及斜坡时,可于咽后壁见到黏膜下淤血,如骨折经过颈内静脉孔或舌下神经孔,可分别出现吞咽困难、声音嘶哑或舌肌瘫痪。骨折累及枕骨大孔,可出现延髓损伤的症状,严重时,伤后立即出现深昏迷、四肢弛缓、呼吸困难,甚至死亡。

(二)影像学检查

1.X 线检查

颅骨 X 线检查可以确定有无骨折和其类型,亦可根据骨折线的走行来判断颅内结构的损伤情况,以及合并颅内血肿的可能性,便于进一步检查和治疗。

颅骨摄片时,一般应摄常规的前后位和侧位片,有凹陷骨折时,为了解其凹陷的深度应摄以骨折部位为中心的切线位片。当怀疑枕骨骨折和人字缝分离时,需摄额枕半轴位或汤氏(Towne)位;如前额部着力,伤后一侧视力障碍时,应摄视神经孔位;眼眶部骨折摄柯氏位,疑诊颅底骨折时,如病情许可,应摄颏顶位。

颅盖骨折经颅骨 X 线检查确诊率为 95%～100%,骨折线的部位和分支不规则,边缘比较锐利,借此可与颅骨的血管沟纹鉴别。当骨折线经过脑膜中动脉主干及其分支、横窦沟或矢中线时,应警惕合并硬膜外血肿。线形骨折也要与颅缝区别,颅缝有特定部位,呈锯齿状,内板缝的投影亦不如骨折线清晰锐利。颅缝分离较骨折少见,常见于儿童及青少年,多发生于人字缝、矢状窦和冠状缝,表现为颅缝明显增宽,或有颅缝错位或重叠,两侧颅缝宽度相差 1 mm 以上或宽度超过 1.5 mm 即可诊颅缝分离。颅盖部凹陷骨折可为全层或仅为内板向颅内凹陷,呈环形或星形,借切线位片了解其深度,结合临床症状分析伴发的脑损伤。

颅底骨折经 X 线检查确诊率仅为 50%左右。诊断时必须结合临床表现,即使颅骨 X 线片未发现骨折线,如临床表现符合,亦应确定为颅底骨折。当骨折线经过额窦、筛窦、蝶窦和岩骨时,应注意是否伴发脑脊液漏,并警惕这类内开放性颅骨骨折有并发颅内感染的可能。另外,阅片时还要注意颅底骨折的间接征象,如颅底骨折脑脊液漏可出现鼻窦和(或)乳突积液表现,窦腔混浊,密度增高。鼻窦或乳突损伤,可于颅骨周围或颅内出现气体。颅内积气如果不是穿入骨折所致,则属内开放性骨折。

2.颅脑 CT 检查

CT 扫描采用观察软组织和骨质的两种窗位,有利于发现颅骨 X 线片所不能发现的骨折,尤其是颅底骨折。CT 扫描可显示骨折缝隙的大小、走行方向,同时可显示与骨折有关的血肿,受累肿胀的肌肉。粉碎性骨折进入脑内的骨片也可通过 CT 扫描三维定位而利于手术治疗。CT 扫描还是目前唯一能显示出脑脊液漏出部位的方法。如采用碘剂脑池造影 CT 扫描则可更清晰地显示。扫描时应注意不同部位采用不同方法。额窦最好应用轴位,筛窦、蝶窦及中耳鼓室盖部的骨折观察一般采用冠状扫描。

(三)治疗

1.颅盖部线形骨折

闭合性颅盖部单纯线形骨折,如无颅内血肿等情况,不需手术治疗,但应注意观察颅内迟发性血肿的发生。开放性线形骨折,如骨折线宽且有异物者可钻孔后清除污物,咬除污染的颅骨以防并发感染,如有颅内血肿按血肿处理。

2.凹陷骨折

凹陷骨折的手术指征:①骨折片下陷压迫脑中央区附近或其他重要功能区,或有相应的神经功能障碍者。②骨折片下陷超过 1 cm(小儿 0.5 cm)或因大块骨片下陷引起颅内压增高者。③骨折片尖锐刺入脑内或有颅内血肿者。④开放性凹陷粉碎骨折,不论是否伴有硬脑膜与脑的损伤均应早期手术。位于静脉窦区的凹陷骨折,对于无明显受压症状的轻度凹陷骨折,不必进行复位手术。对于骨折凹陷深,患者出现下肢单瘫、截瘫或四肢瘫,需要解除骨折片的压迫时,才是手术适应证。但术前必须周密考虑,充分准备,切忌简单从事,以免术中大出血招致死亡的不幸后果。

3.颅底骨折

原则上采用非手术对症治疗,颅骨骨折本身无特殊处理,为防治感染,需应用抗生素。伴有脑脊液耳鼻漏者,应保持局部清洁,头高位卧床休息,禁止堵塞鼻孔、外耳道,禁行腰穿及用力擤鼻,并应用大剂量抗生素预防感染,大多数瘘口在伤后 1~2 周愈合,1 个月以上不愈者,需开颅修补硬脑膜裂孔。伴有脑神经损伤者,可注射维生素 B_1、维生素 B_6、维生素 B_{12} 及激素、血管扩张剂,也可行理疗针灸。视神经受骨片或血肿压迫者,应及时行视神经减压术,但对外伤后即刻失明,检查无光感的患者多无效果。对伤后出现致命性大量鼻出血患者,需立即气管插管,排除气道内积血,使呼吸通畅,随即填塞鼻腔,压迫伤侧颈总动脉并迅速输液、输血必要时手术以抢救患者生命。颅后窝骨折伴延髓受压损伤患者,应尽早气管切开,呼吸机辅助呼吸,颅骨牵引,必要时进行枕肌下减压术。

二、脑内血肿

(一)概述

外伤后在脑实质内形成血肿为脑内血肿,可发生于脑组织的任何部位,常见于对冲性闭合性颅脑损伤患者,少数见于凹陷骨折及颅脑火器伤患者。

1.急性脑内血肿

(1)概述:急性脑内血肿即伤后 3 天内血肿形成并产生临床症状及体征,以额叶及颞叶前部和底侧最为常见,约占脑内血肿总数的 80%,多与脑挫裂伤及硬脑膜下血肿并存。

(2)病因：急性脑内血肿是因顶后及枕部着力外伤致额极、颞极和额颞叶底面严重脑挫裂伤，皮层下动静脉撕裂出血所致。

(3)病理：急性脑内血肿在血肿形成初期为血凝块，形状多不规则，或与挫伤、坏死脑组织混杂。位于脑深部、脑干、小脑的血肿形状多相对规则，周围为受压水肿、坏死脑组织包绕。脑深部血肿可破入脑室使临床症状加重。

(4)临床表现：急性外伤性脑内血肿的临床表现，与血肿的部位及合并脑损伤的程度有关。额叶、颞叶血肿多因合并严重脑挫伤或硬脑膜下血肿，表现为颅内压增高症状及意识障碍，而缺少定位症状与体征。岛叶血肿及挫伤累及主要功能区，或基底节区血肿可表现偏瘫、偏身感觉障碍和失语等。小脑血肿表现同侧肢体共济及平衡功能障碍。脑干血肿表现严重意识障碍及中枢性瘫痪。顶枕及颞后着力的对冲性颅脑损伤所致脑内血肿患者，伤后意识障碍较重且进行性加重，部分有中间意识好转期或清醒期，病情恶化迅速，易形成小脑幕切迹疝。颅骨凹陷骨折及冲击伤所致脑内血肿，脑挫伤相对局限，意识障碍少见且多较轻。

(5)治疗：急性脑内血肿以手术为主，多采用骨瓣或骨窗开颅，合并硬膜下血肿时先予清除，之后探查清除脑内血肿和坏死脑组织，保护主要功能区脑组织，血肿腔止血要彻底，内减压充分者骨瓣保留，脑组织肿胀明显者去骨瓣减压。血肿破入脑室者，术后保留脑室引流。急性脑内血肿经 CT 确诊，患者表现颅内压增高症状，神志清楚，无早期脑疝表现，可采用 CT 定位血肿穿刺引流治疗或立体定向血肿穿刺排空术。穿刺治疗脑内血肿，应密切观察病情变化并动态 CT 检查，个别患者若症状体征加重或 CT 显示局部占位效应加重，应及时改行开颅血肿清除术。脑内血肿量大或合并损伤严重者，病情恶化迅速，死亡率高达 50%；单纯性血肿、病情进展较慢者，及时手术或穿刺治疗，预后多较好。血肿量低于 30 mL，临床症状轻，位于非主要功能区，无神经系统体征，意识清楚，颅内压监测低于 25 kPa 者可采用非手术治疗。

2.亚急性脑内血肿

(1)概述：亚急性脑内血肿指外伤后 3 天～3 周出现临床症状及体征的脑内血肿。多位于额叶、基底节区、脑深部和颞叶等处，其原发伤多较轻且不合并硬脑膜下血肿。位于脑叶者预后好，位于基底节者因与内囊关系密切，偏瘫、失语等后遗症可能较重。

(2)病因与病理：造成亚急性脑内血肿的外伤暴力相对较轻，对冲性及冲击性损伤，外伤时脑组织各部分相对运动产生的剪力作用损伤脑深部小血管，致其撕裂，出血缓慢，形成血肿并逐渐增大，于亚急性期内出现临床症状。脑内血肿形成 4～5 天，开始出现液化，血肿逐渐变为酱油样或棕褐色陈旧液体，周围为胶质增生带；2～3 周后血肿变为黄褐色囊性病变，表面有包膜形成，周围脑组织内有含铁血黄素沉着，皮层下血肿局部脑回增宽、平软。老年人血管脆性增加，易破裂出血形成血肿。

(3)临床表现：亚急性脑内血肿多见于老年人，伤后多有短暂意识障碍，伤后立刻 CT 扫描多为正常，后逐渐表现头痛、头晕、恶心、呕吐、视盘水肿、血压升高、脉搏与呼吸缓慢等颅内压增高表现；基底节区血肿早期出现偏瘫、失语，额颞叶皮层下血肿可出现癫痫大发作。

(4)治疗：亚急性脑内血肿确诊后，因其多不并发严重脑挫伤，脑内血肿单独存在，且已有程度不同的液化，穿刺抽吸或立体定向穿刺血肿排空治疗，临床疗效极佳。前者依据 CT 简易定位，局麻下进行，穿刺血肿中心抽出大部分血肿后注入尿激酶液化引流，3 天内可清除全部血肿,本方法迅速有效;立体定向穿刺血肿排空术,定位精确,但操作过程复杂。CT显示血肿量低于30 mL,临床症状轻微,可采用非手术治疗。极少数慢性脑内血肿,已完全囊变,无占位效应,颅内压正常,除合并难治性癫痫外,一般不做特殊处理。

3.迟发性外伤性脑内血肿

在文献中虽早有报道,但CT扫描应用以后,才较多地被发现,并引起人们重视。

目前认为外伤后迟发性血肿的形成与以下几种因素有关:①脑损伤局部二氧化碳蓄积,引起局部脑血管扩张,进一步产生血管周围出血。②血管痉挛引起脑局部缺血,脑组织坏死,血管破裂多次出血。③脑损伤区释放酶的代谢产物,损伤脑血管壁引起出血。④与外伤后弥散性血管内凝血和纤维蛋白溶解有关。此外,治疗过程中控制性过度换气、过度脱水致颅内压过低,均可加重而出血。

大部分迟发性外伤性脑内血肿患者的原发伤不重,患者在经过一阶段好转或稳定期,数日或数周后又逐渐或突然出现意识障碍、局灶性神经体征或原有症状体征加重,部分患者的原发伤可以很重,伤后意识障碍亦可一直无改善或加重。复查CT才证实为迟发性脑内血肿。

(二)影像学检查

1.急性脑内血肿

(1)脑超声波检查:较其他类型的血肿更有意义,多有明显的中线波向对侧移位,有时可见血肿波。

(2)脑血管造影:根据脑内血肿所处部位不同,显示相应病变血管位置的改变。颅内看到无血管区的改变。出现局部占位表现者,有的患者手术所见仅为较重的挫裂伤,有出血而无明显血肿。

(3)CT检查:对于急性脑内出血性病变首选CT检查,表现为局灶性圆形或不规则形均一高密度肿块,CT值为50～90HU,周围有低密度水肿带,伴有脑室、脑池形态改变,中线结构移位等占位效应。常伴有脑挫裂伤及蛛网膜下隙出血的表现。

(4)MRI检查:多不用于急性期脑内血肿的检查。表现为T_1等信号,T_2低信号,以T_2低信号更易显示病变。

2.亚急性脑内血肿

(1)CT检查:初为高密度,随血肿内血红蛋白分解,血肿密度逐渐降低,边界欠清,3周左右为等密度,2～3个月后为低密度。亚急性和慢性血肿可有包膜形成,注射造影剂后显示为环状强化。

(2)MRI检查:T_1、T_2加权像多均为高信号,周围有T_1加权像低信号水肿带相衬,显示清楚。

3.迟发性外伤性脑内血肿

(1)CT检查:迟发性脑内血肿首次主要CT表现为:①脑内出现灰白质分界不清的低密度影。②蛛网膜下隙出血。③局部轻度脑占位效应。④硬膜下血肿。脑外伤后CT检查时,如出现局部脑实质密度减低;蛛网膜下隙出血;脑占位效应及硬膜下血肿,应做CT复查。

(2)MRI检查:由于本病发病的相对迟缓性及MRI的特点:随着血红蛋白的吸收,72小时后T_2WI呈加长态势。这一点是CT所不能替代的,并且MRI在显示挫伤及水肿的真实性方面,明显优于 CT,并且随着伤后时间的延长,这种优势越明显。出血 1~6 天血浆吸收,水分减少,血肿由完整红细胞内的 HBO$_2$ 组成,氢原子核密度可接近正常脑白质,故在 SE 序列中呈等信号。在 MR 序列中血肿也呈等信号或略低信号。周围脑水肿呈长 T$_1$ 与长 T$_2$ 信号。它不仅尽可能早的提供了手术指征,更重要的是为手术提供了彻底切除的范围。

三、硬脑膜外血肿

(一)概述

硬脑膜外血肿位于颅骨内板与硬脑膜之间,占外伤性颅内血肿的 30% 左右,在闭合性颅脑损伤中其发生率为 2%~3%。临床统计资料显示外伤性硬脑膜外血肿以急性多见,约占 86.2%,亚急性血肿占 10.3%,慢性者少见,占 3.5%。

1.意识障碍

其特点是伤后原发性昏迷时间较短,多数出现中间清醒或中间好转期,伤后持续性昏迷者仅占少数。这一特点是因为脑原发性损伤比较轻,多数患者伤后在短时间内即可清醒,以后由于血肿形成,大脑受压,颅内压增高或脑疝形成,患者出现再次昏迷。这种意识变化过程可归纳为:"昏迷→清醒→再昏迷"。这一过程中的清醒阶段称为"中间清醒期";如昏迷中间仅出现意识好转,称为"中间好转期"。中间清醒或中间好转时间的长短,与受损血管的种类及血管直径的大小有密切关系。直径大的动脉出血急剧,可在短时间内形成血肿,其中间清醒期较短,再次昏迷出现较早,多数在数小时内出现。个别严重者或合并严重脑挫裂伤,以致原发性昏迷未恢复,继发性昏迷又出现,中间清醒期不明显,酷似持续性昏迷。

2.颅内压增高

由于血肿形成造成颅内压增高,在患者中间清醒期内,颅内压增高症更为明显,常有剧烈头痛、恶心、呕吐、血压升高、呼吸和脉搏缓慢等表现,并在再次昏迷前出现躁动不安。

3.神经定位体征

硬脑膜外血肿多发生在运动区及其附近,可出现中枢性面瘫、轻偏瘫、运动性失语等;位于矢状窦旁的血肿可出现下肢单瘫;颅后窝硬脑膜外血肿出现眼球震颤和共济失调等。

4.脑疝症状

当血肿发展很大,引起脑移位发生小脑幕切迹疝时,则出现 Weber 综合征,即血肿侧瞳孔散大,对光反射消失,对侧肢体瘫痪,肌张力增高,腱反射亢进和病理反射阳性。此阶段伤情多急剧发展,短时间内即可转入脑疝晚期,有双瞳孔散大、病理性呼吸或去大脑强直等表现。

(二)影像学检查

1.影像学检查目的与方案

(1)影像学检查目的:明确有无硬脑膜外血肿形成,还可以了解血肿的部位、计算出血量、了解脑室受压及中线结构移位及脑挫伤的并存情况。

(2)影像学检查方案:首选头颅 CT 检查,为了解解剖结构和病情演变情况,可结合 MRI 检查。

2.影像诊断

(1)一般特点。

1)血肿位于颅骨内板与脑表面之间。

2)范围比较局限。

3)一般不跨越颅缝,但是有例外,骨折线跨越颅缝或存在骨缝分离时,血肿可以跨越骨缝。

4)多数呈双凸镜形或梭形。

5)出血少者可表现为新月形。

(2)CT检查:平扫呈双凸形或梭形均匀高密度区,CT值多位于40～80HU;内缘清楚锐利。如果出血位于大脑镰两侧内层或脑膜硬脑膜之间,可显示为位于中线的双凸形高密度区,前者即为大脑镰内硬膜下血肿,后者即为大脑镰旁硬膜下血肿。血肿进入亚急性期时常伴有血肿CT值的降低,这种降低常从血肿周边开始。

(3)MRI检查。

1)信号随血肿期龄变化。

2)急性期血肿的内缘可见低信号的硬膜,T_1加权像呈等信号,T_2加权像呈低信号。

3)亚急性期和慢性期 T_1 和 T_2 加权像均呈高信号。

(4)鉴别诊断

1)硬脑膜外出血较多者很容易诊断,少量硬脑膜外血肿需要仔细观察。

2)根据血肿比较局限,呈双凸形,一般不跨越颅缝,可与硬脑膜下血肿区别。

(三)治疗

1.保守治疗

保守治疗指征:意识清醒或轻度嗜睡,瞳孔无变化,血肿量幕上<30 mL,幕下<10 mL,层厚<10 mm,中线结构移位<10 mm。保守治疗包括病情观察、特殊监测、脑损伤分级。昏迷患者需要特殊护理及治疗脑水肿。

2.手术治疗

达到手术指征者行:①骨窗开颅硬脑膜外血肿清除术,适用于病情危急,已有脑疝者。②骨瓣开颅硬脑膜外血肿清除术,适用于血肿定位明确的病例。③微创直切口小骨窗开颅硬脑膜外血肿清除术,适用于血肿量30～50 mL,意识障碍轻,瞳孔无变化者。④钻孔引流术,适用于经保守治疗数日后症状未见改善或CT扫描血肿密度偏低者,一般适用于亚急性硬脑膜外血肿,血肿量20～40 mL。

四、硬脑膜下血肿

(一)疾病概述

硬脑膜下血肿为颅内出血积聚于硬脑膜下腔,占外伤性颅内血肿的40%左右,是最常见的继发性颅脑损伤。

临床上多分为复合型硬脑膜下血肿和单纯型硬脑膜下血肿。临床上根据血肿出现症状的时间将硬脑膜下血肿分为如下3种类型:①急性硬脑膜下血肿.②亚急性硬脑膜下血肿.③慢性硬脑膜下血肿。

1.急性硬脑膜下血肿

(1)概述:急性硬脑膜下血肿是指伤后3天内出现血肿症状的硬脑膜下腔的血肿。

(2)病因与血肿部位:减速性损伤所引起的对冲性脑挫裂伤,血肿常在受伤的对侧,为临床最常见者;加速性损伤所致的脑挫裂伤,血肿多在同侧。

（3）临床表现。

1）头部局部伤痕：头部受伤着力部位的伤痕具有特殊意义。由于发病机制的关系，枕部减速伤所致之对冲性急性硬膜下血肿最为多见。

2）意识障碍：因为脑挫裂伤重，原发性昏迷一般比较深，以后又因血肿出现，在原发性昏迷基础上又加上继发性昏迷。所以，意识障碍比较重，昏迷程度呈进行性加重。但单纯性硬脑膜下血肿或亚急性硬脑膜下血肿则多有中间清醒期，临床症状类似硬膜外血肿。

3）颅内压增高症状：急性硬脑膜下血肿多为复合性损伤，颅内压增高症状比较明显。由于患者处于昏迷之中，所以喷射性呕吐和躁动比较多见。生命体征变化明显，多有"两慢一高"的表现。

4）神经损害体征：脑挫裂伤和血肿压迫均可造成中枢性面瘫和偏瘫，有的发生局灶性癫痫等。神经损害体征也呈进行性加重。但由于血肿弥散以及不同程度的脑挫裂伤或双侧血肿的存在，患者亦可表现为无定位体征或双侧体征。

5）脑疝症状出现较快：急性硬脑膜下血肿，尤其是特急性血肿，病情常急剧恶化，伤后很快出现双侧瞳孔散大，在1～2小时即出现去大脑强直或病理性呼吸，患者处于濒危状态。

（4）诊断：依据头部外伤史，受伤原因及受伤机制，原发昏迷时间较长或意识障碍不断加深，并出现颅内压增高的征象，特别是早期出现神经系统局灶体征者，应高度怀疑有急性硬脑膜下血肿的可能，应及时行CT检查确诊。

（5）鉴别诊断。

1）急性硬脑膜外血肿：典型的硬脑膜外血肿的特点是原发性脑损伤较轻，有短暂的意识障碍，中间清醒期比较明显，继发性昏迷出现时间的早晚与血管损伤的程度和损伤血管的直径有关。

2）脑内血肿：急性硬脑膜下血肿与脑内血肿受伤机制、表现均极为相似，脑内血肿相对少见，病情进展较缓慢，脑血管造影、CT、MRI均可对两者鉴别、确诊。

3）弥散性脑肿胀：伤后短暂昏迷，数小时后再昏迷并迅速加重，且多见于顶枕部着力减速性对冲伤，单纯依据受伤机制和临床表现难以进行鉴别，CT扫描显示一个或多个脑叶水肿肿胀、散在点片状出血灶，发展迅速或治疗不及时预后均极差。

2.亚急性硬脑膜下血肿

（1）概述：亚急性硬脑膜下血肿为伤后第4天～3周出现症状者，在硬脑膜下血肿中约占5％。

（2）临床表现：出血来源与急性硬脑膜下血肿相似，所不同的是损伤的血管较小，多为静脉性出血，原发性脑损伤也较轻，伤后很快清醒，主诉头痛，伴有恶心、呕吐，第4天后上述症状加重，可出现偏瘫、失语等局灶性神经受损的症状体征，眼底检查可见视盘水肿。若病情发展较缓，曾有中间意识好转期，3天后症状加重，并出现眼底水肿及颅内压增高症状，应考虑伴有亚急性硬脑膜下血肿。

3.慢性硬脑膜下血肿

（1）概述：慢性硬脑膜下血肿，头部外伤3周以后出现血肿症状者，位于硬脑膜与蛛网膜之间，具有包膜。常见于老年人及小儿，以老年男性多见。发病率较高，约占各种颅内血肿的

10%，在硬脑膜下血肿中占25%，双侧血肿发生率10%左右。

（2）病因与病理：慢性硬脑膜下血肿的出血来源，许多学者认为，绝大多数都有轻微的头部外伤史，老年人由于脑萎缩，脑组织在颅腔内的移动度较大，容易撕破汇入上矢状窦的桥静脉，导致慢性硬脑膜下血肿，血肿大部分位于额颞顶部的表面，位于硬脑膜与蛛网膜之间，血肿的包膜多在发病后5～7天开始出现，到2～3周基本形成，为黄褐色或灰色的结缔组织包膜。慢性硬膜下血肿的发病机制尚不十分明了，存在争议。但1932年Gardne所提出的渗透理论，现已被否定。目前学者倾向于Putaman和Gushing提出的血肿外膜缓慢持续出血致血肿扩大和发病的理论。即血肿包膜与硬脑膜粘连部分为外膜，含有丰富的窦状毛细血管，血管内皮细胞过度产生和分泌纤维蛋白溶酶原激活因子，纤维蛋白溶酶原被激活转化为纤维蛋白溶解酶而溶解纤维蛋白，纤维蛋白溶解导致血管壁削弱易于出血，从而使血肿腔不断有新鲜血液，血肿腔呈高纤溶状态，如此形成恶性循环。

小儿慢性硬脑膜下血肿较为常见，多因产伤引起，其次为摔伤，小儿出生时头部变形，导致大脑表面汇入矢状窦的桥静脉破裂；小儿平衡功能发育不完善，头部摔伤常见。小儿以双侧慢性硬脑膜下血肿居多，6个月以内的小儿发生率高，之后逐渐减少。除外伤以外，出血性疾病、营养不良、颅内炎症、脑积水分流术后等亦是产生小儿硬脑膜下血肿的原因。

（3）临床表现。

1）慢性颅内压增高的症状：如头痛、恶心呕吐和复视等，查体眼底视盘水肿。

2）智力障碍及精神症状：记忆力减退，理解力差，反应迟钝，失眠多梦，易疲劳，烦躁不安，精神失常等。

3）神经系统局灶性体征：偏瘫、失语、同向偏盲，一侧肢体麻木，局灶性癫痫等。

4）幼儿常有嗜睡、头颅增大，囟门突出、抽搐、视网膜出血等。

5）病情发展到晚期出现嗜睡或昏迷，四肢瘫痪，去大脑强直发作，癫痫大发作，查体一侧或双侧Babinski阳性。

（4）诊断：多数患者有头部轻微受伤史，部分患者因外伤轻微，至数月后出现颅压高症状时外伤已难回忆。在伤后较长时间内无症状或仅有轻微头痛、头晕等症状，3周以后出现头痛、呕吐、复视、偏瘫、精神失常等应考虑慢性硬脑膜下血肿。CT、MRI检查可确诊。

（二）影像学检查

1.影像学检查目的与方案

（1）影像学检查目的：主要是明确硬脑膜下血肿形成的部位、计算出血量、了解脑室受压及中线结构移位及脑挫伤的并存情况。

（2）影像学检查方案：首选颅脑CT平扫，为了解解剖结构和病情演变情况，可结合MRI检查。

2.影像诊断

（1）一般特点。

1）典型的硬膜下血肿位于颅骨内板与脑表面之间。

2）范围比较广泛。

3）不受颅缝限制。

4)多数呈新月形。

（2）CT 检查:急性期平扫呈新月形均匀一致的高密度病灶;少数密度不均匀,高密度内有低密度区。亚急性期硬膜下血肿的 CT 值降低,血肿的内缘向脑组织方向膨出,最终可形成类似急性硬膜外血肿的形态,当亚急性硬膜下血肿的 CT 值低到与脑组织密度相仿时(等密度血肿),需要根据脑外占位的征象来判断。慢性硬脑膜下血肿呈等密度或低密度,可以接近脑脊液密度,形态有时呈梭形。

（3）MRI 检查。

1)信号随血肿期龄变化。

2)急性期 T_1 加权像呈等信号,T_2 加权像呈低信号。

3)亚急性期和慢性期 T_1 和 T_2 加权像均呈高信号。

（4）鉴别诊断:较多出血者影像学很容易诊断,对于小范围的硬脑膜下血肿要仔细观察受伤部位和对冲部位。根据血肿比较广泛呈新月状,不受颅缝限制,可与硬膜外血肿区别。

3.三种类型硬脑膜下血肿的影像检查

（1）急性硬脑膜下血肿。

1)颅骨 X 线片:颅骨骨折的发生率较硬膜外血肿低,约为 50%。血肿的位置与骨折线常不一致。

2)脑血管造影:硬膜下血肿表现为同侧脑表面新月形无血管区,同侧大脑前动脉向对侧移位;两侧硬脑膜下血肿脑血管造影显示为双侧脑表面的新月形无血管区,而大脑前动脉仅轻度移位或无移位。额底和颞底的硬膜下血肿,脑血管造影可无明显变化。

3)CT 检查:表现为脑表面的新月形高密度影,内侧皮层内可见点片状出血灶,脑水肿明显,同侧侧脑室受压变形,中线向对侧移位。是目前颅脑损伤、颅内血肿首选且最常用的确诊依据。

4)MRI 检查:可清晰显示血肿及合并损伤的范围和程度,但费时较长,有意识障碍者不能配合检查,多不应用于急性期颅脑损伤患者。

（2）亚急性硬脑膜下血肿。

1)CT 检查:显示脑表面的月牙形高密度影或等密度区,同侧脑室系统和(或)脑池受压变形、移位,脑沟闭塞,中线结构向健侧偏移。

2)MRI 检查:能直接显示血肿的大小、有无合并损伤及其范围和程度,尤其是对 CT 等密度期的血肿,由于红细胞溶解后高铁血红蛋白释放,T_1、T_2 均显示高信号,有特殊意义。

3)脑超声波检查或脑血管造影检查亦有定位的价值。

（3）慢性硬脑膜下血肿。

1)颅骨 X 线片:可显示脑回压迹,蝶鞍扩大和骨质吸收,局部骨板变薄甚至外突。患病多年的患者,血肿壁可有圆弧形的条状钙化,婴幼儿患者可有前囟扩大,颅缝分离和头颅增大等。

2)脑血管造影:可见颅骨内板下月牙或梭形无血管区。

3)CT 检查:多表现为颅骨内板下方新月形、半月形或双凸透镜形低密度区,也可为高密度、等密度或混杂密度。单侧等密度血肿应注意侧脑室的受压变形及移位,同侧脑沟消失以及蛛网膜下隙内移或消失等间接征象。增强扫描可显示出血肿包膜。

4)MRI 检查:MRI 比 CT 扫描具有优势。MRI 的 T_1 加权像呈短于脑脊液的高信号。由于反复出血,血肿信号可不一致。形态方面同 CT 扫描。其冠状面在显示占位效应方面更明显优于 CT。

五、脑挫裂伤

(一)概述

脑挫裂伤是指头颅受到暴力打击而致脑组织发生的器质性损伤,脑组织挫伤或结构断裂,是一种常见的原发性脑损伤。

暴力作用于头部,在冲击点和对冲部位均可引起脑挫裂伤。脑挫裂伤多发生在脑表面的皮质,呈点片状出血,如脑皮质和软脑膜仍保持完整,即为脑挫伤,如脑实质破损、断裂,软脑膜亦撕裂,即为脑挫裂伤。严重时合并脑深部结构的损伤。

脑挫裂伤灶周围常伴局限性脑水肿,包括细胞毒性水肿和血管源性水肿,前者神经元胞体增大,主要发生在灰质,伤后多立即出现;后者为血—脑屏障的破坏,血管通透性增加,细胞外液增加,主要发生在白质,伤后 2~3 天最明显。

其病理形态变化可分 3 期:①早期:伤后数日,显微镜下以脑实质内点状出血、水肿和坏死为主要变化,脑皮质分层结构不清或消失,灰质和白质分界不清,神经细胞大片消失或缺血变性,神经轴索肿胀、断裂、崩解。星形细胞变性,少突胶质细胞肿胀,血管充血水肿,血管周围间隙扩大。②中期:大致在损伤数日至数周,损伤部位出现修复性病理改变。皮层内出现大小不等的出血,损伤区皮层结构消失,病灶逐渐出现小胶质细胞增生,形成格子细胞,吞噬崩解的髓鞘及细胞碎片,星形细胞及少突胶质细胞增生肥大,白细胞浸润,从而进入修复过程。③晚期:挫伤后数月或数年,病变为胶质瘢痕所代替,陈旧病灶区脑膜与脑实质瘢痕粘连,神经细胞消失或减少。

(二)影像学检查

1.影像学检查目的与方案

(1)影像学检查目的:了解脑挫裂伤的具体部位、范围以及周围脑水肿的程度,还可以了解脑室受压及中线结构移位情况,发现迟发性外伤性颅内血肿。

(2)影像学检查方案:主要行头颅 CT 平扫。MRI 检查敏感度更高,能发现比 CT 更多的病灶。

2.影像诊断

(1)一般特点。

1)脑挫伤为损伤部位脑组织水肿和少量出血,而软脑膜和蛛网膜完整;脑裂伤常有较多出血,软脑膜、蛛网膜和脑组织裂开。因实际工作中不能完全分开,故统称为脑挫裂伤。

2)脑挫裂伤可位于着力部位下方脑组织,也可位于对侧脑组织,后者称为对冲性脑挫裂伤。少数也可发生在基底核、小脑等部位。

(2)CT 检查。

1)脑挫裂伤部位及其附近可以出现或深部白质内可以见到圆形或不规则高密度出血灶伴或不伴血肿形成。

2)病灶周边可见低密度水肿区。

3)如有脑室内出血可以看见脑室扩大,脑室内有高密度血块或与脑脊液混合的中等密度影,还可以有分层现象。

(3)MRI检查。

1)挫裂伤水肿区 T_1 加权像呈低信号,T_2 加权像呈高信号。

2)出血区亚急性期 T_1 加权像呈高信号。

(4)鉴别诊断:结合颅脑外伤病史诊断一般不难。主要应与脑内血管畸形合并出血鉴别。后者也常发生于轻微外伤后,鉴别的要点是注意寻找脑血管畸形出血的影像学表现特点。包括:①仔细测量血肿内每一部位的 CT 值,如果发现有 CT 值高于 100HU 的部分,是畸形血管钙化的有力证据。②仔细观察血肿内的密度,如果有条样低密度区存在,可能为畸形的血管,增强扫描该低密度区消失,提示为畸形血管。③MRI 扫描有可能显示血肿内的畸形血管,呈流空低信号。

(三)治疗

1.非手术治疗

同颅脑损伤的一般处理。

(1)严密观察病情变化:伤后 72 小时以内每 1～2 小时观察一次生命体征、意识、瞳孔改变。重症患者应送到 ICU 观察,监测包括颅内压在内的各项指标。对颅内压增高、生命体征改变者及时复查 CT,排除颅内继发性改变。轻症患者通过急性期观察后,治疗与脑震荡相同。

(2)保持呼吸道通畅:及时清理呼吸道内的分泌物。昏迷时间长,合并颌面骨折、胸部外伤、呼吸不畅者,应尽早行气管切开,必要时行辅助呼吸,防治缺氧。

(3)对症处理:高热、躁动、癫痫发作、尿潴留等,防治肺部、泌尿系统感染,治疗上消化道溃疡等。

(4)改善微循环:严重脑挫裂伤后,患者微循环有明显变化,表现血液黏度增加,红细胞血小板易聚积,引起微循环淤滞、微血栓形成,导致脑缺血缺氧,加重脑损害程度,可采取血液稀释疗法、低分子右旋糖酐静脉滴注。

(5)外伤性 SAH 患者,伤后数日内脑膜刺激症状明显者,可反复腰椎穿刺,有助于改善脑脊液循环,促进脑脊液吸收,减轻症状。另可应用尼莫地平,防治脑血管痉挛,改善微循环,减轻脑组织缺血、缺氧程度,从而减轻继发性脑损害。

2.手术治疗

原发性脑挫裂伤多无须手术,但继发性脑损害引起颅内压增高乃至脑疝时需手术治疗。重度脑挫裂伤合并脑水肿患者当出现:①在脱水等降颅内压措施治疗过程中,患者意识障碍仍逐渐加深,保守疗法无效。②一侧瞳孔散大,有脑疝征象者。③CT 示成片的脑挫裂伤呈混合密度影,周围广泛脑水肿,脑室明显受压,中线结构明显移位。④合并颅内血肿,骨折片插入脑内,开放性颅脑损伤患者常需手术治疗。手术采取骨瓣开颅,清除失活脑组织,若脑压仍高,可行颞极和(或)额极切除的内减压手术。若局部无肿胀,可考虑缝合硬膜。但常常需敞开硬脑膜行去骨瓣减压术。广泛脑挫裂伤、脑水肿严重时可考虑两侧去骨瓣减压。脑挫裂伤后期并发脑积水者可行脑室引流、分流术。术后颅骨缺损者 3 个月后行颅骨修补。

3.康复治疗

可行理疗、针灸、高压氧疗法,另可给予促神经功能恢复药物如胞二磷胆碱、脑活素等。

六、弥散性轴索损伤

(一)概述

弥散性轴索损伤(DAI)是在特殊的生物力学机制作用下,脑内发生以神经轴索肿胀、断裂、皱缩球形成为特征的一系列病理生理变化,临床以意识障碍为主要特点的综合征。占重型颅脑损伤的 28%～42%,死亡率高达 50%,恢复良好者不及 25%。常见于交通事故,另见于坠落、打击等,诊断与治疗都较为困难。

弥散性轴索损伤的致伤机制不甚明确,通过对动物 DAI 模型的力学分析,认为瞬间旋转作用及弥散施力所产生的脑内剪应力是形成 DAI 的关键因素。DAI 好发于胼胝体、脑干上端背外侧、脑白质、基底节、内囊和小脑等神经轴索集聚区。临床表现如下。

1.意识障碍

弥散性轴索损伤患者多伤后即刻昏迷,昏迷程度深,持续时间较长,极少有清醒期,此为 DAI 的典型临床特点。

2.体征

部分 DAI 患者出现瞳孔征象,单侧或双侧瞳孔扩大,广泛 DAI 患者双眼向病变对侧偏斜和强迫下视。

3.临床表现

似脑干损伤及重型脑挫裂伤。

(二)影像学检查

CT 检查:大脑皮质与白质之间、灰质核团与白质交界区、脑室周围、胼胝体、脑干背外侧及脑内散在的小出血灶,不伴水肿,无占位效应,有时伴蛛网膜下隙出血、脑室内出血及弥散性肿胀。MRI 对脑实质内小出血灶与挫裂伤显示更为清楚。

(三)治疗

患者需重症监护,一般可采用过度换气、吸氧、脱水、巴比妥类药物治疗,冬眠、亚低温治疗措施亦可应用。还可应用脑细胞功能恢复药物系统治疗,但应早期应用。现临床中已开始应用尼莫地平、自由基清除剂、兴奋性氨基酸阻滞剂等,目前疗效仍难以确定。此外需加强并发症治疗,防治感染。

七、开放性颅脑损伤

(一)概述

开放性颅脑损伤是颅脑各层组织开放伤的总称,它包括头皮裂伤、开放性颅骨骨折及开放性脑损伤,而不是开放性脑损伤的同义词。硬脑膜是保护脑组织的一层坚韧纤维膜屏障,此层破裂与否,是区分脑损伤为闭合性或开放性的分界线。

开放性颅脑损伤的原因很多,大致划为两大类:即非火器伤与火器伤。

1.非火器性颅脑损伤

(1)概述:各种造成闭合性颅脑损伤的原因都可造成头皮、颅骨及硬脑膜的破裂,造成开放性颅脑损伤。

(2)临床表现。

1)创伤的局部表现:开放性颅脑伤的伤因、暴力大小不一,产生损伤的程度与范围差别悬殊。创伤多位于前额、额眶部。头皮血运丰富,出血较多,当大量出血时,需考虑是否存在静脉窦破裂。

2)脑损伤症状:患者常有不同程度的意识障碍与脑损害表现,脑部症状取决于损伤的部位、范围与程度,其临床表现同闭合性颅脑损伤部分。

3)颅内压改变:开放性脑损伤时,因颅骨缺损、血液、脑脊液及破碎液化坏死的脑组织可经伤口流出或为脑膨出,颅内压力在一定程度上可得到缓冲。如伴脑脊液大量流失,可出现低颅压状态。创口小时可与闭合性脑损伤一样,出现脑受压征象。

(3)诊断:开放性颅脑损伤一般易于诊断,根据病史、检查伤口内有无脑脊液或脑组织,即可确定开放性损伤的情况。X线检查及CT扫描更有利于伤情的诊断。

(4)救治原则与措施。

1)首先做创口止血、包扎,纠正休克。患者入院后有外出血时,应采取临时性止血措施,同时检查患者的周身情况,有无其他部位严重合并伤,是否存在休克或处于潜在休克。当患者出现休克或处于休克前期时,最重要的是先采取恢复血压的有力措施,加快输液、输血,不必顾虑因此加重脑水肿的问题,当生命体征趋于平稳时,才适于进行脑部清创。

2)手术原则:①早期清创:按一般创伤处理的要求,尽早在伤后6小时内进行手术。在目前有力的抗生素防治感染的条件下,可延长时限至伤后48小时内。②并存脏器伤时,应在输血保证下,迅速处理内脏伤,第二步行脑清创术。这时如有颅内血肿,脑受压危险,伤情特别急,需有良好的麻醉处理,输血、输液稳定血压,迅速应用简捷的方法,制止内出血,解除脑受压。③颅骨缺损一般在伤口愈合后3~4个月进行修补为宜,感染伤口修补颅骨至少在愈合半年后进行。

2.火器性颅脑损伤

(1)概述:火器性颅脑损伤是一种严重战伤,尤其是火器性颅脑穿通伤,处理复杂,死亡率高。

(2)损伤机制与病理:火器性颅脑损伤的病理改变与非火器伤有所不同,伤道脑的病理改变分为三个区域。

1)原发伤道区:是反映伤道的中心部位,内含经毁损液化的脑组织,与出血和血块交融,杂有颅骨碎片、头发、布片、泥沙,以及弹片或枪弹等。伤道的近侧可由于碎骨片造成支道,间接增加脑组织损伤范围,远侧则形成贯通伤、盲管或反跳伤。脑膜与脑的出血容易在伤道内聚积形成硬膜外、硬膜下、脑内或脑室内血肿。

2)挫裂伤区:在原发伤道的周围,脑组织呈点状出血和脑水肿,神经细胞、少枝胶质细胞及星形细胞肿胀或崩解。致伤机制是由于高速投射物穿入密闭颅腔后的瞬间,在脑内形成暂时性空腔,产生超压现象,冲击波向周围脑组织传递,使脑组织顿时承受高压及相继的负压作用而引起脑挫裂伤。

3)震荡区:位于脑挫裂伤区周围,是空腔作用之间接损害,伤后数小时逐渐出现血循环障碍、充血、淤血、外渗及水肿等,但尚为可逆性。

另外,脑部可能伴有冲击伤,乃因爆炸引起的高压冲击波所致,脑部可发生点状出血、脑挫裂伤和脑水肿。

(3)临床表现。

1)意识障碍:伤后意识水平是判断火器性颅脑损伤轻重的最重要指标,是手术指征和预后估计的主要依据。

2)生命体征的变化:重型颅脑患者,伤后多数立即出现呼吸、脉搏、血压的变化。伤及脑干部位重要生命中枢者,可早期发生呼吸紧迫,缓慢或间歇性呼吸,脉搏转为徐缓或细远,脉律不整与血压下降等中枢性衰竭征象。呼吸深而慢,脉搏慢而有力,血压升高的进行变化是颅内压增高、脑受压和脑疝的危象,常指示颅内血肿。开放伤引起外出血,大量脑脊液流失,可引起休克和衰竭。

3)脑损伤症状:患者可因脑挫裂伤、血肿、脑膨出而出现相应的症状和体征。蛛网膜下隙出血可引起脑膜刺激征,下丘脑损伤可引起中枢性高热。

4)颅内压增高:火器伤急性期并发颅内血肿的机会较多,但弥散性脑水肿更使人担忧,主要表现为头痛、恶心、呕吐及脑膨出。慢性期常是由于颅内感染、脑水肿,表现为脑突出、意识转坏和视盘水肿,到一定阶段,反映到生命体征变化,并最终出现脑疝体征。

5)颅内感染:穿通伤的初期处理不彻底或过迟,易引起颅内感染,主要表现为:高热、颈强直、脑膜刺激征。

6)颅脑创口的检查:这在颅脑火器伤是一项特别重要的检查。出入口的部位、数目、形态、出血、污染情况均很重要,出入口的连线有助于判断穿通伤是否横过重要结构。

(4)诊断:检查要求简捷扼要,迅速明确颅脑损伤性质和有无其他部位合并伤。早期强调头颅 X 线检查或 CT 检查,对明确诊断及指导手术有重要意义。晚期存在的并发症、后遗症可根据具体情况选择诊断检查方法:包括脑超声波、脑血管造影及 CT 扫描等。

(5)救治原则与措施

1)急救:①保持呼吸道通畅。②抢救休克。③严重脑受压的急救:患者在较短时间内出现单侧瞳孔散大或很快双瞳变化,呼吸转慢,估计不可能转送至手术医院时,则应迅速扩大穿通伤入口,创道浅层血肿常可涌出而使部分患者获救,然后再考虑转送。④创伤包扎:现场抢救只作伤口简单包扎,以减少出血,有脑膨出时,用敷料绕其周围,保护脑组织以免污染和增加损伤。强调直接送专科处理,但已出现休克或已有中枢衰竭征象者,应就地急救,不宜转送。尽早开始大剂量抗生素治疗,应用 TAT。

2)优先手术次序:大量患者到达时,患者手术的顺序大致如下:①有颅内血肿等脑受压征象者或伤道有活动性出血者,优先手术。②颅脑穿通伤优先于非穿通伤手术,其中脑室伤有大量脑脊液漏及颅后窝伤也应尽早处理。③同类型伤,先到达者,先作处理。④危及生命的胸、腹伤优先处理,然后再处理颅脑伤;如同时已有脑疝征象,伤情极重,在良好的麻醉与输血保证下,两方面手术可同时进行。

(6)术后处理:脑穿通伤清创术后,需定时观察生命体征、意识、瞳孔的变化,观察有无颅内继发出血、脑脊液漏等。加强抗脑水肿、抗感染、抗休克治疗。保持呼吸道通畅,吸氧。躁动、癫痫高热时,酌情使用镇静药、冬眠药和采用物理方法降温。昏迷瘫痪患者,定时翻身,预防肺炎、压疮和泌尿系统感染。

(7)颅内异物存留:开放性颅脑损伤,特别是火器伤常有金属弹片及碎骨片等异物进入颅内。早期清创不彻底或因异物所处部位较深难以取出时,异物则存留于颅内。异物存留有可能导致颅内感染,其中碎骨片易伴发脑脓肿,而且可促使局部脑组织退行性改变,极少数金属异物尚可有位置的变动,从而加重脑损伤。摘除金属异物的手术指征为:①直径大于 1cm 的金属异物。②位于非功能区、易于取出且手术创伤及危险性小。③出现颅内感染征象或顽固性癫痫及其他较严重的临床症状者。④合并有外伤性动脉瘤者。⑤脑室穿通伤,异物进入脑室时。由于立体定向技术的发展,在 X 线颅骨正侧位片及头部 CT 扫描准确定位及监控下,颅骨钻孔后,精确地将磁导针插入脑内而吸出弹片;或利用异物钳夹出颅内存留的异物。此种方法具有手术简便、易于接受、附加损伤少等优点。

(二)影像学检查

1.非火器性颅脑损伤

(1)X 线检查:颅骨的 X 线检查检查有助于骨折的范围、骨碎片与异物在颅内的存留情况的了解。

(2)CT 检查:可显示颅骨、脑组织的损伤情况,能够对碎骨片及异物定位,发现颅内或脑内血肿等继发性改变。CT 较 X 线检查更能清楚地显示 X 线吸收系数低的非金属异物。

2.火器性颅脑损伤

(1)X 线检查:对颅脑火器伤应争取在清除表面砂质等污染后常规拍摄颅骨 X 线片。拍片不仅可以明确是盲管伤还是贯通伤,颅内是否留有异物,并了解确切位置,对指导清创手术有重要作用。

(2)脑超声波检查:观察中线波有无移位以作参考。二维及三维超声有助于颅内血肿、脓肿和脑水肿等继发性改变的判断。

(3)脑血管造影:在无 CT 设备的情况下,脑血管造影有很大价值,可以提供血肿的部位和大小的信息。脑血管造影还有助于外伤性颅内动脉瘤的诊断。

(4)CT 检查:颅脑 CT 扫描对颅骨碎片、弹片、创道、颅内积气、颅内血肿、弥散性脑水肿和脑室扩大等情况的诊断,既正确又迅速,对内科疗效的监护也有特殊价值。

(三)治疗

1.内科治疗

控制生命体征,保持心跳、血压、呼吸正常,抗感染、止血、营养神经。较重患者需重症监护,监测颅内压、中心静脉压,必要时使用降温毯,冬眠疗法。

2.外科治疗

手术治疗分轻、重两种方式。轻者清创、缝合,伤口处理,清除伤口坏死组织,降低感染几率;重者进行开颅探查术,清除有损组织,消除感染源,如有脑表损伤可进行相应处理,再进行硬脑膜缝合、头皮缝合,重新恢复成闭合状态。

第六章　头颈部疾病

第一节　眼及眼眶

一、检查方法

1.X 线检查

X 线摄影可以显示眶壁骨及眶内异物,临床主要用于眼眶异物定位,造影检查包括眼动脉造影、眼眶静脉造影及泪囊、泪道造影等。

2.CT 检查

常规采用容积扫描,再行横断面、冠状面或矢状面重组,重组层厚 2～3 mm,于软组织窗观察;外伤者还需观察眶壁骨质情况,用骨算法重组图像,于骨窗观察。根据病变情况可行增强扫描。

3.MRI 检查

常规采用横断面、冠状面和斜矢状面扫描,增强及动态增强扫描,层厚 3 mm 或 4 mm,扫描序列包括自旋回波 T_1WI 及 T_2WI,联合应用脂肪抑制技术可将眶内高信号脂肪抑制为低信号,有利于病灶的显示。

二、正常影像解剖

眼眶由骨性眶壁和眶内容物组成。眶内容物包括眼球、眼外肌、视神经、泪器、血管及筋膜等,各组织之间充满脂肪。眼球由球壁和球内容物组成,在影像学中眼球壁也称为眼环,球内容物包括晶状体、玻璃体和房水。晶状体在 CT 上呈梭形高密度影,CT 值可达 120～140HU,MRI 呈等 T_1 短 T_2 信号;玻璃体和房水在 CT 上呈低密度,MRI 呈长 T_1、长 T_2 信号。眼外肌包括上、下、内、外直肌和上、下斜肌。视神经分为球壁段、眶内段、管内段和颅内段。

三、眼眶炎性病变

眼眶炎性病变按病程可分为急性、亚急性和慢性,按病原体可分为细菌、真菌、病毒以及原因不明的非特异性炎症等,按感染途径可分为外伤性、鼻旁窦(副鼻窦)源性、血源性等,其中以副鼻窦源性最多见。

(一)眼眶蜂窝织炎和眼眶脓肿

1.概述

眼眶蜂窝织炎和脓肿是发生于眶内软组织或骨膜下的急性化脓性炎症,可以向颅内或面部蔓延,常被视为危症。

2.病理与临床表现

多因溶血性链球菌和金黄色葡萄球菌感染所致,常发生于眼部外伤后、副鼻窦炎、骨膜下脓肿溃破骨膜进入眼眶内,全身菌血症、败血症等情况,主要为中性粒细胞浸润。蜂窝织炎累及范围广,累及海绵窦者可形成脓毒性海绵窦栓塞。眼眶脓肿主要为骨膜下脓肿。蜂窝织炎初起可表现为发热、眼球疼痛、结膜水肿,继而发生眼球突出、眼球运动障碍;可有全身中毒症状,如发热、恶心呕吐、衰竭或虚脱。

3.影像学检查

(1)CT 检查:蜂窝织炎表现为眼睑软组织肿胀、模糊,眼外肌增粗,泪腺增大,呈不均匀等密度或略低密度,低密度脂肪影为软组织密度影取代,增强后病变明显不均匀强化,部分患者还可伴有眼球壁增厚。脓肿表现为不规则软组织影,呈不均匀低密度,增强后病变周边多呈环形明显强化。

(2)MRI 检查:蜂窝织炎表现为长 T_1、长 T_2 信号,增强后病变明显不均匀强化。脓肿呈较长 T_1、较长 T_2 信号,增强后周边明显强化。CT 和 MRI 还可同时显示邻近结构炎症改变。

4.治疗

眼眶蜂窝织炎是眼眶软组织的急性化脓性的炎症,治疗的话以抗炎为主,如果效果不好的话,也有可能需要手术切开进行引流。保守治疗的方式可以通过药物治疗,选用广谱的抗生素,酌情使用皮质类固醇类的激素进行治疗,也可以局部热敷,这种情况可以起到保护角膜的作用。积极的治疗原发性的感染的病灶,如果脓肿形成以后这种情况需要进行切开引流。眼眶蜂窝织炎多是由于溶血性链球菌,或者金黄色葡萄菌引起的感染,这种情况多选用广谱的抗生素进行治疗,可以选择青霉素类的红霉素类的 1～2 种进行治疗,也可以局部进行消炎的滴眼液进行治疗,脓肿形成以后必须进行切开引流。

(二)特发性眼眶炎症

1.概述

特发性眼眶炎症也称为炎性假瘤,病因和发病机制尚不清楚,常反复发作,严重者造成眶内纤维化,眼球固定、失明。男女发病率相似,平均发病年龄为 40～50 岁。

2.病理与临床表现

通常单眼发病,也可双眼交替发病,可为急性、亚急性或慢性病程。急性期主要为水肿和炎性细胞浸润,包括淋巴细胞、浆细胞和嗜酸性粒细胞,亚急性期和慢性期为大量纤维血管基质形成,逐渐纤维化。急性者表现为眼周不适或疼痛、眼球运动受限、眼球突出、球结膜充血水肿、眼睑皮肤红肿、复视和视力下降等。亚急性者可于数周至数月内缓慢发生。慢性者症状或体征可持续数月或数年。本病激素治疗有效,但容易复发。

3.影像学检查

(1)CT 检查:①隔前型表现为患侧眼睑组织肿胀增厚、模糊。②肌炎型表现为患侧多条眼外肌增粗,上直肌和内直肌最易受累,且肌腹和肌腱均增粗。③泪腺炎型表现为泪腺弥散性增大、模糊,一般为单侧,也可为双侧。④巩膜周围炎型为眼球壁增厚,眼球筋膜鞘被软组织影充填。⑤神经束膜炎型为视神经鞘增厚,边缘模糊。⑥弥散型广泛累及眶内组织,眶内脂肪内可见条状或不规则软组织密度肿块影,泪腺增大,眼肌增粗,视神经可被肿块包绕,增强后病变明显强化,视神经不强化。

(2)MRI 检查:与 CT 表现相似,信号强度与病理变化相关,炎性细胞浸润期病变呈长 T_2、长或等 T_1 信号,纤维化期病变呈短 T_2,等 T_1 信号,增强后中度至明显强化。Tolosa-Hunt 综合征时表现为海绵窦增大,内部可见软组织影,增强后明显强化。

4.治疗

(1)眼眶炎症早期的时候,需要给予局部使用抗菌的眼药水进行治疗,同时口服抗生素类药物。如果眼眶炎症进一步进展加重,就需要考虑给予全身广谱的抗生素进行治疗,及时控制住炎症,避免诱发出现海绵窦血栓、脓毒血症等等。

(2)如果出现眼眶蜂窝织炎,导致局部有化脓病灶,则需要考虑手术切开进行清创处理。同时放置引流条,引流干净局部的脓性病灶,从而促进眼眶炎症早期消退。

四、眼部肿瘤

眼部肿瘤可发生于眼部各种组织成分,也可由邻近结构肿瘤直接蔓延或血行转移而来,其中原发肿瘤约占86.5%,脉管性肿瘤最多见,其次为神经源性肿瘤、泪腺上皮性肿瘤、肌源性肿瘤、纤维瘤、软骨瘤和脂肪瘤。按发病部位可分为眼球肿瘤、泪腺肿瘤、视神经肿瘤、眶内肿瘤、眶壁肿瘤、继发性肿瘤6类。

(一)眼球肿瘤

眼球肿瘤主要发生于视网膜及葡萄膜。儿童最常见的为视网膜母细胞瘤,成人最常见的为脉络膜黑色素瘤。

1.视网膜母细胞瘤

(1)概述:视网膜母细胞瘤(RB)是起源于视网膜的胚胎性恶性肿瘤,与遗传有关,无种族和性别差异,3岁以下的婴幼儿最常见,对视力和生命有严重的威胁和危害。

(2)病理与临床表现:常为单眼发病,双眼先后发病者约占30%。肿块呈黄白色或灰白色,有特征性瘤细胞菊花团形成,95%瘤组织切片中可发现钙质。肿瘤进展可直接侵犯视神经,并可侵入颅内,也可直接扩散到球后;有时可经脑脊液种植转移或血行转移。1%~2%可自发消退。患儿多以白瞳症就诊,俗称猫眼,即瞳孔区可见黄光反射,进展期可继发青光眼,侵及球外时可致眼球突出。

(3)影像学检查:①CT检查:眼球大小正常或增大,球内可见类圆形或不规则形软组织肿块,沿眼球壁生长并可突入玻璃体腔,密度不均匀,内部可见团块状、片状或斑点状钙化,钙化是本病的特征性表现。病变向球外侵犯表现为球后软组织肿块、视神经增粗、视神经管扩大等。②MRI检查:肿块多呈不均匀等T_1、等/短T_2信号,增强后明显强化,MRI显示钙化灶不如CT,但对肿瘤沿视神经蔓延及颅内侵犯的显示较CT敏感。

(4)治疗:包括局部眼动脉以及玻璃体腔化疗、全身静脉化疗、冷冻、激光治疗、巩膜表面敷贴治疗、经瞳孔温热治疗等,大大提高保眼率。但由于视网膜母细胞瘤具有遗传性,因此可以完善基因检测以及进行遗传咨询,加强随访,尤其是单眼视网膜母细胞瘤患者需要注意健眼定期检查。

2.脉络膜黑色素瘤

(1)概述:脉络膜黑色素瘤是成年人最常见的眼球内恶性肿瘤。发病高峰平均在55岁,通常为单眼、单灶。

(2)病理与临床表现:好发于眼底后极部,瘤内含有较多的黑色素,呈灰色或棕色。根据生长方式分为结节型和弥散性,前者多见,结节型早期呈圆顶形,生长到一定高度,形成颈窄、头大的蘑菇形肿块,常伴继发性浆液性视网膜脱离。该瘤可向前房、玻璃体内扩散,也可沿睫状血管、神经穿入巩膜的通道及涡状静脉通道向巩膜外扩散。全身转移最常见于肝脏。临床上早期无症状,发生在后极部早期即出现视力减退、视物变形、视野缺损,伴有视网膜脱离时,视力明显下降,甚至失明。

(3)影像学检查:①CT 检查:球内可见高密度肿块影自球壁突向玻璃体,呈类圆形或蘑菇形,边缘光整,增强后明显强化,肿块周围多可见新月形或"V"字形等密度、高密度影,增强后无强化,为视网膜脱离、网膜下积液。向球外侵犯时眶内可见不规则肿块。②MRI 检查:由于肿瘤内含顺磁性黑色素,短 T_1、短 T_2 信号为其典型表现,内部信号可不均匀。动态增强可显示病变明显强化。③超声:可见脉络膜"挖空"征。

(4)治疗:脉络膜黑色素瘤的治疗主要包括药物治疗、放射治疗或者手术治疗。以往主要的方法是手术治疗。现在化疗和放疗已经逐渐在脉络膜黑色素瘤的治疗中起到非常重要的角色,非常晚期的病人可能还是需要进行眼球摘除术治疗。

(二)泪腺肿瘤

1.概述

泪腺肿瘤占眼眶肿瘤的 7%~13%,最常见的良性肿瘤是良性混合瘤,恶性肿瘤主要为腺样囊性癌、恶性混合瘤、腺癌等。

泪腺良性混合瘤,又称良性多形性腺瘤,是泪腺肿瘤中最常见的上皮性良性肿瘤,起源于有多向分化潜能的上皮细胞。

2.病理与临床表现

多起自泪腺眶部,呈类圆形或椭圆形,有完整包膜,但在包膜上常有肿瘤细胞浸润,镜下见腺上皮细胞、肌上皮和少量间质成分,可排列成腺管状、条索状或实性肿块,内部有时见囊性变、黏液样组织、出血或软骨样组织,肿物切除不完整或术中包膜破裂,易导致复发或恶变。主要见于成人。单侧发病,生长缓慢,多表现为眼眶颞上方固定、无压痛的肿块,质硬呈结节状,肿物逐渐增大致眼球向前下移位,眼球颞上运动受限。较大肿块压迫眼球可引起视力下降及复视。

3.影像学检查

(1)CT 检查:①泪腺窝区类圆形或椭圆形肿块,边界清楚,呈软组织密度,密度均匀,钙化少见。②泪腺窝扩大,骨质受压变薄,无骨质破坏征象。③增强后肿块明显强化。④眼球、眼外肌及视神经受压移位等继发改变。

(2)MRI 检查:泪腺窝区肿块呈略长 T_1、长 T_2 信号,边界清楚,多数信号欠均匀,增强后肿块明显强化,部分病例可见肿瘤包膜,泪腺窝骨质信号无改变。

4.治疗

泪腺肿瘤一般需要长期间歇性治疗。该病以手术治疗为主,同时根据肿瘤类型选择放疗、化疗,必要时还需要对症止痛治疗,可使用吗啡等药物进行镇痛。

(1)药物治疗:恶性肿瘤患者可根据疼痛情况选择合适的镇痛药予以治疗,常用药物为吗啡。

(2)手术治疗:肿瘤切除术＋眶内容剜除术:手术切除肿瘤是主要的治疗方法,良性肿瘤多可完整切除,恶性肿瘤大多不易完整切除,常需广泛切除,有的还需行眶内容物剜除术。

(3)其他治疗:恶性肿瘤根据类型、分期等选择合适的放疗、化疗方案。

(三)视神经肿瘤

1.概述

来源于视神经的原发肿瘤多为胶质瘤,来源于视神经鞘的多为脑膜瘤。视神经胶质瘤起源于视神经内胶质细胞,属于良性或低度恶性肿瘤,约占原发性视神经肿瘤的66%。多发生于儿童,女性多于男性,发生于成人者恶性程度较儿童高。

2.病理与临床表现

视神经呈梭形增粗,表面硬膜完整,肿瘤可沿视路蔓延至颅内。切面肿瘤实质呈灰白色,细腻脆软,约1/3可见囊样变,甚至可表现为囊性肿物。按发病年龄可分为2型,儿童型为毛细胞性星形细胞瘤,发病高峰为2～8岁;成人型常为间变型星形细胞瘤。15%～40%的神经纤维瘤病Ⅰ型患者可发生视神经胶质瘤。95%的患者以视力下降就诊,还可有眼球突出、视盘水肿或萎缩,视力下降多发生于眼球突出之前,这是与其他肌锥内间隙肿瘤相区别的特点之一。

3.影像学检查

(1)CT检查:视神经呈管状或梭形迂曲增粗,较大者可呈球形或棒糖状,边界光整,多呈等密度,一般无钙化,增强后表现为不强化至明显强化,有的内部可见无强化低密度区为肿瘤内囊变区。侵及管内段时常引起视神经管扩大。

(2)MRI检查:T_1WI呈中等偏低信号,T_2WI呈明显高信号改变,增强后明显强化,视神经前端周围蛛网膜下隙可明显增宽,呈长T_1、长T_2信号。侵及颅内段和视交叉时可在鞍上池内形成软组织肿块,此时与眶内段肿块一起构成"哑铃征"。神经纤维瘤病者可伴有双侧视神经胶质瘤。

(3)超声检查:视神经呈梭形肿大,边界清楚,内部回声缺乏,视盘水肿。彩色多普勒显示肿瘤内彩色血流。超声对肿瘤向眶尖、管内段及颅内的侵犯显示不佳。

4.治疗

(1)手术治疗:为此瘤主要的治疗方法。手术方法和手术途径决定于肿瘤的大小和肿瘤是在眶内还是与颅内相沟通。肿瘤在眶内已广泛发展时,应行眶内容剜出术。

(2)放射疗法:主要用于术后病例。其作用有:①检查证实视交叉受累,手术完全切除肿瘤已不可能。②肿瘤手术切除后又复发的病例。③肿瘤切除不彻底时。

(3)中药治疗:主要用于术后病例。其作用有:①减轻术后症状。②促进出血及坏死物质吸收。③提高机体对肿瘤细胞的免疫功能,防止复发或扩散。

(四)眶内常见肿瘤

1.皮样囊肿或表皮样囊肿

(1)概述:眼眶皮样囊肿或表皮样囊肿均属扁平上皮构成的囊肿,前者含有皮肤附件和表皮组织,后者仅含有表皮。多见于儿童,单眼发病。

(2)病理与临床表现:胚胎发育期间表皮陷于软组织内或眶骨间隙内没有萎缩退化,在眶周形成圆形或椭圆形囊肿,少数呈哑铃状,眶骨可形成缺损。囊壁衬有角化复层扁平上皮,囊内含有黄色、恶臭脂性物质和毛发。囊肿周围可有慢性肉芽肿性炎症。临床表现取决于囊肿位置。眶缘者表现为缓慢进行性无痛性皮下肿物,常靠近外侧;眶内者表现为无痛性、进行性眼球突出和移位,伴有眼球运动障碍、复视等;如自发性破裂,囊内容物流出可引起眶内炎症反应。

(3)影像学检查:1)CT检查:常位于眼眶前外上象限,均匀低密度或混杂密度肿块,其内含有脂肪密度成分,增强后囊内容物不强化,囊壁可轻度强化,眼球、眼外肌、视神经受压移位,位于眶骨缝附近时常伴邻近局限性骨质缺损,可有硬化边。

2)MRI检查:应用脂肪抑制序列后,可发现肿块内的脂肪成分,不含脂肪部分呈较长 T_1、长 T_2 信号。少数囊肿脂肪成分很少,肿块呈略长 T_1、长 T_2 信号。

(4)治疗:皮样囊肿一般不需进行治疗,如患者要求治疗,可进行手术切除。手术切除时应一并进行组织病理学检查,彻底切除的患者局部不会出现复发的情况。①药物治疗:皮样囊肿无需药物治疗。②手术治疗:手术切除是此病最适用的治疗方法,局部麻醉下,进行完整的切除,可进行稍微扩大的切除,并且需一并进行组织病理学检查,彻底切除的患者基本不会复发。

2.海绵状血管瘤

(1)概述:海绵状血管瘤肿瘤内有较大的血窦呈海绵状而得名,是成年人最常见的眶内良性肿瘤,进展缓慢,发病年龄在 20～40 岁,女性多于男性,多单侧发病。

(2)病理与临床表现:肿瘤实质上为静脉畸形,不是真正的肿瘤,为圆形、类圆形或有分叶的肿块,呈暗紫色,有完整纤维包膜,切面观可见许多血窦,血窦间有孔相通,包膜是血窦间纤维结缔组织向外延续而形成的,不能与肿瘤实质分离,临床表现缺乏特征性。最常见的表现为缓慢渐进性轴性眼球突出,可有视力下降、眼球运动障碍。

(3)影像学检查:

1)CT检查:大多数位于肌锥内间隙内的圆形、椭圆形或梨形等密度肿块。边界光整,密度均匀,少数内部可见钙化,增强扫描可以显示早期肿块内点片状明显强化,随时间延长强化范围逐渐扩大,最后全部肿块呈均匀的显著强化,即"渐进性强化",此外还可有眼外肌、视神经、眼球受压移位及眶腔扩大等。

2)MRI检查:肿块呈略长 T_1、长 T_2 信号,提示肿瘤内含液体丰富。肿块周边可见"晕环征",由包膜和化学位移伪影形成。动态增强扫描显示"渐进性强化"较CT更好,另外强化出现时间快、持续时间长也是本病特点。

3)超声检查:病变呈圆形或椭圆形,有肿瘤晕,瘤内回声强且均匀,有中等度声衰减。肿瘤具有压缩性。肿瘤内部缺乏彩色血流。超声检查难以确定球后 1 cm 距离以远的小肿瘤。

(4)治疗:海绵状血管瘤是良性疾病,可根据临床症状、病变大小、部位决定治疗方案,常见治疗如下:①临床无症状的患者,可采用非手术治疗。②如果出现神经症状,病灶位于功能部位,则多主张进行手术切除。海绵血管瘤患者出现癫痫、出血、神经功能障碍,手术可以到达病变部位者,即主张手术切除。另外急性出血引起颅高压症状者,也要进行手术切除。肿瘤位于脑深部功能区、脑干、海绵窦区等部位,手术不致于引起严重并发症时,可以进行手术切除。③如果肿瘤位于脑深部,如脑干部位、海绵窦病变,手术有损伤且难度大,根据具体情况可能需进行综合治疗,如放疗等。④海绵状血管瘤还可选择伽玛刀治疗,患者出现出血、癫痫病灶,以及占位引起功能障碍,或病变位于深部必须进行手术,患者对手术有恐惧心理时,可选择伽玛刀治疗和放疗治疗。

五、眼眶外伤与异物

(一)眼部异物

1.概述

眼部异物是眼部常见创伤,后果严重。

2.病理与临床表现

异物可分为金属和非金属异物,常伴眼球破裂、晶状体脱位、出血、视神经挫伤、眼眶骨折、颈动脉海绵窦瘘以及感染等。多有视力下降、眼球疼痛、复视、斜视和眼球运动障碍等。

3.影像学检查

(1)X线检查:可明确显示金属异物和较大的高密度异物,较小者常需 CT 确诊。眼球异物测量常采用缝圈法或巴尔金定位法,为临床取异物提供依据。

(2)CT 检查:可显示金属和部分非金属异物,金属异物呈高密度,周围有明显的放射状伪影;沙石、玻璃等异物呈高密度,一般无伪影;体积较大的植物类、塑料类等多呈低密度,CT 难显示较小的低密度异物。

(3)MRI 检查:金属异物为 MRI 检查禁忌证,因其在强磁场中可发生位置移动而导致眶内结构损伤,含氢原子核较少的异物在 T_1WI、T_2WI 和质子密度像上均为低信号,显示清晰,MRI 还可同时显示颅内并发症,如挫裂伤等。

(4)治疗:查明原因,根据病因进行针对性治疗,缓解不适。

(二)眼眶骨折和视神经管骨折

1.概述

眼眶骨折和视神经管骨折可导致复视、眼球运动障碍,甚至失明等严重后果。早期、全面、准确地诊断眼眶或视神经管骨折极其重要。

2.病理与临床表现

眼眶骨折分为爆裂骨折、直接骨折和复合型骨折。眼眶爆裂骨折指外力作用于眼部使眼眶内压力骤然增高、经眶内容物传导所致的眶壁骨折而眶缘无骨折,多发生于眶内、下壁;直接骨折指外力直接作用于眶壁所致的骨折,眶缘有骨折。眶壁骨折主要表现为复视、眼球运动障碍、视力下降、眼球内陷/突出、眼球固定、斜视等;视神经管骨折常表现为失明。

3.影像学检查

(1)CT 检查:直接征象为眶壁或视神经管的骨质连续性中断、粉碎及移位改变。间接征象是骨折邻近的软组织改变,包括眼外肌增粗、移位及嵌顿、眶内容脱出或血肿形成并通过骨折处疝入附近副鼻窦内。

(2)MRI 检查:较少应用 MRI 检查诊断骨折。

4.治疗

眼眶骨折的治疗方法,应根据疾病轻重程度及眼球损伤而定。视神经管骨折需要根据病情严重程度以及治疗方式决定治疗周期,一般可通过甲钴胺、血栓通、维生素 B_1、维生素 B_{12} 等药物,早期有视神经损伤可采用激素冲击治疗,严重患者可通过内镜下经鼻视神经管减压术进行治疗,同时配合外用热毛巾热敷患处活血化瘀。

第二节　鼻及鼻窦

一、影像学检查

1.X 线检查

鼻骨 X 线检查主要用于诊断鼻骨骨折。鼻骨侧位 X 线检查是首选的投照方法,一般用纸包胶片以低曝光条件投照。鼻骨轴位片用纸包胶片由门齿咬住一端,中心线切额前缘垂直投照。适用于额部比较扁平或鼻骨较高的患者,一般用于观察两侧鼻骨和上颌骨额突的损伤和移位情况,是侧位 X 线检查的辅助方法。

鼻窦 X 线检查是显示鼻腔、鼻窦及其邻近结构,特别是骨质结构的良好方法。一般将瓦氏位和柯氏位作为常规检查。瓦氏位主要用以检查上颌窦,也可观察额窦、筛窦及眼眶,若张口投照可以显示蝶窦情况。柯氏位主要用于观察额窦、筛窦、鼻腔及眼眶。鼻窦左、右斜位(即视神经孔位)可以避开前、后组筛窦的重叠,对显示后组筛窦有特殊价值。

2.CT 检查

鼻和鼻旁窦扫描可采用横断层面或冠状层面。一般病例可仅选一种位置检查,复杂病例则应用 2 个方位检查为妥。横断面扫描时患者多取仰卧位,头部固定,力求头颅水平面双侧不偏斜,以保证扫描图像双侧对称,便于对照。一般先摄头颅侧位定位片,扫描平面与听眶下缘线或听眦线平行。常规扫描应包括齿槽、硬腭至额窦一段的颅面结构,有的病例可根据病情需要适当扩大检查的范围。冠状面扫描一般多取仰卧头低颈过伸位。固定头位时应防止双侧前后方向偏斜,以免双侧显影不对称。在已投照的侧位定位片上,尽可能设定与听眶下缘线或听眦线垂直的扫描平面,检查范围应包括额窦至蝶窦。

常用窗宽 200～300HU、窗位 40HU 左右,多可兼顾观察鼻和鼻旁窦的软组织和骨结构。为观察颅底和齿槽骨等致密骨质,常规应加摄骨窗像。对于肿瘤病例常规应摄取软组织像和骨窗像,以双窗位检查为妥。图像重建可从不同方位层面显示病变。

3.MRI 检查

体位同 CT 横断位。常规应用头颅表面线圈,以提高信噪比,增进图像质量。一般用 6 mm 层厚,作 T_1WI 和 T_2WI 的横断面和冠状面成像。一般说来,T_1WI 显示解剖结构较清晰,T_2WI 显示病变特性较好。在 T_2WI 上炎症、肿瘤和纤维瘢痕的信号强度差别不大,在 T_2WI 上炎症信号较肿瘤为强,纤维组织则信号强度不变,有利于病变的区别。某些肿瘤可行静脉内注射造影剂增强检查,多数鼻窦癌属小血管病变,增强不明显,可与炎症相互鉴别。增强后扫描对肿瘤的颅内侵犯显示更清晰。对于术后病例,病变能否增强也有助于对肿瘤复发与瘢痕的鉴别。

MRI 一般可较好地反映组织的结构成分,在区别肿瘤与炎症方面优于 CT,但对于在 MRI 上产生低信号的物质鉴别能力有限,如腔道内气体、骨皮质、牙釉质、钙化斑块和急性出血均可呈低信号,可能造成误诊,故 CT 和 MRI 应适当配合应用。

二、外伤

1.鼻骨骨折

(1)病理特征:常合并颅骨骨折,也可单独发生。有外伤史,皮下淤血、局部疼痛、鼻出血和鼻梁塌陷或偏斜。此外有局部肿胀或皮下气肿。

(2)X线表现:鼻骨侧位像见有鼻骨折断及错位、变形。重度外伤可致粉碎骨折,正位像可见碎骨片。

(3)CT表现:可显示轻微骨折和错位。

2.上颌骨骨折

(1)病理特征:上颌骨骨折常发生于骨质比较薄弱的部位,如牙槽突、上颌窦及骨缝等处,也可伤及额骨、筛骨、蝶骨和面部诸骨。因面部无强有力肌肉牵拉,骨折片移位多不明显。

(2)临床表现:鼻腔出血、面部肿胀、皮下淤血和眼球移位是常见症状。若眶下神经受损,可有相应部位麻木。Lelort按骨折好发部位分其为三型,亦称LeFort骨折。

Ⅰ型:骨折线经上颌窦底部、鼻中隔,有时可达上颌结节,为一横行不规则的骨折线。局限于牙槽突横行骨折,亦属此型。

Ⅱ型:骨折线从上颌窦外下缘斜行至眼眶底部,另有一横行折线穿越鼻嵴和筛骨气房。此型骨折可致上颌窦外下壁、眶壁和筛骨骨折。

Ⅲ型:骨折线横行穿过鼻嵴、眼眶内外壁、颧骨上部。直达翼突基底部。常伴有颅底骨折。此型最为严重,可致颅面骨分离。所累及的窦腔常有积液(出血),表现为混浊和气液面,也可有皮下或眶顶积气。有时蛛网膜下隙也见气体。

CT扫描,特别是MSCT三维重建,可发现骨折片错位及移位方向和骨折类型。但小的骨折线可不被显示。窦腔混浊及液气面,在Ⅲ型骨折见于筛窦,Ⅰ和Ⅱ型可见于上颌窦。在X线片上不能发现的上颌窦和额窦前、后壁骨折,CT扫描一望便知,并可发现骨折片是否进入颅内。后者可继发感染发生脑脓肿。

三、炎症

1.鼻窦炎

(1)病理特征:鼻腔鼻窦急性炎症基本表现为黏膜充血、炎症细胞浸润和渗出,黏膜肿胀常使窦口阻塞、分泌物潴留、骨膜和骨亦可有炎症改变。如炎症未全消退,且反复发作,可转为慢性,呈现黏膜息肉样肥厚。黏膜腺增生,以致形成息肉和囊肿,窦壁骨质硬化增厚,久后黏膜可纤维化以致萎缩。

(2)临床表现:鼻腔鼻窦炎症常见临床表现为鼻阻塞和流涕。也常伴有局部触痛或头痛。

鼻镜检查可见鼻甲肥大、中鼻道或嗅裂有分泌物或脓液,慢性病例常见中鼻甲息肉样变和鼻内息肉。

(3)X线检查:急性期表现为感染窦腔密度均匀增高、混浊。坐位水平投照可显示窦腔积液,形成液平面像,尤以上颌窦炎多见。鼻腔黏膜和鼻甲可见肿胀。慢性期黏膜肥厚更加明显,黏膜下皮质白线消失,邻近骨壁增白、硬化,也可为骨壁吸收,白线模糊不清。

(4)CT检查:在CT平扫上鼻窦分泌物密度与黏膜增厚相仿,增强后扫描多可见黏膜密度增高,与窦腔中央较低密度的分泌物有所区别。慢性化脓性炎症则常见窦壁骨质硬化增厚,在

CT 上可清晰显示。

(5)MRI 检查:在 MRI 的 T_1WI 上黏膜增厚和分泌物多呈相仿的中等信号,在 T_2WI 上增厚的黏膜信号强度稍低于分泌物。鼻窦分泌物可因浓度不同而有信号强度差别。如一般分泌物内含蛋白质浓度在 5% 以下,T_1WI 上呈低信号,T_2WI 上呈高信号;如分泌物中蛋白质含量为 5%～25%,T_1WI 上和 T_2WI 上均呈高信号;陈旧的分泌物,其游离水量减少,虽然含蛋白质达 25% 以上则在 T_1WI 和 T_2WI 上均呈低信号。

2.黏膜囊肿

(1)病理特征:黏膜囊肿可分为分泌性和非分泌性 2 种。分泌性囊肿又称黏膜腺潴留囊肿,非分泌性囊肿是黏膜下积液形成,故称为黏膜下囊肿。

(2)临床表现:单纯的黏膜囊肿,常无典型临床表现。合并鼻窦炎症者,与之临床表现类似。

(3)X 线检查:窦腔内见半圆形软组织影,边缘锐利,骨壁无异常改变。

(4)CT 检查:黏膜囊肿可单发或多发,分泌性囊肿一般较小,不充满窦腔。在 CT 上呈现低密度小结节影,有时难与息肉等区别。非分泌性囊肿是黏膜下积液形成,故称为黏膜下囊肿,见于上颌窦内,常呈基部位于窦底的半球形或球形低密度肿块。常为单发但可双侧发生。有的可生长较大,或几乎占满窦腔。

(5)MRI 检查:黏膜腺潴留囊肿和黏膜下囊肿在 MRI T_1WI 上为中等信号,T_2WI 上呈高信号。

3.鼻腔鼻窦息肉

(1)病理特征:由于变态性反应和长期慢性炎症引起的黏膜充血、极度水肿而形成息肉。

(2)临床表现:单侧或双侧进行性持续性鼻塞、多涕等。鼻镜检查可见鼻腔或后鼻孔内灰白色、半透明的荔枝样新生物。

(3)X 线表现:鼻腔可见软组织充塞,鼻腔开大,或有骨壁吸收;患侧上颌窦混浊。侧位像可在软腭上方见有软组织块影,从后鼻孔突出。

(4)CT 表现:有的息肉在 CT 上可呈现水样低密度,有的则可为造影剂增强,其密度与肌肉相仿。重者双侧鼻腔为息肉充满,以致鼻腔膨大变形。CT 上可见一侧后鼻腔、鼻咽腔内单个低密度肿块,其端前有基蒂经窦口与上颌窦相连通。患侧上颌窦有息肉样软组织增生或为息肉样软组织充满。窦腔开口多扩大,有的窦腔也可稍膨大。出血性息肉含有增生的血管,在造影后 CT 上常表现不同程度增强,其内有时可有斑片状出血的高密度区。

(5)MRI 表现:在 MRI 上黏膜炎症增厚,息肉和分泌物在 T_1WI 上呈中等信号,T_2WI 上呈高信号,常难以由信号强度区分。在 MRI 的 T_1WI 上息肉呈低或中等信号,T_2WI 上为高信号,肿块光滑有基蒂,边界清晰。在 MRI 上,此类息肉可呈混合信号。在 T_1WI 上高强信号区即为出血灶。

4.真菌性炎症

(1)病理特征:鼻腔鼻窦温暖湿润,为真菌病好发部位,以曲霉菌和毛真菌感染较为常见,其基本病理表现为黏膜炎症,有动脉内膜炎和血管周围炎,导致黏膜坏死和肉芽肿形成。

(2)临床表现:毛真菌病较为少见,但较为严重,大多发生于未控制的糖尿病者和免疫功能减退者,有的可与脑、肺等内脏侵犯并存。曲菌病较为常见,可见于健康人,以女性居多。常为隐蔽缓慢进展,症状轻微,以间歇涕中带血就诊,按一般炎症治疗无效或反复发作。

(3)X线表现:窦腔内透亮度减低,可见高密度结节影。

(4)CT表现:大多为单个窦腔发病,好发于上颌窦,亦可见于筛窦和蝶窦。在CT上常见窦腔内黏膜不规则增厚,或伴有结节状块影,一般密度较高。其内如见斑点状钙化则较为特征。病变组织可为造影剂增强。窦壁也常见硬化,大多尤明显骨质破坏。

(5)MRI表现:在MRI的T_1WI上病变多呈低信号或中等信号强度,与一般炎症或肿瘤相似,但在TWI上病变内钙化区呈很低信号,与一般炎症和肿瘤不同。

四、良性肿瘤和肿瘤样变

1.黏液囊肿

(1)病理特征:黏液囊肿为最常见的鼻窦膨胀性病变,实非真正肿瘤,应属类肿瘤或肿瘤样病变。鼻窦黏液囊肿是由窦口阻塞后,窦内黏液长期潴留以致窦腔膨胀扩大,形成囊性肿块。

(2)临床表现:黏液囊肿最常发生于额窦和筛窦。额窦囊肿多见于老年,筛窦囊肿可见于中青年。眼球突出和移位为最常见表现,常引起眶深部或枕部疼痛,易致视力损害和眼球运动障碍。

(3)X线表现:窦腔透明度减低,混浊。

(4)CT表现:黏液囊肿存在CT上表现远较X线片为明确,可直接显示窦腔呈类圆形膨胀扩大,有环形均匀薄层囊壁包围,或窦壁弧状变薄和外移。较大的囊肿可侵占多个窦腔,或向颅内扩展。向眼眶扩展常引起眼球突出和偏移,眼外肌和视神经可受压和移位。向颅内扩展的部分,多可见囊壁和附近硬脑膜的增厚或增强的弧形边缘。

(5)MRI表现:MRI显示多为边界清楚的膨胀性病变。在T_1WI和T_2WI上,与肌肉的信号相比,可呈现为等信号、低信号或高信号,取决于囊液中的蛋白含量、水含量和水化状态,以及其黏稠度。当水分吸收,囊肿内容变为十分黏稠时,则在T_1WI和T_2WI均呈现为低信号,不可误为含气鼻窦,应参考CT表现做出正确诊断。

2.乳头状瘤

(1)病理特征:乳头状瘤为上皮组织高度增生形成的良性肿瘤,有外生性和内生性之分。外生性者有纤维结缔组织相连,呈疣状或菜花样,多见于鼻中隔和鼻前庭。内生性者为上皮团块向上皮下基质内倒生,此类肿瘤好发于鼻腔,以筛窦与上颌窦交界处为多见,具有较强侵入能力。常向上颌窦和筛窦内生长,切除后易复发,10%左右可恶变。

(2)临床表现:患者常见于中年,以男性为多,主要症状为单侧鼻阻塞和鼻出血,鼻腔内有息肉样肿块。如侵及筛窦、上颌窦,则可致头面肿痛,眼球移位和面部变形。

(3)X线表现:传统放射学检查常不能显示。

(4)CT表现:CT上常见鼻腔内结节状软组织密度肿块,有的可向鼻咽部扩展。造影后肿块多可轻度增强,与肌肉密度相仿。上述改变为非特征性,应由活检病理确定诊断。

(5)MRI表现:肿瘤在T_1WI上与肌肉信号强度相仿,T_2WI上呈较高信号(含纤维组织较多时,信号强度可降低至中、低强度),亦属一般规律,但可较易与伴存的炎症区别。

3.骨纤维异常增生症

(1)病理特征:为骨间质发育异常引起的肿瘤样骨增生病变。常多骨发生、少数可为单骨病变。在颅面骨板障或髓质内,有大量未成熟的纤维组织和不同数量骨样组织增生,以致骨体增大,骨皮质膨隆和变薄,病变内无板层骨,骨小梁结构紊乱,病变边缘常欠清楚。

(2)临床表现:因膨胀性生长,可出现面部畸形、鼻塞、流涕、眼球突出和视神经萎缩等症状。

(3)X线表现:受侵部位骨体膨大,正常结构消失,代之以境界不清的毛玻璃样增白影。

(4)CT表现:CT上其表现因瘤体构成不同而有差异,可为均质略高密度或不均质和不规则疏密相间的低高等混合密度,在额面骨和颅底骨中常为致密骨样密度。

(5)MRI表现:在MRI上多呈不均匀较低信号肿块,纤维化部分为低信号,钙化区缺乏信号。

4.颌骨囊肿(OJC)

(1)病理特征:上颌区颌骨囊肿中以牙源性囊肿最为常见。其中大多为牙周囊肿,由死牙根周围上皮细胞炎症刺激增生,内层上皮细胞分泌物潴留形成。少数为含牙囊肿,骨囊肿很少见。

(2)临床表现:上述各种囊肿可分别在腭、鼻底或颌面部局部隆起,一般经口腔和X线检查多可明确诊断。

(3)X线表现:角化囊肿表现为圆形、卵圆形囊性透光影,边缘围以致密白线。含牙囊肿位于冠根交界处,囊腔内可见牙组织。根尖囊肿常以病源牙牙根为中心分布的单房囊腔。

(4)CT表现:在CT上,囊肿呈现球形低密度均质肿块,包膜可明显增强,膨胀性生长致骨质破坏,边缘光滑,常有硬化反应。囊腔较大者可扩展进入上颌窦腔或鼻底,且常累及邻近牙根。牙周囊肿可见囊壁与患牙根尖周相通,含牙囊肿内可见阻生牙。非牙源性囊肿与牙无关,但囊肿较大者可紧贴牙根或致牙移位,一般可依其生长部位进行分类。

五、恶性肿瘤

1.鼻腔恶性肿瘤

(1)病理特征:鼻腔癌肿原发者较少见,大多由鼻窦癌继发扩展而来。以上皮源性癌肿为主,其中未分化癌和鳞状细胞癌占80%以上。此外尚有腺样囊性癌、腺癌和嗅神经上皮癌等。

(2)临床表现:依其生长部位和侵犯范围有所不同,但多无特点。常见表现有鼻阻塞,鼻分泌物中带血或鼻出血、疼痛、麻木、颌面肿胀、复视、眼球突出或移位。晚期肿瘤可发生血行远处转移至肝、肺和骨骼等。

(3)X线表现:早期传统放射学检查常不能显示,晚期侵犯鼻窦可见窦腔混浊。

(4)CT和MRI表现:原发鼻腔恶性肿瘤可局限于鼻腔内,在CT上表现为局部软组织增厚或肿块,大多可增强。局限于鼻腔内的小肿瘤在MRI的 T_1WI 上,其信号强度可能与鼻腔黏膜相仿,差别不明显。临床上较多见鼻腔癌肿伴有骨质破坏,其中以侵犯上颌窦内侧壁为常见。腺癌和嗅神经母细胞瘤好发于鼻腔顶部,常侵及筛窦,进而破坏筛窦外侧壁和侵入眼眶,向上破坏筛骨水平板,扩展至前额窝底部,增强后冠状位CT扫描可较明确显示筛板破坏和前颅窝底肿块,这些肿瘤血供多较丰富,尤以嗅神经母细胞瘤增强更为明显。MRI可提供冠状面和矢状面图像。显示鼻腔癌肿信号一般低于黏膜信号,其向颅内侵犯的边界亦较清晰,可区别颅内病变限于脑外抑或侵及脑内。

2.鼻窦恶性肿瘤

(1)病理特征:与鼻腔恶性肿瘤类似,以鳞状上皮癌为主。

(2)临床表现:临床早期仅有进行性鼻塞、分泌物增多、鼻出血;侵蚀骨壁后可有疼痛、面颊麻木;侵入上颌窦后壁可有开口困难等症状。侵犯鼻腔和眼眶,出现相应症状,如鼻塞、流涕、出血、嗅觉减退、眼球移位、复视及溢泪等。

(3)X线表现:早期窦腔混浊,可见小的软组织肿块,晚期窦壁骨质破坏。

(4)CT表现:上颌窦为鼻窦恶性肿瘤最常见部位。大多癌肿为原发,少数可自鼻腔、龈、腭、泪囊等相邻部位扩展来。早期局限于窦腔内的癌肿因无骨质破坏较少发现。肿瘤增大后CT显示不同程度骨质破坏和不规则肿块,依肿瘤生长部位、扩展方向和病程可有不同表现。

CT平扫上,其软组织肿块难与炎症增生病变区别,癌肿多可强化。上颌窦癌肿最常见为破坏内侧壁和侵入鼻腔,癌肿破坏上颌窦顶壁亦较常见,不少病例可破坏筛窦与上颌窦间骨板。向下破坏齿槽骨和硬腭。上颌窦后和后外侧壁破坏对临床很重要,常见上颌窦后外方的脂肪块被密度较高的肿瘤侵占,表明癌肿侵入颞下窝。有些上颌窦癌,特别是腺样囊性癌可侵犯三叉神经上颌支,并沿神经蔓延。CT上可见眶下管扩大或破坏。眶底有条索状肿块,翼腭窝区结节状肿块和骨质破坏。如圆孔扩大,海绵窦强化影增大,表明癌肿侵入中颅窝内,有的还可扩展至半月神经节。

(5)MRI表现:MRI对上颌窦癌肿的骨质破坏显示不及CT清晰,但对癌肿的窦腔外扩展显示较好。窦周皮下、颞下窝和眼眶内脂肪信号高于癌肿信号,两者有较明显差异。同时MRI显示癌肿信号低于窦内伴存炎症或相邻鼻窦阻塞性炎症,区别也较明显,有利于较好明确肿瘤的边界范围。

第三节　口腔颌面部

一、颌骨肿瘤

颌骨肿瘤分为牙源性和非牙源性。牙源性囊肿和肿瘤常见为牙根囊肿,含牙囊肿和造釉细胞瘤等。非牙源性良性肿瘤常见有纤维骨瘤和巨细胞瘤等。恶性肿瘤有骨肉瘤、纤维肉瘤、骨髓瘤和转移瘤等。肿瘤样病变有骨纤维异常增生症和动脉瘤样骨囊肿等。

(一)根尖囊肿

1.以患牙根为中心的圆形或类圆形低密度影,边缘清晰,囊腔周边有致密的骨硬板线,牙根无中断。

2.囊肿较大时邻近牙齿移位。

(二)含牙囊肿

1.概述

颌骨含牙囊肿是在牙胚发育期的成釉期星网层变形所致,在牙硬组织形成前发生的囊肿,称始基囊肿,常含牙,称含牙囊肿。好发于青少年,早期常无症状,病变较大时可致颌骨膨隆,压之有乒乓球感。

2.影像学检查

(1)仅发生于恒牙,多见于上颌前牙区。

(2)圆形或类圆形低密度影,边缘光滑清晰,有硬化缘。

(3)常为单发、单房囊性病变。

(4)囊内有一颗或多颗牙齿,所含的牙齿牙冠朝向囊腔中央,囊壁包绕牙颈。

3.治疗

含牙囊肿的治疗方法有以下2种:①手术。对于含牙囊肿病人,手术是比较建议的一种治疗方法,尤其是体积小的含牙囊肿非常适合手术下摘除囊肿,同时还应将累及的牙齿拔除。但是如果病人囊肿累及的牙萌出较为明显,可在手术切除囊壁后对牙齿进行保留,同时可以根据病人具体情况进行正畸治疗。②药物治疗。含牙囊肿药物治疗效果一般,但是若病人合并剧烈的疼痛,可以经过口服止疼药物进行治疗,以缓解病人疼痛症状。

(三)牙源性角化囊肿

1.概述

牙源性角化囊肿可见于各年龄组,20~30岁的年轻人居多。好发于下颌磨牙和下颌角区,常有下颌肿胀,晚期可有局部疼痛,牙源性角化囊肿具有局部侵袭性,较非角化囊肿有明显的复发倾向,角化囊肿常造成周围骨质破坏,形成较明显的骨质缺损。

2.影像学检查

(1)囊肿易沿颌骨长轴生长而成长椭圆形。

(2)病变可多发,常为上下颌同时受累。

(3)牙根吸收多呈斜面状,部分可呈截断状。

(4)增强CT扫描无强化。

(5)MRI示囊壁较薄,厚度均一,信号强度依囊内内容物不一而不同。

3.治疗

牙源性角化囊肿因其本身既有肿瘤的特点,又有囊肿的性质,所以在治疗时需要结合颌骨囊肿和良性肿瘤的两种方法,采取综合治疗。早发现、早诊断、早治疗,有助于减少并发症的出现。治疗原则应以减少感染、防止囊肿破裂、完整摘除囊肿以及防复发为主。

(四)成釉细胞瘤

1.概述

成釉细胞瘤是最为常见的颌骨上皮性牙源性肿瘤,好发于下颌骨,以下颌磨牙及升支区最常见,为良性具有局部侵袭性的多形性肿瘤。X线可分为4型,以多房型最多见,其他为蜂窝型、单房型、局部恶性征型。

2.影像学表现

(1)多房型最多见。

(2)好发于下颌磨牙及升支区。

(3)唇颊侧膨胀明显。

(4)邻近骨质破坏明显,周围多无骨硬化缘。

(5)牙根吸收多成锯齿状,常侵及邻近重要结构。

3.治疗

成釉细胞瘤的治疗原则是以功能和面部外形的损害降到最小为主,治疗主要采取手术切除肿瘤,一般不采用药物治疗,部分患者还可采用放射治疗和靶向治疗。

(五)骨化性纤维瘤

1.概述

颌骨良性骨源性肿瘤,来源于颌骨内成骨性结缔组织,根据肿块组织中含纤维组织的多少和骨化程度的不同分别称为纤维骨瘤和骨化性纤维瘤。纤维骨瘤以瘤性骨样骨为主,骨化性纤维瘤以纤维组织为主。常发生于青少年,女性多见。上下颌骨均可发生,以前磨牙和磨牙区常见。临床表现为缓慢生长的颌骨内肿物,单发,无痛,肿块表面的皮肤、黏膜无异常。

2.影像学表现

(1)好发于前磨牙和磨牙区。

(2)单房膨胀性改变。

(3)磨玻璃密度,可有囊变。

(4)病变周边有硬化缘,邻近骨皮质变薄。

(5)MRI 信号表现多样,通常在 T_1WI 呈低信号,T3WI 呈高信号。

3.治疗

骨化性纤维瘤是临床常见的良性成纤维细胞型肿瘤,好发于 $10\sim20$ 岁的青少年,多见于下肢长骨、颅骨等部位。骨化性纤维瘤的治疗主要为手术切除,切除后再进行植骨,恢复骨承重作用,临床植骨分为异体骨植骨、自体骨植骨。

由于骨化性纤维瘤是良性疾病,一般青少年取自体骨植骨,若为儿童建议严密观察下尽量延缓手术。待生长发育期过后,肿瘤比较成熟再决定手术或者手术方式。

(六)舌癌

1.概述

舌癌是最常见的口腔癌,发生于正常黏膜,男多于女,85％以上发生于舌体,100％为鳞状细胞癌。多以舌部疼痛就诊,溃疡型和浸润型多见。早期就发生淋巴结转移,远处转移多为血行,转移到肺部。

2.影像学检查

(1)CT 检查:舌表面或腹面不规则肿块或黏膜下肿块,肿块巨大者可跨过中线或向口底、舌根扩展。增强扫描明显强化,常见淋巴结转移。

(2)MRI 检查:T_1WI 低或等信号,T_2WI 高信号,肿瘤出现坏死时呈混杂信号,边界不清。

3.治疗

早期的舌癌,主要治疗方法是手术切除,如果肿瘤很小,可以行楔形的切除,尽量保存正常的舌组织,这样术后就不会影响语言和其他的功能。对于肿块比较大的患者,可能需要切除半舌或全舌,这些患者后续需要进行皮瓣的重建手术。如果患者同时伴有颈部淋巴结肿大,高度怀疑是淋巴结转移,在切除舌的同时,可以行颈部淋巴结的清扫手术。晚期舌癌的患者往往不能进行手术的完整切除,可以行化疗、放疗,有的患者在经过化疗、放疗之后,病灶能明显缩小,仍可能有手术切除的机会。

(七)牙龈癌

1.概述

多为鳞癌,生长缓慢,溃疡型多见,好发于磨牙区。下颌牙淋巴结转移早,多见。

2.影像学检查

(1)牙槽骨吸收破坏,形成不规则骨质缺损和软组织肿块。

(2)颈部淋巴结肿大。

(3)T_2WI 低信号、T3WI 高信号,牙槽骨破坏和颈部淋巴结肿大可清晰显示。

3.治疗

牙龈癌早期可手术治疗,晚期可辅助药物化疗。治疗方案需要个体化,综合治疗,多学科协作,特别注重首次治疗效果及合理的随访计划。

二、颞颌关节紊乱综合征

1.概述

颞颌关节紊乱综合征是包括咀嚼肌紊乱疾病、结构紊乱疾病、炎性疾病及骨关节病在内的一组疾病的总称,现称为颞下颌关节紊乱病。其主要临床表现为关节及相关咀嚼肌疼痛,关节弹响,开口受限等。为口腔临床最常见病之一。

2.影像学检查

主要根据 X 线及 MRI 检查。

(1)关节间隙增宽、变窄、消失,髁状突移位。

(2)关节盘穿孔。

(3)关节囊扩张、撕裂、积液。

(4)骨质改变,可见髁状突硬化,骨质破坏,囊样变,骨质增生,形态改变,关节窝,关节结节骨板增厚,密度增高,关节面发生硬化。

3.治疗

(1)以保守治疗为主,采用对症治疗,如病人疼痛,要给予病人疼痛治疗,通过药物、热敷和针灸,甚至中医可以消除对症治疗。

(2)消除或减弱致病因素相结合的综合治疗,例如让患者吃流食,如牛奶、鸡蛋羹,减少咀嚼。

(3)如果是职业老师或歌唱家,要减少口腔活动,讲话次数。

(4)治疗关节局部症状的同时主要改善全身状况和患者精神状态,包括积极心理治疗。患者如果晚上多梦焦虑,可以采用中药的安神补脑液或者易于睡眠的药,必要的时候还可以通过吃安定使患者精神达到放松。同时这类疾病治疗起来是比较困难,因为诊断是组合性诊断,病因比较多,相互关联,而且相互可以达到制约,形成恶性循环。一般要对患者进行医疗知识的教育,同时要反复对患者讲解,能够使他明白本病性质,还有相关发病因素,以及有关下颌运动的知识。使患者建立起自我治疗,保护关节,改善不良生活行为和习惯的意识。

(5)遵循合理、合乎患者逻辑的治疗程序。治疗程序一般先选用可逆性保守治疗,如敷药、理疗、封闭、颌板治疗等。然后用不可逆的保守治疗,如可以调颌通过正畸牙齿等。如果效果不好,最后选用关节镜外科和各类开放性的手术治疗。

三、涎腺

(一)腮腺炎

1.概述

急性化脓性腮腺炎多发生于儿童,腮腺肿痛明显,管口流出脓液,可形成腮腺脓肿。慢性阻塞性腮腺炎是由于结石、异物和瘢痕引起涎液排出受阻所致,炎症迁延反复,腺管扩张变形,腺体肿大或萎缩。流行性腮腺炎多见于青少年,由病毒感染引起,双侧腮腺肿痛,病程持续两周左右。

2.影像学检查

腮腺造影上,慢性腮腺炎显示导管系统呈腊肠状扩张,边缘不整。

(1)CT检查:腮腺弥散性肿大,密度增高;后期因纤维化萎缩变形;周围脂肪间隙模糊,筋膜增厚,提示为化脓性感染;并发脓肿时呈环形强化。

(2)MRI检查:腺体增大或萎缩,急性炎症呈长 T_1 和长 T_2 信号;后期纤维和脂肪性变,呈混杂信号;脓肿形成可呈环形强化。

3.治疗

临床上通常以一般治疗及对症处理为主,一般治疗措施主要包括安排患者卧床休息,隔离到腮腺肿胀消退为止,注意口腔卫生,采用流质或者半流质饮食,尽量避免进食酸性的食物,饭后用生理盐水漱口,合并胰腺炎的患者应禁食,进行静脉营养。对症治疗包括高热时可物理或者药物降温,头痛或腮腺肿痛明显时可以使用镇静剂,睾丸胀痛可局部冷敷或用棉花垫和丁字带托起,发热温度较高的患者,食欲差时应补充水电解质和能量以减轻症状。另外,在发病早期可适用利巴韦林,但效果尚有待进一步确定。

(二)腮腺肿瘤

1.概述

腮腺肿瘤良性居多。腮腺多形性腺瘤又称腮腺混合瘤,是腮腺最常见的良性肿瘤。现在大多数学者认为,所谓的腮腺混合瘤实际上是纯上皮来源,包括肌上皮、腺上皮和肿瘤基质,称之为腮腺多形性腺瘤较合适。腮腺多形性腺瘤多呈圆形或椭圆形,有完整包膜,约25%可合并癌。

2.影像学检查

(1)腮腺多形性腺瘤好发于腮腺浅叶。

(2)腮腺多形性腺瘤多成圆形或椭圆形,边界清晰。

(3)CT呈等或稍高密度,增强扫描肿块实性部分中等至明显强化,是其特征性改变。

(4)T_1WI 为等或稍低密度,T_2WI 为等或稍高密度,肿块较大时可见高信号囊变区。

3.治疗

腮腺瘤通常建议手术切除,腮腺内有支配面部肌肉运动的面神经经过,手术可能对面神经造成损伤,出现术后面瘫风险。发现肿块后有较多方法预估肿瘤良、恶性,包括超声、增强磁共振、增强CT,再根据腮腺肿瘤良、恶性决定具体手术情况。

第七章 乳腺疾病

第一节 乳腺癌

一、概述

女性乳腺是由皮肤、纤维组织、乳腺腺体和脂肪组成的,乳腺癌是发生在乳腺腺上皮组织的恶性肿瘤。乳腺癌中99%发生在女性,男性仅占1%。乳腺并不是维持人体生命活动的重要器官,原位乳腺癌并不致命;但由于乳腺癌细胞丧失了正常细胞的特性,细胞之间连接松散,容易脱落。癌细胞一旦脱落,游离的癌细胞可以随血液或淋巴液播散全身,形成转移,危及生命。目前乳腺癌已成为威胁女性身心健康的常见肿瘤。

早期乳腺癌往往不具备典型的症状和体征,不易引起重视,常通过体检或乳腺癌筛查发现。以下为乳腺癌的典型体征。

1.乳腺肿块

80%的乳腺癌患者以乳腺肿块首诊。患者常无意中发现乳腺肿块,多为单发,质硬,边缘不规则,表面欠光滑。大多数乳腺癌为无痛性肿块,仅少数伴有不同程度的隐痛或刺痛。

2.乳头溢液

非妊娠期从乳头流出血液、浆液、乳汁、脓液,或停止哺乳半年以上仍有乳汁流出者,称为乳头溢液。引起乳头溢液的原因很多,常见的疾病有导管内乳头状瘤、乳腺增生、乳腺导管扩张症和乳腺癌。单侧单孔的血性溢液应进一步检查,若伴有乳腺肿块更应重视。

3.皮肤改变

乳腺癌引起皮肤改变可出现多种体征,最常见的是肿瘤侵犯了连接乳腺皮肤和深层胸肌筋膜的 Cooper 韧带,使其缩短并失去弹性,牵拉相应部位的皮肤,出现"酒窝征",即乳腺皮肤出现一个小凹陷,像小酒窝一样。若癌细胞阻塞了淋巴管,则会出现"橘皮样改变",即乳腺皮肤出现许多小点状凹陷,就像橘子皮一样。乳腺癌晚期,癌细胞沿淋巴管、腺管或纤维组织浸润到皮内并生长,在主癌灶周围的皮肤形成散在分布的质硬结节,即所谓"皮肤卫星结节"。

4.乳头、乳晕异常

肿瘤位于或接近乳头深部,可引起乳头回缩。肿瘤距乳头较远,乳腺内的大导管受到侵犯而短缩时,也可引起乳头回缩或抬高。乳头湿疹样癌,即乳腺 Paget's 病,表现为乳头皮肤瘙痒、糜烂、破溃、结痂、脱屑、伴灼痛,以致乳头回缩。

5.腋窝淋巴结肿

乳腺癌患者有很多会有腋窝淋巴结转移。初期可出现同侧腋窝淋巴结肿大,肿大的淋巴结质硬、散在、可推动。随着病情发展,淋巴结逐渐融合,并与皮肤和周围组织粘连、固定。晚期可在锁骨上和对侧腋窝摸到转移的淋巴结。

二、影像学检查

(一)X 线检查

X 线片包括直接征象和间接征象。

1.直接征象

(1)肿块:是乳腺癌最直接最重要的的征象,多为分叶状或类圆形肿块,密度高于乳腺腺体,有时可见周边放射状毛刺,瘤内合并钙化,或瘤周不规则的透亮环影。

(2)钙化:是乳腺癌常见的征象,见于瘤体中央或边缘部。恶性钙化的特征是:钙化粒微小,又称为"微钙化"。钙化大小不等,从 $10\sim500\ \mu m$,一般不超过 1 mm。形态为圆形、卵圆形、不规则多角形、线状或分叉状,在单位面积内数目较多,较密集,可几十粒到数百粒局限一处成簇,有时沿导管分布,偶可弥散分布。

2.间接征象

乳腺癌侵犯周围组织,或有间质浸润性生长、转移的表现。一方面可以结合直接征象做出诊断;另一方面,有些间接征象出现较早,可以提示肿瘤存在。还有些不典型乳腺癌,根据间接征象也可进行诊断。

(1)异常血管:肿瘤周围血管增多增粗,迂曲扩张,这是由于肿瘤代谢旺盛,分泌血管生成因子等,导致局部供血血管扩张,以及新生肿瘤血管形成,以满足肿瘤的生长需要。在 X 线片上表现为肿块周围的血管增粗迂曲,形态不整,密集成网状,或沿肿瘤呈放射状分布,形成毛刺或均匀排列。

(2)透亮环影:乳腺癌生长快速,周围组织受压以及受肿瘤刺激,局部反应活跃,充血、水肿,形成癌周透明晕环。在 X 线上表现为宽窄不均,形态不整的瘤周低密度带,外缘清晰或模糊。触诊时乳腺癌的肿块大于 X 线影像,有一部分原因即瘤周透亮环所致。是乳腺癌病理过程的显著特征。与良性肿瘤,如纤维腺瘤产生的晕环不同,后者为连续或不连续的细线状低密度影,形态规则,宽窄均匀。

(3)皮肤增厚和收缩:肿瘤邻近的皮肤增厚,超过正常范围。并非肿瘤侵犯皮肤,而是癌细胞进入淋巴道,堵塞皮肤的回流淋巴管造成皮肤毛细淋巴管扩张渗出。皮肤水肿增厚,常见于乳晕附近。有时整个乳腺皮肤增厚,是大量癌细胞堵塞乳腺回流淋巴管所致,见于炎性乳癌和以腋淋巴结转移为主的乳腺癌。

(4)乳头和乳晕的改变:常见乳晕水肿增厚,乳头凹陷变形。有时在乳头与肿瘤之间形成条带状阴影,即"癌桥"征。乳头严重回缩,陷入乳晕之后形同"漏斗"征,为晚期癌征象。

一般认为,同时出现两种以上直接征象或一种直接征象加两种以上间接征象或典型的恶性微钙化均可高度提示乳腺癌。

(二)CT 检查

从 20 世纪 70 年代中期以来,CT 开始应用研究乳腺病变。与钼靶摄影相比,CT 的主要优势在于:①显示致密型或纤维囊性乳腺病乳房内肿块。②检出临床隐性乳癌。③对乳癌术前分期或术后评价。对于坏死、出血、钙化和结缔组织增生反应等,CT 的显示也优于普通 X 线检查。此外,采用 CT 增强扫描,可根据病变区 CT 值增加的高低,以帮助区分良、恶性等。

乳腺癌一般表现为圆形、椭圆形或不规则形肿块,引起脂肪间隙变形,多数可见边缘毛刺,少数见肿块内低密度灶皮肤及库伯韧带受累,胸壁破坏粘连。其中后三者及伸入到脂肪间隙内的毛刺是乳腺癌较特异的征象。乳腺癌肿块内低密度灶 CT 值均大于 20 HU。

(三)MRI 检查

肿瘤呈分叶状或星芒状,内部信号不均匀,与周围组织分界不清。T_1WI 呈低或等信号,T_2WI 呈高或等信号;液化坏死区 T_2WI 呈低信号,T_2WI 呈高信号;出血在 T_1WI 呈高信号。有液化坏死或伴有出血,T_1、T_2WI 均呈高、低混杂信号。在注射造影剂之后,乳腺癌病灶有迅速而明显的增强。病灶的形态如分叶、毛刺显示得更加清晰。

三、治疗

随着对乳腺癌生物学行为认识的不断深入,以及治疗理念的转变与更新,乳腺癌的治疗进入了综合治疗时代,形成了乳腺癌局部治疗与全身治疗并重的治疗模式。医生会根据肿瘤的分期和患者的身体状况,酌情采用手术、放疗、化疗、内分泌治疗、生物靶向治疗及中医药辅助治疗等多种手段。外科手术在乳腺癌的诊断、分期和综合治疗中发挥着重要作用。放疗是利用放射线破坏癌细胞的生长、繁殖,达到控制和消灭癌细胞的作用。手术、放疗均属于局部治疗。化学治疗是一种应用抗癌药物抑制癌细胞分裂,破坏癌细胞的治疗方法,简称化疗。内分泌治疗是采用药物或去除内分泌腺体的方法来调节机体内分泌功能,减少内分泌激素的分泌量,从而达到治疗乳腺癌的目的。分子靶向治疗是近年来最为活跃的研究领域之一,与化疗药物相比,是具有多环节作用机制的新型抗肿瘤治疗药。中医治疗肿瘤强调调节与平衡的原则,恢复和增强机体内部的抗病能力,从而达到阴阳平衡治疗肿瘤的目的。化疗、内分泌治疗、靶向治疗及中医药治疗,均属于全身治疗。治疗过程中医生会兼顾患者的局部治疗和全身治疗,对早、中期乳腺癌患者争取治愈,对晚期患者延长寿命,提高生活质量。

乳腺癌的外科手术包括乳腺和腋窝淋巴结两部分。乳腺手术有保留乳房手术(保乳手术)和全乳房切除术。腋窝淋巴结手术有前哨淋巴结活检和腋窝淋巴结清扫。前哨淋巴结活检是只切除前哨淋巴结,经检测前哨淋巴结转移再进行腋窝淋巴结清扫,也有人称之为保腋窝手术。保乳手术有严格的手术适应证,目前还做不到所有的乳腺癌患者都能进行保乳手术。对不适合保乳手术的乳腺癌患者还需要切除乳房,医生可以采用整形外科技术重建乳房。乳房重建可采用自体组织重建,也可采用假体重建。可以在切除肿瘤手术的同时进行乳房重建,也可在治疗结束后,各项复查结果正常时进行重建。进行乳房重建不会影响乳腺癌的整体治疗。

第二节　乳腺良性肿瘤

以腺纤维瘤、导管内乳头状瘤常见,其他少见肿瘤有脂肪瘤、错构瘤等,乳腺囊肿及积乳囊肿为肿瘤样病变。

一、乳腺纤维腺瘤

(一)概述

乳腺纤维腺瘤由增生的纤维组织与腺上皮组成,为青年妇女最常见的良性肿瘤,发病率仅次于乳腺增生。病因与乳腺组织对雌激素反应过度有关。月经周期的前半周期,雌激素促使导管及腺体上皮细胞增生;在后半周期,增生上皮细胞本应退化,由于内分泌失调不退化反而继续增生,遂形成腺纤维瘤。多数腺纤维瘤合并有小叶增生。单乳多发占15%,双乳多发占10%,复发者约为4%,有肉瘤变的可能。

好发于15~30岁的青年,单发多见,亦可多发,直径一般为1~3 cm,少数可达10 cm以上,直径>7 cm者称巨大腺纤维瘤,圆形或椭圆形,可有分叶,表面光滑、质地中等,与周围组织分界清楚,活动无粘连,生长缓慢或存在多年,可伴有月经前疼痛。手术易与周围组织剥离,病理大多有完整的包膜。

(二)影像学检查

1.X线检查

在月经周期第10~14天摄片为佳(因月经期前及月经期乳腺有充血肿胀)。

(1)典型表现:①大小:直径多在1~3 cm,少数可达10 cm以上,腺纤维瘤的影像体积大于或等于查体体积(摸小照大),而恶性者小于查体体积(摸大照小),这是由于恶性者其浸润范围大于X线片所见之界限。且周围组织反应性改变明显所致。②形态:较规整,多呈圆形或类圆形,亦可呈分叶状。分叶状肿块,如边缘光滑锐利且有晕环围绕者,应考虑到多发纤维腺瘤聚合的可能。③边缘:光滑或清楚。④密度:密度均匀,近似或稍高于正常腺体密度。⑤肿块周围:在肿块周围可见细窄的透亮晕。约1 mm宽,整齐规则,为肿块推压周围脂肪组织而形成。⑥周围乳腺组织:可单纯受压、移位。⑦血管:未见增粗的血管。

(2)特殊表现:①病变边界显示不清,可能与以下因素有关:纤维腺瘤的密度与周围腺体密度相似,肿块边缘被周围致密的乳腺阴影遮盖,多见于青春发育期致密型乳腺,必要时应进行局部点压,以便显示出肿块边界,因为点压片可使病区的厚度变薄且使周围乳腺组织分开。肿瘤正处于生长过程中,包膜尚未完成;在摄影时恰逢患者月经来潮,乳腺明显充血水肿,所以应在月经周期的第10~14天摄片,以便排除乳腺充血水肿的因素;可见,肿块边界的清晰与否,不但与乳腺背景、肿瘤本身特点有关,还与投照技术密切相关,X线片界限不清而查体肿块明显者行局部点压摄影对明确诊断有帮助。②肿块密度与正常腺体相似,但位于浅筋膜浅层下,在皮肤下脂肪层的衬托下,显示纤维腺瘤,表现为局限半圆形突起,突入皮下脂肪层。

(3)少见表现:①钙化:约3%的腺纤维瘤有钙化,如瘤体发生血运障碍,组织坏死后钙盐沉积,腺瘤可出现钙化,较粗大,可呈粗颗粒状、树枝状、细沙状,数目少,多位于块影内。大颗粒状或融合的大块钙化有诊断意义。粗大不规则的钙化,可累及部分或全部病灶,多见于有黏液变性的腺纤维瘤。瘤周钙化少见,可为蛋壳状或斑点状,与囊肿钙化相似,但腺纤维瘤钙化中心为实质密度而囊肿中心为水样密度或脂肪密度,钙化小者难与恶性钙化鉴别。②囊性变:组织变性坏死。呈不规则透亮区。

2.CT检查

圆形、类圆形或分叶状肿块,平扫与周围乳腺组织密度近似或稍高,密度均匀,CT值15~40 HU,边缘光滑锐利,无毛刺。有时在肿块周边可见一层厚薄均匀、密度较中央稍高的环状高密度影,为包膜影像,主要成分为致密胶原纤维,细胞成分很少,与瘤体内由疏松的胶原纤维和细胞组成不同,周围可见脂肪密度的透亮晕,较大的肿块(7 cm以上)因缺血坏死中央有低密度坏死区,肿块内可有粗颗粒钙化。血管增粗少见,当腺纤维瘤发生于致密型乳腺内时,腺纤维瘤可被周围正常乳腺组织掩盖而不显示,常易漏诊。增强扫描时可见腺瘤呈均匀性增强,CT值平均升高30HU,但一般不超过40HU,较大的腺瘤因中央坏死呈边缘性增强,伴有钙化的腺瘤增强较弱。动态增强扫描强化呈"渐进上升"特点,曲线高峰出现的时间通常在注射药后6~8分钟。

3.MRI检查

当腺瘤周围为脂肪组织所包绕时,很容易为MRI所显示,在T_1WI上腺瘤在周围脂肪组织的衬托下呈低信号或略低信号,信号强度均匀,类似邻近腺体组织,边缘清晰光滑,可有分叶,但无毛刺;在T_2WI上因腺瘤组织学的不同而表现不同,如以胶原纤维为主可表现为低信号,以腺管增生为主的则可呈高信号,如果肿瘤位于腺体组织中,除非肿瘤的信号与正常腺体组织有较明显的差异,否则不易显示。当腺瘤发生钙化时,T_1WI、T_2WI上均呈低信号,则可表现T_2WI上的信号不均匀。DWI上腺瘤呈高于或略高于腺体的信号,有时不易辨认。增强扫描时,腺瘤早期无明显强化或轻度延迟强化(5分钟之后为延迟强化),最大值在增强3分钟之后,且多数不超过本底信号的1/3,呈均匀一致增强。时间—信号强度曲线呈"单相型"改变,即在动态观察时间内,信号强度持续增加。

(三)治疗

1.密切观察、定期随诊

乳腺纤维腺瘤是常见的良性肿瘤,极少恶变。发展缓慢,没有症状,不影响生活和工作,可以密切观察定期随诊。

2.外科手术切除

(1)观察过程中,如乳房自查或去医院检查,发现纤维腺瘤有增大倾向,或彩超原显示肿块内无血流信号现可见大量血流信号,应手术切除。

(2)乳腺纤维瘤患者,准备怀孕之前,应进行纤维腺瘤切除术。原因:①乳腺纤维腺瘤的发生与雌激素水平升高有关,妊娠、哺乳期,随着体内激素水平的变化,可导致肿瘤体积迅速增大。②妊娠期乳腺不宜进行手术及有创性检查,哺乳期亦不适合手术。

(3)青少年巨大纤维腺瘤(幼年性纤维腺瘤),因肿瘤生长快,体积大,对正常乳腺组织产生挤压,应考虑手术切除。手术不会对以后的妊娠、哺乳产生不良影响。

(4)有乳腺癌家族史者可考虑手术切除。

3.乳腺微创旋切手术

选择乳腺纤维腺瘤诊断明确者(不适宜乳腺癌的治疗)。利用真空辅助旋切设备,在乳腺超声引导下,一次进针多次切割将肿瘤切除。切口仅0.3 cm,恢复快,美学效果好。纤维腺瘤完整切除后很少复发,但可再发。

二、乳头状瘤

(一)概述

乳头状瘤有管内或囊内乳头状瘤,管内乳头状瘤约75%发生于乳晕附近大导管内,多为单发,少数位于中小导管内,可多发。瘤体一般较小,0.5~1 cm,可带蒂,蒂富含薄壁血管,故易出血,癌变率为6%~8%;乳头状瘤病多发生在中、小导管内,是指中、小导管上皮的乳头状增生,部分或全部填充乳管的管腔,并使其不同程度的扩张。乳头状瘤病不同于导管内乳头状瘤及乳头状囊腺瘤,后两者皆构成可触及的肿瘤,而乳头状瘤病为一种镜下改变,并不构成可触及的肿瘤。多数学者都认为应把多发性导管内乳头状瘤与乳头状瘤病分开,将乳头状瘤病称为"显微性乳头状瘤"。皆为多发,病变一般位于乳晕外区,常合并单发或多发大导管内乳头状瘤。乳头状瘤病属乳腺癌的癌前病变,发现有导管上皮弥散性增生和乳头状瘤病相伴的导管内乳头状瘤,癌变率明显高于没有这些伴发病者。

好发年龄 30～50 岁,以非月经期乳头溢液多见,多为血性或浆液性,肿块因小常摸不到,个别在乳晕后方可摸到小结节,有时伴有乳房疼痛。

(二)影像学检查

(1)乳腺钼靶摄影:管内型可见导管扩张迂曲,囊内型显示乳房内密度增高的肿块影。

(2)乳腺导管造影:是诊断乳头状瘤最常用的检查方法。大导管内乳头状瘤多累及一个乳管,表现为充盈的导管呈杯口状中断,边缘光滑,或呈细小圆形、类圆形充盈缺损,或导管不规则狭窄;分支导管内乳头状瘤表现为乳管内散在小米粒状充盈缺损,边缘多光整,常与气泡不易鉴别,多与导管炎及导管扩张合并存在。乳头状瘤病显示乳腺中小导管管腔不同程度的扩张,管壁不光整,不规则,连续性欠佳等。

(3)CT 表现:CT 平扫可能无异常,增强后可见小瘤结节轻度强化,0.5～1 cm。

(三)治疗

以手术治疗为主,手术务求彻底,对其基底及浸润组织周围的正常组织应切除足够的安全界。此瘤对放疗不敏感。

三、脂肪瘤

(一)概述

乳腺脂肪瘤是较为少见的良性肿瘤。周围有一层纤维结缔组织包膜,内含脂肪组织及少量纤维条索,质柔软。脂肪瘤易发生在脂肪丰富的乳腺内,常见于中年妇女,触之质软,境界清楚。

(二)影像学检查

(1)X 线检查:境界清楚的圆形或椭圆形的透亮影,也有呈分叶状的,其周围包绕结缔组织构成的纤细致密包膜。在透亮的脂肪影内常夹杂纤细的纤维条索状分隔。肿瘤将邻近的乳腺小梁结构排挤推开,分化好的肿瘤密度与乳腺的脂肪密度相似,如其周围包膜影显示不清者,往往不能看到脂肪瘤的存在。

(2)CT 检查:圆形或椭圆形肿块,可有分叶,较皮下脂肪密度更低且均匀,CT 值为负值。

(3)MRI 检查:圆形或椭圆形肿块,可有分叶,呈脂肪信号,在 T_1WI、T_2WI 上均呈高信号,抑脂后呈低信号。

(三)治疗

对于脂肪瘤的治疗专家建议最好采用中西医结合疗法,西医进行手术切除会使脂肪瘤越变越大,尤其是多发性脂肪瘤更不能进行手术治疗,因为这样反而会越切越大,越切越多,乳腺脂肪瘤属于一种良性肿瘤,患者只需要经常观察治疗,这种肿瘤生长较快,体积较大时可以对脂肪瘤进行积极治疗。切除组织应送病理检查,以免合并其他肿瘤而漏诊。

四、乳腺囊肿

(一)概述

在乳腺囊肿中最多见的是单纯囊肿,发病年龄在 30～50 岁。其病因是内分泌失调,主要是雌激素增多,而黄体酮减少,甚至阙如,引起导管内上皮增生。管内细胞增多,致使导管延长、迂曲、折叠,最后导致血运障碍而坏死形成囊肿。囊肿内容物有上皮细胞残余及淤血,可引起轻度炎症,囊壁还可发生恶变。乳腺囊肿的存在和生长常是隐匿性的,临床无明显表现。常在乳腺普查中发现,或患者往往突然发现肿块,们诊囊肿为质软的结节,可活动。

(二)影像学检查

(1)X 线表现:单纯囊肿呈圆形或椭圆形肿块影,大小多在 2～4 cm,密度均匀,较腺纤维瘤稍低,如囊内为血性液体,可因含铁血黄素而密度较高,边缘光整,周围可见均匀一致的透明晕,为囊肿挤压周围的脂肪所形成,囊壁偶见钙化。

(2)CT 表现:圆形或类圆形肿块,密度均匀,CT 值在 0～20 HU,边缘光滑锐利,与周围结构分界清楚,增强扫描,囊壁可有不同程度强化,囊内无强化。

(3)MRI 表现:圆形或类圆形,边缘光滑规整,信号均匀,在 T_1WI 上呈低信号,在 T_2WI 上呈高信号,囊壁的钙化在 MRI 上不易显示。

(三)治疗

(1)手术治疗:单纯的囊肿多数需手术诊治,但手术前要排除恶变的可能,以确定手术范围。

(2)中医治疗:中医治疗以和胃化痰、舒肝理气为治疗原则,来改善疾病带来的乳房肿块症状以及其他不适体征。乳腺囊肿是由于肝郁气滞、冲任失调、痰淤凝结所致,可分为肝郁脾虚型和冲任失调型两类。

第三节 乳腺增生

一、概述

乳腺增生症又称乳腺结构不良,是乳腺最常见的疾病。正常生育期的女性,随着卵巢的周期性活动,乳腺和子宫内膜一样,也发生周期性变化:增生期,乳腺导管上皮增生、伸展,管腔扩大,腺管周围组织水肿、淋巴细胞浸润。分泌期,腺泡上皮肥大,有轻度分泌现象。月经期,乳腺导管和腺泡上皮萎缩、脱落,残存的上皮细胞呈低柱状,间质中纤维组织增生、淋巴细胞浸润。

如果体内雌激素过度刺激,将导致乳腺周期性变化过程中复旧不全,发生乳腺增生。乳腺增生可分为腺性、囊性及纤维小叶增生,腺性小叶增生又称乳腺病,以小叶增大、数目增多为主,肉眼观多为灰白色无包膜的包块;囊性小叶增生又叫乳腺囊性增生病,可见乳腺末梢导管扩张,形成囊肿,肉眼观除腺性小叶增生的表现外,可见大小不等的囊肿,有的囊壁薄,呈暗蓝色,故名蓝顶囊肿;纤维小叶增生,以纤维组织增生为主,严重者称硬化性乳腺病或乳腺纤维化,肉眼观乳腺小而坚实,呈结节状。

发病高峰年龄在 30～50 岁,以未婚、未育、未哺乳或哺乳较少者多见。主要表现为乳房包块,包块可为单个结节或多个小结节或边界不很清楚的乳腺增厚区,亦可为囊性,或似腺纤维瘤,但边界不清,形状不规则,质韧,可活动,多为双侧对称性发病,以外上象限多见。乳房常有胀痛。乳房包块及胀痛与月经有关,一般月经前 1 周和月经期明显,月经后减轻或消失。少数患者有浆液性或血性乳头溢液。

二、影像学检查

月经干净后 5～7 天检查为佳。

1.X 线检查

增生多见于外上象限,多为双侧对称性多发病变,也可广泛弥散于乳房中。增生处密度与腺体相似或稍高于腺体,呈雪花状、棉絮状,边缘模糊,形状不规则,易被认为是腺体的一部分或呈密度较高、边缘不锐利的小圆形或半圆形的瘤样增生。临床触及包块的相应部位,X 线片可见密度不均匀的肿块影,是由许多直径由几毫米至几厘米不等的小结节、小囊状阴影相互堆积而成,可见到小结节、小囊状阴影的部分边缘。若乳腺全部增生,则乳腺呈大而较一致的致密团块影。可见散在的粗颗粒钙化,有时亦可见细小的钙化,这种细小钙化酷似乳腺癌的钙化,但数目少、不成堆,广泛散布于乳腺病变区。重度增生者,乳导管扩张、变形,密度增高。囊性增生者,可见单个或多个囊肿阴影。单发者较大,可达 2～8 cm,常呈球形,密度均匀,边缘光滑锐利,周围常有小囊;多发者,各囊肿之间因互相挤压,囊肿呈新月形或在球形阴影的某一边缘出现弧形缺损,可见囊壁钙化。纤维增生明显者,乳腺表现为均匀致密阴影,内无脂肪结构,乳腺悬韧带增粗、变形,类似致密型乳腺。在不同类型乳腺中,其 X 线表现不同。

致密型乳腺:表现为增生腺体向皮下脂肪层膨突,使乳腺前缘凹凸不平,在致密的乳腺腺体中,隐约可见小结节状密度增高阴影。

脂肪型乳腺:表现乳腺结构紊乱,乳腺内见散在斑片状、棉絮状密度增高影,并有小结节状、小囊状阴影。

2.乳腺导管造影

可见分支导管呈囊状或串珠状扩张,终末导管及腺泡呈小囊状扩张,部分造影剂可进入囊腔内,呈类圆形影,多见于囊性小叶增生;亦可表现为乳导管及分支变细,呈丝线状,细少分支减少,呈残支状,远端导管及腺泡不显影,提示导管增生硬化,多见于纤维小叶增生;腺性小叶增生表现为细小导管分叉增多。

3.CT 检查

CT 平扫可见乳腺组织增厚和结节状增生,呈多发片状或块状边界不清的密度增高影,密度等于或略高于周围腺体,CT 值为 15～40HU,当有囊肿形成时,可见圆形水样密度区,密度均匀,无强化。可见少许点状或圆形、环形钙化,伴有正常腺体结构紊乱,一般不引起脂肪间隙变形。增强扫描显示增生的乳腺组织与周围正常组织强化无明显差异或轻度斑片状强化。

4.MRI 检查

在乳腺内脂肪组织的衬托下,T_1WI 上增生的组织显示为多发小片状低信号区,T_2WI 上表现为略高信号,以囊性增生为主则表现为大小不等、圆形、边界光滑规整的囊状结构,囊壁厚度在 1 mm 左右,在 T_1WI 上呈低信号,在 T_2WI 上呈高信号。增强扫描,多表现为无明显强化,或弥散性轻度延迟强化,囊肿一般无强化。

三、治疗

乳腺增生症是由于身体内分泌功能紊乱造成的,乳房疼痛轻者,可调节心理,缓冲压力,疼痛重者推荐中医中药治疗,定期复查。

1.心理治疗

乳腺增生症的发生往往与劳累、生活不规律、精神紧张、压力过重有关。治疗乳腺增生症首先就是要舒缓生活和工作压力,消除烦恼,心情舒畅,心态平和,症状就可以缓解。

2.西药治疗

可采用激素类药物、碘制剂及三苯氧胺,可以缓解疼痛,因有一定的不良反应,不做首选。维生素 A、维生素 B_6、维生素 E 也有调节性激素的作用,可作为乳腺增生症的辅助用药。

3.手术治疗

乳腺增生症因内分泌代谢失衡所致,本身没有手术适应证,临床上遇到个别与乳腺癌不易鉴别的乳腺结节,亦可采用手术切除,经病理学检查明确诊断。

4.中医药治疗

中医认为乳腺增生症始于肝郁,而后血瘀痰凝成块,治宜疏肝理气,活血化瘀,软坚散结,柴胡、白芍、香附、橘叶、丹参、地龙为中医处方中的常用药。有些患者还可服用中成药,如散结灵、乳块消、乳宁、乳康片、逍遥散或丹栀逍遥散(加味逍遥散)等。在除外乳腺恶性肿瘤的前提下还可试用中医外治疗法,如中药乳罩、针灸、按摩等。

第四节　乳腺感染性疾病

一、急性乳腺炎

(一)概述

急性乳腺炎好发于产褥期妇女,多为哺乳期的第 1 个月内,由于乳头或乳晕皮肤破裂引起。常见的病原体为金黄色葡萄球菌。

(二)影像学检查

1.X 线检查

病变乳腺弥散性水肿,密度增高,结构模糊,呈"磨玻璃"状。乳腺皮肤增厚、皮下脂肪模糊不清。严重者可形成脓肿,表现为病变区正常的乳腺结构消失,云团状、大片状密度增高。病变区域皮下静脉扩张。但急性期乳腺炎并不推荐 X 线检查,超声扫描为首选,表现为病变的乳腺实质炎性浸润、水肿、破坏。失去正常的乳腺层次和结构。严重时可形成多发的小脓肿,呈液性低回声。

2.CT 检查

病变乳腺组织失去正常的层次。乳腺实质边缘模糊,内部密度不均,可见多发小坏死区。

皮下脂肪炎症浸润,出现多发的条带状脂纹、脂斑影。腋窝淋巴结反应性增生,直径＞10 mm。

3.MRI 检查

急性乳腺炎的 MRI 表现取决于病原菌的类型、病变的时期和病变的程度。一般表现为病变乳腺组织信号不均,出现多发的斑片状或弥散性的混杂长 T_1 长 T_2 信号影。皮下脂肪信号不均,乳腺皮肤增厚,乳头及乳晕区水肿,T_2WI 信号升高。脓肿形成时在 T_2 加权像出现灶性的高信号影。

（三）治疗

1.脓肿形成之前

(1)早期仅有乳汁淤积的产妇全身症状轻,可继续哺乳,采取积极措施促使乳汁排出通畅,减轻淤积。用绷带或乳托将乳房托起,乳汁淤积期患者可继续哺乳,局部用冰敷,以减少乳汁分泌。

(2)局部治疗对乳房肿胀明显或有肿块形成者,局部热敷有利于炎症的消散,每次热敷20～30 分钟,3 次/天,严重者可用 25％硫酸镁湿敷。

(3)抗生素使用选用针对金黄色葡萄球菌的敏感抗生素,根据病情或口服或肌内注射或静脉滴注。

2.脓肿已形成

应及时切开引流,切口一般以乳头、乳晕为中心呈放射形,乳晕下浅脓肿可沿乳晕做弧形切口,脓肿位于乳房后,应在乳房下部皮肤皱襞 1～2 cm 做弧形切口。

二、浆细胞性乳腺炎

（一）概述

浆细胞性乳腺炎是一种肿瘤样病变,是由乳晕区输乳管上皮细胞萎缩,分泌功能丧失引起的。乳腺导管扩张,上皮细胞碎屑及含脂性分泌物积聚,刺激周围组织引起浆细胞、淋巴细胞为主的异物反应性,并非感染所致的炎症,也不是肿瘤。本病尸检发现率高达 25％,其中极少部分病例有临床症状。其临床症状、体征和 X 线表现与乳腺癌相似,易被混淆。

（二）影像学检查

1.X 线检查

腺体密度不均匀性增高,其中夹杂有条索状致密影,乳头周围皮肤增厚,与其他原因所致的乳腺炎相似。部分病例可形成沿乳管走行的短小棒状钙化,是本病的特点。较乳腺癌的微钙化为大。乳管造影可以显示乳管扩张,呈柱状或囊状,乳管内可见分泌物堵塞形成的多发小颗粒状充盈缺损。合并脂肪坏死时可以形成肿块,呈类圆形、分叶状或毛刺状,与乳腺小梁粘连。

2.CT/MRI 检查

有关浆细胞性乳腺炎的 CT 和 MRI 表现报道很少。典型 CT 表现为乳头或乳晕区附近皮下组织密度不均,呈类肿块样改变,其内可见含脂物质的蜂窝状透亮区,境界清或不清;增强扫描后,病变实质性部分强化较明显,但不如乳腺癌明显。

（三）治疗

1.急性期

抗感染治疗,因为不是细菌引起的,所以不必用抗生素,中药清热解毒,消肿散结。但不宜苦寒过重,越用凉药,肿块越不消。

(1)激素:口服地塞米松,或者泼尼松治疗,逐渐减量,配合消炎药口服消炎治疗。

(2)中药:口服,温阳化痰,消肿散结。

2.慢性期

用温热药——阳和汤加减。

3.择期手术

发作间期,即伤口愈合期是最佳手术时机,可有些人认为病好了还做什么手术?等到再次红肿、破溃,如此耽误了很长时间。

(1)发作期间,可以采取中药外敷缓解疼痛。

(2)同时可用头孢类静脉滴注消炎,破溃期间,积极换药,或者采取挂线疗法。

如果伤口不能愈合,待急性炎症消退,伤口最浅表时手术,这时手术后就有感染的可能。

(4)手术成功的关键是翻转乳晕,彻底清除病灶,清洁所有创面。

(5)手术的技术关键是保持外形的完美,必须做乳头内翻的整形术。

治疗要根据不同的临床表现而定,但治疗的要点是手术切除有病的乳腺导管,以求达到彻底根治的目的。局限肿块时可将肿块切除,有脓肿形成时则做切开排脓,有瘘管者切除瘘管。有些病程过长的多数慢性瘘管或乳房严重畸形者,可以考虑做单侧乳房切除。

三、乳腺脓肿

(一)概述

乳腺脓肿是一种常见的乳腺疾病,大多发生于年轻妇女,尤其是产后哺乳的妇女,非哺乳期的乳腺脓肿较少见。常表现为起病较急,局部出现红肿热痛,腋窝淋巴结肿大,可伴有高热,白细胞增多等全身反应。

(二)影像学检查

1.X 线检查

急性脓肿表现为不规则的致密影,周围境界不清,中心部分无纤维、腺体、脂肪结构,皮肤水肿。浅表脓肿或较大的深部脓肿可表现为皮肤增厚,较小的深部脓肿可以没有皮肤改变。慢性脓肿表现为轮廓清晰锐利的结节或肿块影,密度均匀,其内一般无钙化,边缘见浅切迹,周围组织有炎症者,周边部分可模糊。周边炎症吸收后可表现为长短不一且较粗大的毛刺。陈旧的脓肿可表现为周边光整的圆形致密阴影,脓肿扩展时可有子脓肿形成。慢性脓肿经久不愈,反复发作,可形成乳腺皮肤窦道。

CT 检查

在 CT 扫描上,早期的脓肿无明确肿块,可见腺体增厚。有时可累及皮肤,造成局部皮下脂肪密度升高,乳腺皮肤增厚;晚期脓肿病变区密度下降,可见液性坏死区,表现为边缘模糊的圆形致密影。注造影剂后脓肿壁出现明显增强,脓腔强化不明显。

MRI 检查

对于急性期已经形成脓腔的病变,MRI 具有显著的优势。可以清晰地显示病变的形态,以及周围组织受累的范围和破坏的程度。典型的脓肿呈长 T_1 长 T_2 信号,增强扫描呈环形强化,脓肿的内壁多不规则,可见分隔。周围组织的炎症浸润呈现大片的异常信号,脂肪组织破坏、信号不均。病变乳腺肿大，皮肤及皮下组织水肿，腋窝淋巴结肿大等等 MRI 显示也非常清晰。

（三）治疗

（1）一般处理：患乳停止哺乳，用吸乳器吸净乳汁；热敷或理疗，有利于早期炎症消散。

（2）局部外敷：用 25％硫酸镁湿敷，或采用中药蒲公英外敷。

（3）全身抗生素：应用对革兰阳性球菌的有效药物，如青霉素、头孢菌素等。

（4）脓肿形成后及时切开引流。

第八章　泌尿系统疾病

第一节　肾脏疾病

一、肾脏创伤

（一）概述

肾脏隐蔽于腹膜后,位置隐蔽,受伤的机会相对少些,一旦受伤,常常合并其他脏器的损伤。就年龄或性别而言,肾损伤多见于 20～30 岁男子,左侧稍多于右侧,双侧同时受伤者少见。

肾脏损伤的病因包括:①开放性损伤:如刀伤、锐器伤等。②闭合性损伤:如直接暴力、间接暴力、肌肉强烈收缩等。如果肾脏本身已患某种疾病,如肾积水、肾肿瘤、肾错构瘤、肾囊肿、肾结核等,即使受到轻微的外力,亦可发生闭合性的肾损伤,称"自发性"肾破裂。也可合并于其他部位损伤,如胸部损伤、十二肋骨折可导致肾脏损伤。③医源性肾损伤:如输尿管插管过高,逆行肾盂造影时注射造影剂压力过大,肾囊肿穿刺和肾脏活组织检查以及手术过程中对肾脏的不应有的损伤。

1.外伤史

对肾损伤患者的诊断十分重要,即使病情严重,采集病史受到限制,也应尽可能详细地收集病史,这是实现肾脏损伤正确诊治的基础。肾脏损伤受伤史的采集应如下方面。

(1)受伤时间:即受伤的准确发生时间及受伤至就诊之间的时间间隔。即使是同一患者,在伤后的不同时间其临床表现也是不同的。

(2)致伤因素:包括投射体或锐器损伤;减速伤、腰腹部的钝器损伤、挤压伤;以及是否有碎石及腹部手术史,并了解所受外力的程度。这对于判断伤情极有帮助。

(3)受伤的部位:受伤部位对于判断是否存在肾脏损伤,是否并发其他脏器的损伤非常重要。尤其是有开放伤时,准确地了解创口的部位、伤道的走行方向、伤道的深度、穿透伤时的入口及出口部位对于伤情的判断极有帮助。

2.症状

(1)休克:是肾损伤的重要临床表现,其发生和程度,取决于创伤程度和失血量。肾挫伤,无休克表现,严重肾损伤或合并其他脏器损伤时,可出现休克并进行性加重。

(2)出血:大量出血可致伤侧腰部饱满和胀痛及皮下淤血。伤后数周还可因感染出现继发性出血。

(3)血尿:可为肉眼血尿或镜下血尿。若输尿管被血块、肾碎片堵塞或完全断裂,则血尿较轻或不表现血尿。

(4)疼痛:局限于上腹部及腰部,可向肩、背部放射,脊肋角有压痛和肌肉强直,系出血及尿外渗对周围组织刺激所致。

(5)肿块:腰部可触及不规则的弥散性胀大的肿块,边界不清楚,若出血和尿外渗没有得到控制,包块可逐渐增大,故应注意观察肿块的变化。

(6)腹部刺激征:尿液或血液进入腹腔或同时伴有腹部器官外伤,可出现腹部压痛、反跳痛及腹肌紧张。

(7)发热:由于血肿,尿外渗易继发感染,甚至导致肾周脓肿或化脓性腹膜炎,伴有全身中毒症状,多在肾损伤发生数日后出现。

(二)影像学检查

1.B 超检查

肾外伤患者的 B 超检查可发现肾的形态改变,肾包膜下低回声血肿,严重时可见肾的全层裂伤,超声上可见肾脏裂口,肾碎裂时超声无法观察到正常肾结构,可见广泛肾周血肿,血肿可延续至腹膜后。

2.CT 检查

肾挫伤 CT 扫描可见肾实质内不定形的淡片状高密度区,增强后显示更清晰,代表组织内出血,出血严重时 CT 显示为肾实质内不规则高密度区或较均一的异常密度血肿;肾撕裂伤为肾实质完整性破坏,浅表撕裂伤多限于皮质,深在撕裂伤可累及髓质及集合系统,严重者可导致肾脏横断。需要注意的是,肾撕裂伤严重程度与撕裂程度的表浅或深在无必然联系。增强 CT 扫描可见伤肾线样或裂隙样无强化区,肾实质内周边无强化,稍高密度占位常提示肾内血肿。CT 平扫显示造影剂外溢则提示尿液外渗,具有较高的敏感性和特异性。肾血管的撕裂伤必须进行增强 CT 检查方能确诊;外伤引起的肾梗死,CT 表现为局灶性或弥散性的不强化低密度区,常按肾动脉分支供血区域分布,典型表现为尖端指向肾门、基底朝向肾包膜的楔形低密度改变。肾集合系统损伤的确诊有赖于增强 CT,延迟期扫描可见对比剂外溢。

肾脏损伤程度的 CT 分型如下。

(1)轻型肾损伤:临床诊断肾损伤,但 CT 检查阴性,或肾包膜下血肿伴或不伴有肾周血肿,肾实质血肿未达肾盂。

(2)中型肾损伤:肾周血肿较大且密度不均,有尿液外渗,或肾实质裂伤较重,破裂口和血肿侵及肾盂。中型损伤 CT 平扫可为阴性或表现为肾实质内局灶性稍高密度灶,伴肾外弧形高密度血肿,增强后见肾实质内局灶性、裂隙样无强化区及肾外血肿无强化,相对于肾脏低密度,与平扫所见相反。若增强后见平扫时肾实质内稍高密度的血肿内有强化,常提示有活动性出血。

(3)重型肾损伤:为粉碎性肾撕裂伤,CT 显示伤肾增大明显,正常形态完全消失,密度欠均,肾周脂肪间隙消失,与周围毗邻器官分界不清,若肾门显示不清,常提示肾门撕裂损伤,肾蒂受累可能性大,常为急诊手术指征,预后差,死亡率高。

3.肾动脉造影

可以直接准确地显示肾脏创伤处形态与性质,其主要征象包括血管形态或走行方式的改变、假性动脉瘤形成、造影剂外溢、动静脉瘘形成以及肾断裂血肿等,造影过程中可行动脉出血栓塞治疗,对于小动脉出血常可治愈,对于较严重的肾脏创伤可起到减低出血的效果,争取赢得手术治疗的机会。

（三）治疗

治疗方法取决于损伤的程度和范围,治疗及时多数患者可以通过非手术疗法治愈。

1.紧急治疗

对重度肾损伤患者,严密观察病情变化,如有休克应积极治疗,失血严重者及早输血输液,补充血容量,维持血压,并采取止痛、保暖等措施。在休克得到纠正后,再尽快明确肾脏损伤的程度及有无其他脏器的损伤,再作做一步处理。

2.非手术治疗

适用于轻度肾损伤患者生命指征稳定者,如肾挫伤、轻微肾裂伤及无胸、腹其他脏器合并伤的患者。

（1）休克的处理:严密观察病情变化,失血严重者及早输血输液,补充血容量,维持血压,并采取止痛、保暖等措施。

（2）密切观察:密切观察生命体征,并予以镇痛止血药物。对持续血尿较重而无尿外渗的患者,可采取肾动脉插管做选择性栓塞或根据需要行肾动脉栓塞术。如患者的血红蛋白持续下降,腰腹部肿块继续增大,脉搏增快,血压持续下降,应积极考虑手术探查。

（3）感染的防止:应用广谱抗生素预防感染。

（4）卧床休息:通常4~6周肾挫伤才趋于愈合,故应绝对卧床2~4周,避免过早活动而再度出血。恢复后2~3周不宜参加体力劳动或竞技运动。

3.手术治疗

（1）适应证。

1）开放性肾损伤。

2）闭合性肾损伤:①经积极抗休克治疗后生命指征不稳定,提示有内出血。②血尿逐渐加重,血红蛋白和血细胞比容继续下降。③腰腹部肿块明显增大。④有腹腔脏器损伤可能。

3）经检查证实为肾粉碎伤。

4）经检查证实为肾盂破裂。

5）IVP检查,损伤肾不显影,经动脉造影证实为肾蒂损伤。

6）尿外渗视其程度、发展情况及损伤性质而定。

（2）手术方法:根据损伤的程度实施包括肾修补、肾部分切除、肾切除等手术。

1）肾周引流术:适用于尿、血外渗,形成感染,或因贯通伤并有异物和感染。

2）肾修补术和肾部分切除术:适用于肾裂伤。

3）肾切除术:适用于严重的肾粉碎伤或严重的肾蒂损伤。肾切除前一定要了解对侧肾功能是否正常。须经腹部切口探查腹腔。

4）肾损伤或粉碎的肾脏需要保留时,可用大网膜或羊肠线织袋包裹损伤的肾脏。

5）闭合性腹内脏器损伤合并肾脏损伤行开腹探查时,要根据伤肾情况决定是否同时切开后腹膜探查伤肾。如血尿轻微,肾周血肿不明显,则不需要切开后腹膜探查伤肾。

二、肾癌

（一）概述

肾癌是起源于肾实质泌尿小管上皮系统的恶性肿瘤,又称肾细胞癌,占肾脏恶性肿瘤的

80%～90%。其包括起源于肾小管不同部位的各种肾细胞癌亚型,但不包括来源于肾间质以及肾盂上皮系统的各种肿瘤。肾癌占成人恶性肿瘤的 2%～3%,占成人肾肿瘤的 90%,各国或各地区的发病率不同,发达国家发病率高于发展中国家。其典型表现为血尿、腰痛、腹部肿块"肾癌三联征",出现这些症状的患者往往已为晚期,在临床上出现率不足 15%。近 10 余年来,无症状肾癌的检出率逐年增高,国内文献报道在 13.8%～48.9%,平均 33%,亦有高达62.7%的报道。

肾癌的病因未明。其发病与吸烟、肥胖、长期血液透析、长期服用解热镇痛药物等有关;某些职业如石油、皮革、石棉等产业工人患病率高;少数肾癌与遗传因素有关,称为遗传性肾癌或家族性肾癌,占肾癌总数的 4%。非遗传因素引起的肾癌称为散发性肾癌。

肾癌早期可无任何症状,其临床诊断主要依靠影像学检查。实验室检查作为对患者术前一般状况、肝肾功能以及预后判定的评价指标,确诊则需依靠病理学检查。

1.血尿

发生率为 40%～80%。为反复发作的无痛性全程血尿,表示肿瘤已侵及肾盂、肾盏。

2.腰痛

发生率为 20%～50%,为持续性钝痛,系肿瘤增大致肾包膜膨胀或侵及肾周围脏器、腹后壁肌肉和腰神经引起。若血块堵塞输尿管,可出现肾绞痛。

3.肿块

发生率为 20%～30%。在上腹部或腰部可触及肿块,质地硬韧,表面光滑或结节状,可随呼吸而活动。若肿瘤侵及肾周围和邻近脏器则固定不动。亦可因肿瘤压迫肾盂输尿管连接部致肾积水而形成囊性肿块。

4.高血压

发生率为 20%～40%,一般在 140/90 mmHg 以上,发生原因可能由于:①肿瘤压迫肾动脉致肾缺血。②肿瘤分泌肾素。③肾包膜内压增高。④肾内动静脉分流。这种高血压服用降压药无效。

5.发热

发生率约为 20%,表现为低热或间歇性高热,系由肿瘤产生致热源或瘤组织坏死、出血、继发感染所致,或与肿瘤异位分泌白介素-6 有关。

6.胃肠功能紊乱

可出现食欲缺乏、腹泻、便秘等症状。

7.精索静脉曲张

多见于左侧,平卧时曲张的静脉不见消退,提示瘤栓已侵入肾静脉或下腔静脉。

8.左锁骨上淋巴结增大

说明肿瘤已发生远处淋巴结转移。

(二)影像学检查

1.超声检查

肾癌声像图的特点是肾内出现占位病灶,有良好的球体感。病灶部的肾结构不清,内部回声有较多变化,2～3 cm 直径的小肿瘤,有时呈中等或高回声,4～5 cm 的中等肿瘤多呈低回声;巨大肿瘤内部出血、液化、坏死、钙化,呈不均匀回声。肾癌侵及肾静脉,受累的静脉增宽,内为实质性低回声。累及下腔静脉时,在下腔静脉内可见癌栓的回声随呼吸和心搏飘动。肾癌的淋巴结转移,在肾门旁见到低回声肿块。肾癌直接浸润肾周围组织时,可见到肾周围脂肪回声有局部缺损或中断现象,进而与周围组织融合为一体,使患肾活动受限。

2.CT 检查

80%以上的肾细胞癌为透明细胞癌,CT 平扫多表现为相对低密度肿块,常常部分凸于肾外。小肿瘤外缘多规则,大肿瘤可呈分叶状。由于肿瘤来源于近曲小管上皮,小肿瘤好发于肾皮质。90%以上肾透明细胞癌血供丰富,增强扫描肾皮质期肿瘤增强明显,非坏死部分强化与肾皮质相近,呈不均匀明显增强,肾实质期则相对低密度。

CT 可根据肾细胞癌的影像表现进行 TNVM 分期。测量肿瘤的径线,观察肿瘤有否侵犯腰大肌,肾上腺等相邻结构可行肿瘤的 T 分期。肿瘤与这些结构间的间隙消失,相邻结构的外形改变均提示有肿瘤侵犯。发生于肾上极的肿瘤可压迫相邻肾上腺,肾上腺萎缩变薄。转移肿大的淋巴结在 CT 影像上呈软组织密度结节,增强不明显或呈均匀轻度增强。常常发生于患肾肾门、肾静脉、腹主动脉旁,短径大于 10 mm 为可疑转移,大于 15 mm 则诊断转移。根据肿大淋巴结的数量与分布可进行 N 分期。肿瘤引起的患静脉瘤栓表现为病变静脉增粗,腔内增强充盈缺损。可根据静脉内瘤栓的范围进行 V 分期:V_0 没有静脉瘤栓;V_1 瘤栓限于肾静脉内;V_2 瘤栓侵入下腔静脉,但限于膈下;V_3 下腔静脉内瘤栓上端达膈上。

肾癌肾切除的术后随访:CT 可见肠襻疝入肾床内。肾床内缘应光滑。如有局部肿瘤复发,CT 显示为肾床内软组织密度团块,可呈分叶状,中度增强。

(三)治疗

肾细胞癌治疗的方式有外科手术治疗、化疗、放疗和免疫基因治疗四大治疗方法。目前外科手术治疗是肾细胞癌的主要有效治疗手段,其他方法作为肾细胞癌的辅助、姑息治疗手段,免疫基因治疗在肾细胞癌的治疗中是一种有前途的治疗方法。

在决定肾癌外科手术时,必须参考肾癌的分期与病理分级,结合患者的年龄、家庭状况、对侧肾功能情况等综合考虑治疗方案。

1.根治性肾癌肾切除术

是标准的肾癌外科治疗方法,疗效肯定。手术的范围包括肾癌肾及肾周脂肪和 Gerota 筋膜。有时包括受累侧肾上腺、区域性淋巴结切除。后两者目前还有争议。腹腔镜肾癌切除术是近年来新开展的方法,适用于小体积肾癌,具有创伤小、恢复快、住院时间短的优点。经脐单孔腹腔镜还具有外形美观等特点。

2.保留肾单位手术治疗肾癌(NSS)

由于近年来,小体积肾癌的诊断率提高,保留肾单位手术治疗肾癌的方式有逐渐增多趋势,并取得良好的疗效。常用的方法有部分肾切除术、肾肿瘤剜除术。适应证包括双肾癌、孤立肾肾癌、一侧肾癌,对侧肾存在其他病变或因其他原因已经切除。对于一侧肾癌,另一侧肾脏正常,但肿瘤体积小于 3 cm,位于肾脏外周的患者,也可采用保留肾单位手术治疗。但目前学术界有争议。保留肾单位手术治疗肾癌,也可经切口或腹腔镜操作。

3.肾动脉栓塞加化疗

适用于肿瘤体积巨大,血供丰富的或估计难以切除的肾癌患者,作为一种姑息治疗手段。一般在术前 48 小时行肾动脉造影,进一步确诊为肾癌后,对符合上述诊断标准的患者进行肾动脉栓塞,栓塞后患者常有疼痛、发热、腹胀、股动脉穿刺点出血、血肿等并发症。

4.化疗和放疗

肾癌对化疗和放疗均不敏感,一般临床仅作为晚期肾癌的辅助治疗手段。

5.免疫基因治疗

目前免疫基因治疗尚处于早期发展阶段,还不够成熟有效。现临床上常用大剂量 IL-2 和 IFN-α 治疗晚期转移性肾癌,总的缓解率仅 20% 左右,不良反应也较明显。也有人将 IL-2 和 IFN-α 联合应用并配合 5-Fu 化疗药,可使缓解率增高到 40% 左右。近年来,对转移性肾癌应用一种新型多种激酶抑制剂治疗,可明显延长晚期肾癌患者的生存期,临床疾病控制率可达 84%。

三、肾血管平滑肌脂肪瘤

(一)概述

肾血管平滑肌脂肪瘤(AML)又称肾错构瘤,起源于肾间质细胞,肿瘤组织有血管、平滑肌和脂肪组成,是一种少见的良性肿瘤,但有恶变的可能。近年来,由于影像技术的发展,该肿瘤检出率逐年增多。目前认为,并非少见,在临床上约占肾脏肿瘤的 10%。肾血管平滑肌脂肪瘤 80% 见于中年女性,可能与女性激素有关。

本病分为两类:一种是全身结节性硬化症的一部分,此型国外多见;另一类不伴结节性硬化症,我国大多数为此型。结节性硬化症是常染色体显性基因,是遗传的家族性疾病。不伴发结节性硬化症。无家族史,发病年龄在 30~60 岁,女性多见,病因不明。

1.肿块

多数因发现肿块而就诊。肿块位于上腹部,边界清楚,表面光滑,中等硬度,有一定弹性,可随呼吸而活动。近年来,多数无任何症状者,为查体时由 B 超检查偶然发现。

2.疼痛

肿瘤较大时可出现腰部或上腹部间歇性疼痛,多为胀痛、隐痛,也可呈发作性疼痛。若肿瘤破裂出血,则引起突发性剧痛。

3.出血

表现为腰、腹部疼痛加重,伴有压痛及反跳痛。可触及迅速增大的肿块。若破入集合系统,则出现严重血尿,出血严重时可导致休克。

4.血尿

一般很少发生或仅为镜下血尿,但肿瘤破裂入肾盂时,则出现大量肉眼血尿。

5.其他

可表现发热、高血压及消化不良。如系双肾病变,可能有神经系统改变及面部皮脂腺瘤、四肢结节性硬化症的表现。

(二)影像学检查

1.超声检查

声像图上,肿瘤的回声特点与肿瘤内脂肪成分的多少相关。脂肪成分较多时,病变呈典型的高回声结节,此种肿瘤多较小;肿瘤内脂肪成分少时,病变呈低回声,与肾癌影像鉴别困难。肿瘤内有出血时,病变内为不均匀回声。内部反复出血的肿瘤声像图上可见特征性的"洋葱切面"样改变,有一定的特征性。

2.CT 检查

肾平滑肌脂肪瘤的典型表现为内部含有脂肪密度成分的肾肿瘤。脂肪部分占据比例可有不同,非脂肪部分可见中等程度强化。肿瘤可巨大,也可大部分位于肾外,只有蒂样结构位于肾内。肿瘤合并瘤内出血时,CT 平扫可见肿瘤内的高密度血肿,血肿较大,可湮没少量低密度的脂肪,CT 定性诊断困难。肿瘤内脂肪成分很少,CT 不能显示时,CT 定性诊断困难。如一侧或双侧多发肿瘤,肿瘤外缘光整,最大径线位于肾轮廓外,提示有少脂肪型血管平滑肌脂肪瘤的可能,但应注意与 von Hipple-Lindau 病(双侧多发肾癌)及少见亚型的肾癌,如肾乳头状瘤鉴别。

3.MRI 检查

肾肿瘤内可见 T_1WI 高信号,T_2WI 中等信号强度的脂肪成分。脂肪抑制序列扫描可见脂肪成分的信号被饱和,呈低信号。CT 显示困难的少量脂肪成分,在 MRI 梯度双回波正、反相位扫描时,反相位图像可见不同程度的信号衰减。

(三)治疗

1.治疗措施

因肾脏血管平滑肌脂肪瘤极少恶变,故多数学者认为肿瘤小于 4 cm 直径者不需治疗,密切观察,每半年复查一次,如肿瘤有增大,再行手术治疗。肿瘤症状重,有出血或破裂应考虑手术或介入性动脉栓塞。手术治疗时,提倡尽可能地保留肾单位手术。

(1)肿瘤位于肾两极的较小肿瘤可行肾部分切除术。

(2)选择性动脉栓塞,动脉造影时对供肿瘤血管给予栓塞,使肿瘤缺血、萎缩,防止破裂出血,能保留肾脏。

(3)单侧较大肿瘤并累及整个肾脏或累及肾脏绝大部分,可行患肾切除术。

(4)两侧肿瘤则尽可能地保留肾组织而施行肿瘤切除术。

2.治愈标准

(1)治愈:手术切除肿瘤,临床症状消失,伤口愈合。

(2)好转:①双肾肿瘤作手术切除一部分,肿瘤残存。②肾功能欠佳。

(3)未愈:肾肿瘤未切除,症状和体征无改善。

四、肾结石

(一)概述

肾结石是泌尿外科常见病。肾结石的成分主要是尿中难溶的无机盐、有机盐和尿酸以及基质构成。肾结石按其化学成分可分为草酸钙或草酸钙和磷酸钙混合结石(占 80%~84%);磷酸钙、磷酸镁混合结石(占 6%~9%);尿酸结石(占 6%~10%);胱氨酸结石(占 1%~2%);其他如黄嘌呤石、黏蛋白石、磺胺石、纤维素石等(占 1% 以下)。本病男性比女性多见,多发生于中壮年。根据最近 10 年的统计,发生在 20~50 岁最多,约占 83.2%,左右两侧发病相似,双侧同时发病占 10%。

详细的病史可获得很有价值的资料,如疼痛的性质、部位和放射的位置,腹痛后有无血尿,是否伴有恶心、呕吐消化道症状。是否有代谢性疾病、长期泌尿系统感染、饮食异常、大量体液丢失等相关病史,以及尿石症的家族史。

1.腰痛

多为腰部钝痛,持续存在或阵发性加剧。活动后可使疼痛发作或加重。若结石较小,嵌顿于肾盂输尿管交界处或降至输尿管,引发肾绞痛,疼痛突然发作,起自一侧脊肋角或上腹部,放射至下腹部、腹股沟、大腿内侧,阴囊或阴唇,伴有面色苍白、出冷汗,甚至虚脱,还有恶心、呕吐、腹胀等症状。持续数分钟至数小时不等,可间歇性发作。

2.血尿

肾结石显著的特点是活动后发生剧痛或绞痛,继而出现血尿。可为镜下血尿或肉眼血尿。

3.排出砂石

部分肾结石患者尿中可排除砂石,特别是在疼痛和血尿发作后有小砂粒排出,通过尿道时发生阻塞和刺痛,可出现排尿阻挡感或突破感。

4.肿块

若合并严重肾积水,腰部或上腹部可触及囊性肿块。

5.发热、脓尿及膀胱刺激征

见于并发感染者。

6.急性无尿

见于孤立肾结石梗阻,双侧肾结石同时引起两侧尿路梗阻或一侧肾结石梗阻而对侧发生反射性无尿的患者。

7.体检

一般情况良好,无尿路感染时一般无发热。肾区叩击痛,脊肋角压痛。肾积水时,可扪及肾区或上腹部包块。

(二)影像学检查

1.腹部 X 线检查

前一天服用缓泻药,肠道准备较好的腹部 X 线片,可见患侧肾影内相当于肾窦内的致密结节影,结石巨大,充满肾盂时,表现类似肾盂造影时的高密度改变,即铸型结石或鹿角状结石。

2.超声检查

显示肾窦内强回声光团,后曳声影。合并有肾盂积水时,声像图显示结石周围无回声区。

3.CT 检查

即可显示肾盂内 X 线阳性结石,表现为肾盂内致密结节,可以是各种形状,单发或多发,铸形结石或鹿角状结石,外形与肾盂肾盏形态一致。合并有肾盂鳞癌时,CT 可见结石旁软组织密度结节,分泌期扫描呈充盈缺损。肾盏内小结石,多排探测器螺旋 CT 薄层扫描可清楚显示结石的解剖位置。

4.MRI 检查

偶尔 X 线阴性结石诊断不明确时,可行 MRI 检查。结石在 T_1WI 与 T_2WI 均呈无信号的结节。MR 水成像可见高信号的尿路内无信号的充盈缺损。

（三）治疗

1.一般疗法

（1）大量饮水和解痉止痛：尽可能维持每天尿量在 2000～3000 mL。大量饮水配合利尿解痉药物，可促使直径小于 0.6 cm 的结石排出。在感染时，大量饮水及利尿可促进引流，有利于感染的控制。

（2）针灸及应用排石药：针灸有解痉止痛作用。排石药有利尿解痉，促进输尿管蠕动，有利于直径小于 0.6 cm 的结石排出。

2.体外冲击波碎石（ESWL）

（1）适用于直径大于 0.6 cm 不能自行排出的肾结石，但是对于直径大于 3 cm 的单个结石或肾盂肾盏多发结石不宜首选 ESWL。ESWL 目前多用于经皮肾镜术后残留结石的处理。

（2）双侧上尿路结石应先治疗肾功能好的一侧结石。

（3）肾脏铸状结石如不合并同侧肾积水，应先处理靠近肾盂出口部位的结石。如合并同侧肾积水应先从积水部位的结石开始碎石，结石易于粉碎。

（4）较大肾结石，应分次进行 ESWL。应先处理靠近肾盂出口部位的结石，集中精力将之粉碎，之后再处理剩余部分。

（5）治疗时冲击次数及工作电压应根据结石的大小、位置、成分和结构、停留时间而定，一般肾结石每次冲击次数不超过 3500 次，工作电压不大于 9kV。

（6）治疗间隔时间：两次治疗间隔时间最少不少于 7 天，以 2 周为宜。

（7）并发症及处理。

1）血尿：一般都较轻，1～2 天可自行消失，无须特殊处理。

2）肾绞痛：发生率较低，如肾绞痛严重可予以镇痛解痉。术后嘱患者多饮水可减少其发生率。

3）发热：多见于有感染的结石，应予以抗生素控制感染。

4）石街形成：对出现高热、腰部剧痛等有症状的石街，应立刻行肾造瘘引流。对一周内无排石的石街而症状不严重的可再行 ESWL，将较大的石街前端的碎石颗粒进一步击碎，以利于结石排出。ESWL 处理后仍无排石的患者应行经皮肾穿刺造瘘。

5）肾周血肿：发生率较低，如果发生应嘱患者绝对卧床休息，采取保守疗法对症处理。如伴高血压应服用降压药，并密切观察病情变化及时采取有效的措施。

3.经皮肾镜碎石清石术

（1）适用于直径大于 3 cm 的肾盂结石或肾盂肾盏多发结石以及 ESWL 治疗失败的肾结石。

（2）对于肾内肾盂同时合并肾盂输尿管连接部狭窄者可以一并行内切开治疗。

（3）在超声或 X 线引导下建立理想的工作通道、气压弹道或钬激光碎石以及清除结石碎屑是该手术的三个关键步骤，必要时可以采用双通道或多通道碎石清石。

（4）术前对糖尿病、高血压、泌尿系统感染及心肺疾患需要达较好控制，术中术后出血、结石残留和感染扩散等是其主要并发症。

4.开放性手术治疗

目前常用治疗方法以经皮肾镜和 ESWL 为主,只有少数病例行开放性手术治疗。

(1)肾盂或经肾窦肾切开取石术:肾外型肾盂较肾内型肾盂更适宜行此手术。

(2)肾实质切开取石术:多用于不能通过肾窦切开取出的多发性或铸状结石。

(3)肾部分切除术:对局限于一极的尤其是肾下盏的多发结石或有肾盏颈部狭窄的多发结石与肾盏黏膜严重粘连的结石,可采用此术式。

(4)肾切除术:对一侧肾结石合并肾积脓或肾功能丧失而对侧肾功能正常时,可考虑行此手术。

(5)肾造瘘术:适用于双肾结石并发急性梗阻引起无尿、少尿,试插 D-J 管失败者,采用经皮肾穿刺造瘘或开放手术造瘘,尽早解除肾功能较好一侧的梗阻。

第二节　膀胱疾病

一、膀胱畸形

(一)概述

膀胱畸形少见,包括膀胱、脐尿管与泄殖腔畸形:①重复膀胱,多合并上尿路和其他器官畸形。②膀胱憩室,多见于男性,多数单发,多位于输尿管开口附近。③脐尿管畸形,分为脐尿管瘘、脐尿管囊肿、脐窦或膀胱顶部憩室。④泄殖腔外翻:在外翻组织中,中间为肠黏膜,膀胱黏膜位于两侧。⑤一穴肛,尿道、阴道、直肠共用一个开口。

(二)影像学检查

1.重复性膀胱

(1)超声检查:膀胱显示为完全性或不完全性的双侧囊样结构,不完全的重复畸形两囊状膀胱间可见大小不等的无回声交通。不合并有输尿管积水时超声不易显示输尿管开口的位置。

(2)膀胱造影:膀胱内分隔,两侧膀胱可交通(不全性重复性膀胱)也可无交通(完全性重复性膀胱)。两膀胱大小可相似也可大小不一。双侧输尿管分别开口于两重复的膀胱。

(3)CT 检查:显示膀胱为完全或不完全的两个囊腔,增强分泌期扫描可见双侧输尿管分别开口于分隔两侧的膀胱后下壁。完全性重复性膀胱合并有生殖系统重复畸形时,CT 也可显示相应解剖的异常。

(4)鉴别诊断:膀胱巨大憩室有时与不完全性重复重复性膀胱相似,但双侧输尿管均开口于膀胱而不开口于憩室为鉴别的主要依据。

2.脐尿管畸形

(1)脐尿管瘘:增强 CT 扫描分泌期可见膀胱顶到脐的条索状软组织密度的脐尿管韧带,条索内腔与膀胱相连通,有对比剂进入,直达脐;MR 水成像也可观察到脐尿管瘘腔内的液体。

(2)脐尿管囊肿:影像显示囊肿位于中线,膀胱顶与脐之间,囊内为液体,囊与膀胱顶间可见较低回声或软组织密度条索。

(3)膀胱顶憩室:CT显示膀胱顶中线部位憩室样凸起,与脐间可见软组织密度的脐尿管韧带。增强扫描分泌期可见对比剂进入。

(三)治疗

1.重复膀胱

常合并其他畸形致死产或生后不久死亡。

2.膀胱憩室

解除下尿路梗阻,控制感染。较大憩室需切除。

3.脐尿管畸形

脐尿管瘘可行手术闭合瘘管;脐尿管囊肿需行手术切除。

4.泄殖腔外翻

首次整形手术成功与否相当重要。

5.一穴肛

应在半岁至1岁时进行手术修复。

二、膀胱炎症

(一)急性膀胱炎

1.概述

非特异性膀胱炎是泌尿系统常见疾病,常为泌尿系统感染的一部分或泌尿系统其他疾病的继发感染。泌尿系统外的疾病,如生殖器官的炎症等,亦可致膀胱感染。膀胱炎常伴有尿道炎,统称之为下尿路感染。

致病菌以大肠杆菌属为最常见,其次是葡萄球菌。正常膀胱不易被细菌侵袭,膀胱黏膜表面的黏液素黏附细菌后,利于白细胞吞噬。细菌很少能经血液侵入膀胱,同时尿道内、外括约肌亦能阻止细菌经尿道上行至膀胱。尿液持续地经输尿管进入膀胱,再从膀胱排出体外,其冲洗和稀释作用,使膀胱内不易发生感染。

引起膀胱炎的常见因素:①膀胱内在因素,如膀胱内有结石、异物、肿瘤和留置导尿管等,破坏了膀胱黏膜防御能力,易引起继发性膀胱炎。②膀胱颈部以下的尿路梗阻,如前列腺增生症、尿道狭窄等,引起排尿障碍,失去了尿液冲洗作用,残余尿则成为细菌生长良好培养基。③神经系统受损,如神经系统疾病(神经源性膀胱等)或盆腔广泛手术(子宫或直肠切除术等)后,损伤支配膀胱的神经,造成排尿困难而引起感染。

膀胱感染的途径主要是上行性感染,如导尿术或其他尿道内器械操作、性交频数、局部创伤、前列腺炎、女性尿道旁腺炎等均可使细菌经尿道上行侵入膀胱。女性尿道短而宽直,且因邻近阴道和肛门易被污染而发生感染。其次是下行性感染,即继发于肾脏的感染。膀胱感染亦可由邻近的器官感染,如阴道炎、子宫颈炎经淋巴传播或直接蔓延所引起。膀胱与皮肤、阴道或直肠形成瘘管时,细菌经瘘管侵入膀胱引起感染。分娩、难产、全身衰弱以及机体免疫防御功能降低的疾病亦可诱发膀胱炎;也可能因性激素变化,引起阴道和尿道黏膜防御机制障碍而导致膀胱炎。

临床上多突然起病,主要表现为:

(1)尿路刺激症状:①尿频、尿急、排尿次数明显增加,每次尿液排出甚少,严重时类似尿失禁,有尿不尽感。②尿痛,排尿时尿道有烧灼痛或耻骨上区疼痛,而于排尿终末时加重。

(2)脓尿及血尿:尿液混浊,严重时尿液中有臭味;有时出现血尿,多为终末血尿亦或是全程血尿。

(3)体征:耻骨上膀胱区轻度压痛。

(4)单纯性膀胱炎无全身症状,不发热。

2.影像学检查

(1)泌尿系统 X 线检查:有助于显示阳性结石、膀胱内异物等可能病因,不能显示急性膀胱炎的直接征象。

(2)尿路造影:无特征性发现,对于病情严重者可显示膀胱容积缩小,表面毛糙,治愈后随访可显示完全正常。逆行尿路造影显示能力较强,但尿路并发感染时慎用。

(3)CT 检查:多数病例显示正常,少数病例可表现为膀胱容积缩小,膀胱壁广泛一致性增厚,增强后强化均匀。

(4)MRI 检查:膀胱壁充血水肿,在 T_1WI 信号介于中等信号的肌肉和低信号的尿液之间,在 T_2WI 上信号较高,增强后可有强化。

3.治疗

(1)急性发作时应注意休息,多饮水,酌情用解痉剂以减轻症状。

(2)抗生素应用原则:应用抗生素前需作新鲜中段尿培养及药敏试验,根据培养结果选用适当的抗生素。若未做细菌培养则选用较广谱的抗生素。抗生素使用的量要足,时间要足够长,第一次发病治疗要彻底,防止细菌产生耐药性或病情转为慢性。

(二)慢性膀胱炎

1.概述

(1)多见于女性,常为继发感染。

(2)病史:多有泌尿系统其他疾病病史,部分患者有急性膀胱炎病史。

(3)症状:病程较缓慢,尿路刺激症状较轻,但常反复发作,时轻时重。膀胱容量减少显著者,尿频加剧;有尿路梗阻者,则排尿困难,此外,尚有膀胱膨胀时疼痛的症状,肉眼血尿较少见。

(4)体格检查:耻骨上区可有压痛。

2.影像学检查

(1)泌尿系统 X 线检查:意义同急性膀胱炎,若发现膀胱壁线样钙化,可提示膀胱血吸虫病可能。

(2)尿路造影:单纯型慢性膀胱炎仅可见膀胱壁毛糙不平和膀胱容积缩小。对于下尿路梗阻引发的慢性膀胱炎,尿路造影可见特征性的膀胱底部半球形前列腺压迹、膀胱憩室和膀胱小梁。慢性膀胱炎引起的炎性膀胱憩室数目多,体积小,为表面毛糙的凸出于膀胱轮廓外的囊袋状结构,其内可见结石,膀胱小梁常增粗,尿路造影表现为全膀胱广泛分布的粗大条索状充盈缺损影。当慢性膀胱炎侵犯输尿管括约肌后,造影可见典型的"膀胱—输尿管反流"。

(3)CT 检查:可见膀胱壁增厚,但慢性膀胱炎膀胱壁的增厚以纤维瘢痕为主,故血供不丰富,增强后强化程度较急性膀胱炎差。此外 CT 检查还可发现膀胱壁钙化、结石、膀胱憩室等伴随表现。

3.治疗

(1)除对症处理外,应消除原发病变,如解除尿路梗阻、去除结石等。

(2)选用敏感的抗生素,连续应用 10～14 天。复查尿培养,如为阴性,则剂量减半,维持 1～2 周或更长。再次复查尿培养,如为阴性方可停药。

(3)膀胱灌注也有一定效果,选用药物常为 0.5％～1％新霉素液。1/5000～1/1000 硝酸银液,5％～10％弱蛋白银,或 1/5000 呋喃西林液等。

三、膀胱结石

(一)概述

膀胱结石分为原发性和继发性两种。原发性膀胱结石常见于小儿,多由于营养不良引起。继发性膀胱结石来自肾、输尿管结石降入膀胱。下尿路梗阻,如前列腺增生、尿道狭窄、膀胱憩室、异物和神经源性膀胱等,也可以继发性膀胱结石。膀胱结石的成分多为草酸钙、磷酸盐和尿酸的混合结石。结石对膀胱黏膜的刺激和损伤,引起感染和出血。由于大的结石压迫两侧输尿管口或炎症狭窄,引起两侧输尿管口梗阻;结石阻塞膀胱颈及后尿道等原因,致肾、输尿管积水,肾功能减退。膀胱结石常见于男性老年及幼年,女性极少见。

1.症状

(1)排尿困难:结石在膀胱内随体位活动,所以排尿困难的症状时轻时重,有时排尿过程中位置移动,突然阻塞膀胱颈口及后尿道,引起排尿中断,疼痛加重,必须改变体位,才能继续排尿。

(2)排尿疼痛:在患者排尿时,极为痛苦,哭闹喊叫。疼痛向会阴部及阴茎头放射。患者经常牵拉阴茎、按压会阴部、转动体位以缓解疼痛。

(3)血尿:结石对膀胱黏膜的刺激和损伤可引起膀胱炎,黏膜溃疡,可发生血尿,常为数滴终末血尿。

(4)膀胱刺激症状:因结石对膀胱刺激,引起尿频、尿急;结石继发感染时,症状加重,可有脓尿。长期膀胱刺激可引起膀胱鳞状上皮癌等严重并发症。

2.体征

继发于前列腺增生时,肛门指诊检查前列腺增大,膀胱区呈充盈状态。排空膀胱后,行直肠或阴道和耻骨上双合诊检查可触及结石。

(二)影像学检查

1.腹部 X 线检查

膀胱较大阳性结石腹部 X 线片可见致密结节影,多圆形或椭圆形,位于重力方向一侧腔内。由于形成过程中钙盐沉积量的不同,结石可呈不同密度的多层环状。

2.超声检查

无回声的膀胱腔内存在强回声光团,后方有声影。患者变换体位时,可见结石随体位改变位置。

3.CT 检查

X 线阳性结石表现为膀胱腔内致密结节。伴有膀胱肿瘤或炎症时,可见相应膀胱壁的改变。

（三）治疗

1.经尿道碎石清石术

通过膀胱镜、输尿管镜或肾镜监视下，在其尿道用器械将结石夹碎或击碎并将碎石清除。对结石较大、多发、结石过硬及有膀胱镜检查禁忌证的患者，必要时考虑开放手术治疗。

2.耻骨上膀胱切开取石

术前应考虑有无原发梗阻病因，前列腺肥大合并结石时，可行经尿道前列腺电切术及经尿道碎石清石术；必要时开放手术取石。

3.ESWL 治疗

（1）患者选择：①膀胱单发或多发结石；②膀胱憩室结石而且憩室颈无狭窄者；②前列腺增生影响排尿不宜行 ESWL。

（2）治疗方法：①工作电压：为 4～9 kV。②轰击次数：每次治疗不超过 4500 次。

（3）并发症及处理：①血尿：较上尿路结石稍重，可持续 2～3 天。②尿道疼痛：排石过程中可出现尿道疼痛，嘱患者多饮水增加尿量，减轻疼痛。③发热：膀胱结石多与感染有关，碎石后可出现低热。可应用抗生素控制感染。

第九章　肌骨系统疾病

第一节　骨肿瘤和瘤样病变

骨肿瘤是发生于骨骼或其附属组织(血管、神经、骨髓等)的肿瘤,分良性和恶性。良性骨肿瘤易根治,预后良好;恶性骨肿瘤发展迅速,预后不佳,死亡率高。恶性骨肿瘤可以原发;也可以继发,即由体内其他组织或器官的恶性肿瘤经血液循环、淋巴系统转移至骨骼或直接侵犯骨骼。还有一类称为瘤样病变,其病变组织不具有肿瘤细胞的形态特点,但其生态和行为都具有肿瘤的破坏性,一般较局限,易根治。

过去,对骨肿瘤的命名、分类及组织发生等方面的看法比较混乱。1958 年,世界卫生组织(WHO)开始组织新的骨肿瘤分类,并于 1972 年出版了 WHO 第一版骨肿瘤分类。该分类以组织学研究方法,依据肿瘤细胞的形态和来源将骨肿瘤分为九大类型,包括肿瘤与肿瘤样病变。在成骨性、成软骨性和其他结缔组织肿瘤中分出良性和恶性。脉管肿瘤中在良、恶性之间又分出中间型。1993 年 WHO 第二版骨肿瘤分类,在原分类基础上将骨肉瘤和软骨肉瘤细分了亚型;将纤维来源与组织细胞来源的肿瘤统归为其他结缔组织来源肿瘤;并增加了一些新的瘤种,如侵袭性骨母细胞瘤、韧带样纤维瘤、骨髓肿瘤中的原始神经外胚层瘤(PNET)和恶性纤维组织细胞瘤等,同时将肿瘤样病变列于其后。WHO 第三版(2002 版)的骨肿瘤分类则引入了遗传性的概念,根据肿瘤的组织学和遗传学进行分型。

一、骨瘤

(一)概述

发病率仅次于骨软骨瘤,骨瘤较常见,仅次于骨软骨瘤发病。发生于骨膜内层骨母细胞,属良性肿瘤,由成骨性纤维组织、成骨细胞及所产生的新生骨组成,随生长发育成长。

骨瘤质硬,有骨膜覆盖,基底与骨组织相连,可有宽广基底或带蒂。切面为骨组织。根据骨密度不同,分为象牙骨型(即致密骨型)及海绵骨型(即松质骨型),前者多见。镜下显示结构简单,可含有骨板和少许哈氏管,松质骨型者可有骨髓组织。

多在儿童发病,男性较多。生长慢,症状较轻,无恶变趋向。多发生在颅骨,颜面骨及下颌骨偶有发生,分致密骨瘤及松质骨瘤两类。致密骨瘤发生在颅面骨表面者,局部隆起,发生在颅内板者,肿瘤如突入,可引起颅内压增高,引起晕眩、头痛,甚至癫痫。骨松质瘤则常发生于长骨端骨干与骨骺交界处的软骨部,随管状骨长度的增长,骨瘤亦有变化,呈不同形状。

一般全身骨骼发育成熟后,即停止生长。但在发育过程中,如骨瘤引起骨骼受压迫,仍可引致畸形生长。骨瘤偶可发生在软组织中,但多认为这是一种错构瘤,而非真性骨瘤。

(二)影像学检查

骨瘤多为单发,亦有多发,还有少数为内生者。颅骨的致密骨瘤多起于外板,呈宽底圆弧形骨性隆起,密度均匀,边缘光滑整齐或较凸凹不规则,因密度甚高而往往不易看清楚其骨质结构。在切线位片上可见于外板表面呈凸镜形,内板除有轻度变厚外,无骨质破坏表现。长骨端骨干与骨骺交界处的骨松质瘤,有自正常骨质隆起而甚底较宽,呈半圆形骨样密度影,边缘为骨皮质围统其中可见有骨松质。

（三）治疗

有症状的骨瘤可做手术切除,无症状无须手术。

二、骨样骨瘤

（一）概述

骨样骨瘤于 1935 年由 Jaffe 首次报道,是一种良性成骨性疾患,具有界限清晰的局灶性病灶,一般直径小于 1 cm,周围可有较大的骨反应区。

本病病因未完全清楚,但 Jaffe 认为是原发性良性肿瘤,依据是:①生长缓慢。②骨样组织代替了正常组织。③周围的骨组织毫无例外地呈现结构均匀的硬化。④大小固定。上述论据被广泛的公认。另有学者认为是炎症,其可能与病毒感染有关,还有的认为是血管来源或与动静脉发育异常有关,或为代偿过程。

骨样骨瘤最常发生于长骨骨干,亦可发生在短管状骨或不规则骨,根据其发生在骨的部位不同可以分为皮质型、骨膜下型、髓腔型和关节囊内型,以皮质型和骨膜下型最为常见。病变由较小的骨质破坏区即瘤巢和周围明显增生硬化的骨质组成。

10～30 岁最多见,但也可见于幼童和老人。男性比女性多见,发病率约为 2：1。下肢发病率约为上肢的 3 倍,发生于躯干骨者较少见。胫骨和股骨最多见,约占病例的一半。其次为腓骨、肱骨和脊柱等。

病程有特征性,疼痛出现较早,往往于 X 线片上出现阳性病损前几个月就已存在,病初为间歇性疼痛,夜间加重,服用止痛药可以减轻。后期则疼痛加重,呈持续性,任何药物不能使之缓解。疼痛多局限,软组织可肿胀,但受累区很少。有的患者也可没有疼痛症状。病灶较小时,疼痛可伴有血管运动性反应如皮温增高和多汗。疼痛不一定限于患区也可以放射至附近关节。

（二）影像学检查

1.X 线检查

上有时因邻近的骨质明显增生硬化而掩盖了瘤巢。瘤巢一般小于 1.5 cm,位于髓腔内或骨膜下的病灶,周围骨质增生硬化较轻,甚至无明显骨质硬化。

2.CT 检查

几乎可 100% 显示瘤巢,为大片高密度的增生硬化中边界清楚的骨质破坏区,多呈类圆形,骨质破坏区中心有点状高密度钙化灶为典型表现。

3.MRI 检查

上亦能清晰显示瘤巢,表现为边缘清楚的骨质缺损,在 T_1WI 上呈低至中等信号,在 T_2WI 上呈中等至高信号。瘤巢中心点状钙化在 T_1WI 和 T_2WI 上均呈低信号。增强扫描,瘤巢明显强化,钙化部分强化不明显而呈环形外观。骨质增生硬化在 T_1WI 和 T_2WI 上均呈低信号。MRI 还可以显示反应性水肿,包括骨髓水肿和周围软组织水肿,表现为边界不清的 T_1WI 略低、T_2WI 高信号影,增强扫描可见瘤巢、瘤周水肿区强化。

（三）治疗

手术切除,需彻底切除瘤巢,否则术后易复发。非负重骨可做病灶的大块切除,负重骨可开槽做囊内切除。预后良好,彻底切除瘤巢后不会复发,迄今尚无恶性变报道。

三、骨巨细胞瘤

（一）概述

骨巨细胞瘤很可能起源于骨髓中未分化的间充质细胞。由单核间质细胞及多核巨细胞组成。大部分为良性,部分生长活跃,也有少数一开始即为恶性,称之为恶性巨细胞瘤。骨巨细胞瘤在我国是较常见的原发性骨肿瘤之一,肿瘤对骨质侵蚀破坏性大,如得不到及时妥善的治疗,可造成严重残废而导致截肢,少数病例尚可转移而致命。

本病好发年龄为 20~40 岁,女性发病率略高于男性。好发部位为股骨下端和胫骨上端。主要的症状为疼痛和肿胀,与病情的发展相关,局部包块压之有乒乓球样感觉,病变的关节活动受限。

（二）影像学检查

1.X 线检查

骨巨细胞瘤初发时病变在骨端偏侧生长,发展后可占骨端的全部,分单房型及多房型。单房型多表现为溶骨性骨质破坏,病变与正常骨边界欠清。而多房型表现皂泡状外观、骨嵴纤细,是巨细胞瘤的典型表现。骨端处有局限的溶骨膨胀性骨质破坏,破坏区偏心性位于干骺愈合后的骨端,肿瘤可直达关节面下,极度扩张的肿瘤可包绕邻近关节生长。一般不破入关节,少有骨膜反应,肿瘤范围清楚。

2.CT 检查

骨质破坏区边界清楚但无硬化,骨性包壳往往不甚完整,可见长短不一的骨嵴凸入瘤腔但无真性骨性间隔。肿瘤组织呈中等密度,无钙化和骨化,增强扫描明显强化,可有少量坏死区。

3.MRI 检查

上肿瘤组织信号特点一般为 T_1WI 低信号,T_2WI 稍高或高信号,增强扫描中度至明显强化。

（三）治疗

骨巨细胞瘤的治疗以手术治疗为主,一般不行放射治疗,因放疗后可能诱发肿瘤肉瘤变,放疗仅适用于手术不易完全清除病灶的部位,以控制疾病的发展。理想的手术是彻底清除肿瘤的同时,尽量保存正常骨结构和关节功能。肿瘤刮除后局部复发率高,肿瘤术后复发主要与其是否被彻底清除有关。施行边缘性切除或局部广泛切除可治愈肿瘤,这种方法虽降低了局部复发率,但带来了缺损修复和功能重建问题。用弱酚溶液烧灼、酒精或 10%的高渗盐水浸泡刮除后肿瘤残腔的内表面,可杀灭残存的肿瘤细胞,降低局部复发率。用甲基丙烯酸甲酯(骨水泥)填充肿瘤刮除后遗留的空腔也可预防复发,利用骨水泥聚合中放出热量和在局部产生化学细胞毒性可杀灭瘤腔内残存的瘤细胞。患者术后可早期进行功能锻炼。无复发者,还可以取出骨水泥再行植骨术。也有人利用大功率激光汽化残存肿瘤、氩气刀等炭化肿瘤刮除后的残腔内壁降低术后肿瘤复发。脊柱巨细胞瘤因不易切除干净,复发率较高,目前主张全椎体切除术。对已广泛侵袭软组织及神经血管束的极少数病例则需截肢。对肺转移如有可能应争取手术治疗,否则应行放疗,大多数肺转移灶对治疗反应良好。

四、骨软骨瘤

(一)概述

骨软骨瘤又称外生骨疣,骨干连续症,是最常见的良性软骨源性骨肿瘤。可以孤立发生,亦可多发,多发者与遗传有关,常合并骨髓发育异常。发病原因不明,有人认为骨软骨瘤与遗传有关,也有人认为是骺板的发育不良所致。当临床表现为多发性时,称为多发性外生骨疣,亦称为遗传性多发性骨软骨瘤,又称为干骺端连续症、遗传性畸形性软骨发育异常症等。

多发生于男性青少年,股骨远端、胫骨近端最多,其次是胫骨远端、股骨近端、尺骨远端、腓骨近端。多发型者肿瘤散发在各骨髓,一般在成年后即可停止生长。病初表现为局部逐渐行增大的、硬性无痛性包块,固定于骨的表面。当肿瘤生长时,刺激周围组织可引起疼痛和关节功能受限等表现,其表面可合并有滑囊,多发性骨软骨瘤常合并明显的畸形如身体矮小,桡骨及下肢弯曲畸形。

(二)影像学检查

1.X 线检查

按肿瘤的外形可分为有蒂和宽基底两型:前者有一根细的蒂,由骨松质和薄的皮质构成,与母骨骨质沟通,瘤顶部较扩大,有不规则钙化,形如菜花状;后者则有一个较宽广的基底,其骨质也与母骨沟通。不论那型的软骨瘤最初都是发生于干骺端,随年龄增长,肿瘤逐渐退向骨干。长骨有蒂骨软骨瘤的生长方向一般背向关节,少数垂直于骨干。肿瘤较大时,可压迫邻近的骨骼,使之移位、变形或压迫性骨萎缩,但无侵蚀现象。在骺软骨板闭合后,肿瘤生长突然加快,钙化和骨化增多,肿瘤边缘有不规则骨质破坏,界限不清,甚至出现软组织肿块,应考虑恶性变。

2.CT 检查

骨软骨瘤的 CT 表现为皮质骨和骨松质均于母骨连续的骨性突起,表面有软骨帽覆盖。软骨帽边缘多光整,其内可有点、环状散在或密集钙化。增强扫描无明显强化。扁骨和不规则骨骨软骨瘤,CT 可清楚地显示被菜花状钙化软骨帽所掩盖的骨性基底、软骨帽及骨性基底的破坏和软组织肿块,可以判断肿瘤的起源、有无恶变和对周围组织的影响。

3.MRI 检查

骨软骨瘤的骨性基底外周为与正常骨相连的线样皮质骨,T_1、T_2 加权像上均为低信号,内为含脂肪髓的骨松质 T_1WI 为高信号,T_2WI 为中等信号并与母骨髓腔相连续。未钙化软骨瘤外观呈分叶状,内含均匀一致的透明软骨,T_1WI 为低信号,T_2WI 为高信号。钙化的软骨帽 T_1、T_2 加权像均为低信号。Gd-DTPA 增强扫描多无强化,可能与透明软骨缺乏血管相关。

(三)治疗

无症状者可不予手术,但需要密切观察,若患者有疼痛及功能受限则需要手术治疗。当肿瘤发育成熟后,软骨帽厚度大于 1 cm,肿块快速增长时,应考虑恶变成软骨肉瘤的可能,要及时手术治疗。手术切除时,应将肿瘤充分暴露,将骨膜、软骨帽、骨皮质及基质周围正常骨质一并切除,以免复发。

五、软骨瘤

(一)概述

软骨瘤在良性骨肿瘤中较为常见,内生(髓腔性)软骨瘤是指发生在髓腔内的软骨瘤,最为常见。骨膜下(皮质旁)软骨瘤则较少见。软骨瘤伴发多发性血管瘤者称马弗西(Maffuci)综合征。软骨瘤单发多见;多发较少见,并具有发生于一侧上、下肢或两侧上、下肢对称生长的特点,同时合并肢体发育畸形,又称内生软骨瘤病或欧利(Ollier)病。

软骨瘤多见于青少年,发病缓慢,早期一般无明显症状,待局部逐渐膨胀,特别是指(趾)部,可发生畸形及伴有酸胀感。

(二)影像学检查

发生于指(趾)骨时,一般呈中心性,可见边缘清晰,整齐的囊状透明影,受累骨皮质膨胀变薄。在透明阴影内,可见散在的砂粒样致密点,这是软骨瘤主要的 X 线征象。发生于掌(跖)骨者,有时肿瘤较大,常偏于骨端,骨皮质的膨胀亦较显著,但均无骨膜反应。发生于四肢长骨的病例,病变广泛。当肿瘤恶变时,则可见骨皮质破坏及骨膜反应。

(三)治疗

无症状者可不予手术,但需密切观察,若患者有疼痛及功能受限则需进行手术治疗。肿块快速增长时,应考虑恶变成软骨肉瘤的可能,要及时手术治疗。

六、骨肉瘤

(一)概述

骨肉瘤在我国原发恶性骨肿瘤中发病率居首位。该瘤恶变度甚高,可于数月内出现肺部转移。股骨下端和胫骨上端是骨肉瘤的最常见部位。可发生在任何年龄,但大多在 10~25 岁,男性较多。骨肉瘤的组织学特征为恶性肿瘤细胞直接形成骨样组织和不成熟的骨组织。根据瘤骨和骨破坏所占的比例,可分为成骨型(以瘤骨形成为主)、溶骨型(以骨破坏为主)和混合型(两者大致相等)。根据肿瘤在骨骼的发生部位可分为髓内型(中心性)、皮质内型、骨表面型(包括骨膜型和骨旁型);根据肿瘤细胞的分化程度分为高度恶性和低度恶性;根据肿瘤的组织成分分为成骨细胞性、成软骨细胞性、成纤维细胞性、纤维组织细胞性、毛细血管扩张型和小细胞性;根据病灶的数目分为单发性和多中心性(多灶性);根据肿瘤是否伴发其他病变分为原发性和继发性。

主要症状为疼痛。开始疼痛较轻,间歇发作。以后逐渐呈持续性剧烈疼痛,尤以夜间为甚。局部肿胀,开始较轻,逐渐加重。局部压痛,由于肿瘤血运增加,皮温也随之增高,有时可扪及搏动感,听时可闻及杂音。肿瘤的硬度在成骨型较硬,在溶骨型呈橡皮样感。可有病理骨折。当出现远隔肺、肝等转移时,可出现咳嗽,咯血,肝区疼痛、黄疸等症状。晚期恶病质明显。

(二)影像学检查

1.X 线检查

骨肉瘤的基本 X 线表现为骨质破坏、软组织肿胀或肿块、骨膜新生骨、瘤骨和瘤软骨钙化。在众多的征象中,确认肿瘤骨的存在,是诊断骨肉瘤的重要依据。肿瘤骨一般表现为云絮状、针状和斑块状致密影,认真观察不难识别。在儿童发育期,骨肉瘤的发展在病理上已证明其可破坏骺板软骨和关节软骨而侵入关节内。成年后,肿瘤可侵及骨端。上述 X 线表现出现的多少与阶段不同,而使骨肉瘤的 X 线表现多种多样。大致可分为成骨型、溶骨型和混合型。以混合型多见。

溶骨型骨肉瘤:以骨质破坏为主,很少或没有骨质生成。破坏多偏于一侧,呈不规则斑片状或大片溶骨性骨质破坏,边界不清。骨皮质受侵较早,呈虫蚀状破坏甚至消失,范围较广。骨膜增生易被肿瘤破坏,而于边缘部分残留,形成骨膜三角。软组织肿块中大多无新骨生成。广泛性溶骨性破坏,易引起病理性骨折。

成骨型骨肉瘤:以瘤骨形成为主,为均匀骨化影,呈斑片状,范围较广,明显时可呈大片致密影称象牙质变。早期骨皮质完整,以后也被破坏。骨膜增生较明显。软组织肿块中多有肿瘤骨生成。肿瘤骨 X 线所见无骨小梁结构。

混合型骨肉瘤:成骨与溶骨的程度大致相同。于溶骨性破坏区和软组织肿块中可见较多的肿瘤骨,密度不均匀,形态不一。肿瘤周围常见程度不等的骨膜增生。

2.CT 检查

主要用于发现 X 线检查中可疑的骨皮质破坏及瘤骨,明确肿瘤髓腔及周围软组织内的浸润范围,确定无瘤骨部位肿瘤组织的血供情况。骨肉瘤的髓腔内浸润远较 X 线片所示的骨质破坏范围广泛,表现为髓腔内低密度脂肪组织由肿瘤组织所代替,CT 值增至 $20\sim40$HU,含瘤骨者高达 100HU 以上。肿瘤组织本身自骨皮质破坏处向外生长,偏于患骨一侧或环绕其周围形成软组织肿块。其内含有瘤骨的肿块密度接近正常骨质,无瘤骨形成的肿瘤密度多不均匀,略低于正常肌肉组织。肿块外形不规则,边缘模糊,与周围正常的肌肉、血管和神经结构分界不清。肿块内或边缘部位可有小的片状或长条状残留骨。增强扫描肿瘤组织不均匀强化,近中央部位可出现不规则圆形、类圆形坏死无强化区。

3.MRI 检查

能显示骨质破坏、骨膜新生骨和尚未产生骨膜新生骨的骨膜异常,但 MRI 显示细小,淡薄的骨化或钙化的能力远不及 CT。MRI 的最大优势是能很好地显示软组织肿块的大小范围及其与周围组织器官的关系,还能清楚地显示肿瘤在骨髓腔内的蔓延情况和跳跃病灶,对治疗方案的确立帮助很大。在确定治疗方案前除了解局部病变情况外,还需了解有无远处转移。

多数骨肉瘤在 T_1WI 上呈不均匀低信号,T_2WI 呈不均匀高信号,边缘模糊,外形不规则。髓腔内肿瘤病灶 T_1WI 为低信号或低、等、高混杂信号区。髓内肿瘤的周围水肿和反应性改变 T_1WI 也是低信号,T_2WI 是高信号。肿块外形不规则,边缘多不清楚。MRI 的多种平面成像可以清楚地显示肿瘤与周围正常结构,如肌肉、血管、神经等的关系,也能清楚地显示肿瘤在髓腔内以及向骨髓和关节腔的蔓延。增强扫描肿瘤的实质部分(非骨化的部分)可有较明显的强化,使瘤体与周围组织的区分变得较为清楚。

(三)治疗

在辅助性化疗出现前,根治性截肢的疗效不高,肿瘤多在 24 个月内发生转移,2 年存活率仅为 $5\%\sim20\%$。随着手术前后化疗药物的辅助应用,骨肉瘤的 10 年存活率明显提高,甚至有学者报道高达 48%,近年的研究发现骨肉瘤的截肢治疗并不能改善患者存活率,因而多主张在术前、术后有效化疗的基础上行保肢治疗,可采用半关节移植、大块骨切除假体置入及局部热疗等方法保留肢体。对于广泛侵及周围组织无条件保肢者仍需行截肢治疗。对于不适宜手术治疗者,可考虑放射治疗。

七、软骨肉瘤

(一)概述

软骨肉瘤是常见的恶性骨肿瘤之一,但少于成骨肉瘤。有原发和继发两种,后者可由软骨瘤、骨软骨瘤恶变而来,这也是发病年龄较晚的原因之一。肿瘤多见于成人,30岁以下少见,35岁以后发病率逐渐增高。男性多于女性。发生于髓腔者为中心型,发生于骨膜者为骨膜型,另有少数可发生于软组织。肿瘤好发于四肢长骨与骨盆,亦可见于椎骨、骶骨、锁骨、肩胛骨和足骨。

原发性软骨肉瘤以钝性疼痛为主要症状,由间歇性逐渐转为持续性,邻近关节者常可引起关节活动受限。局部可扪及肿块,无明显压痛,周围皮肤伴有红热现象。

继发性软骨肉瘤一般为30岁以上成年人,男性多见。好发于骨盆,其次为肩胛骨、股骨及肱骨。出现肿块为主要表现,病程缓慢,疼痛不明显,周围皮肤无红热现象。邻近关节时,可引起关节肿胀、活动受限,如刺激、压迫神经则可引起放射性疼痛、麻木等。位于胸腔和骨盆的肿瘤,一般难以发现,直至肿瘤压迫内脏,产生相应症状后才被发现。

(二)影像学检查

(1)中央型:①发生部位:多位于长骨干骺端骨髓腔,但可延伸至骨干及关节面。其次为骨盆及肩胛骨;②影像表现:一般表现为边界较清楚的轻度膨胀性骨质破坏,X线片、CT上瘤内可见斑点状、环形或不规则形的高密度钙化影,骨皮质破坏、变薄,病变进一步发展可穿破骨皮质形成软组织肿块。骨膜新生骨相对少见。增强扫描肿瘤不同程度强化。在MR上,肿瘤由于软骨基质含水分较多,故在T_1WI上主要呈低信号,在T_2WI上呈高信号。肿瘤实质常被纤维隔膜分为数叶,纤维隔膜呈弧形或不规则条状,T_1WI呈低信号,T_2WI呈中等偏低信号。部分病例可发生黏液变性或出现小囊,亦可出血、坏死。增强扫描,肿瘤可呈周边及间隔强化,而中心不强化或缓慢强化。MRI可显示瘤周水肿,在脂肪抑制T_2WI或STIR序列上最容易显示。

(2)周围型:多数由骨软骨瘤恶变而来。典型表现为原骨软骨瘤的软骨帽增厚,而且厚薄不均匀,或软骨帽破坏、软组织肿块形成,直至破坏其原有的骨性基底甚至母体骨。CT或MRI显示更清楚。

3.治疗

软骨肉瘤应早期手术彻底清除。由于软骨肉瘤的发生部位及倾向于低度恶性的特点,适合行根治性切除大块植骨术及假体置入等保肢手术。辅助化疗对软骨肉瘤无效。

八、骨转移瘤

(一)概述

恶性肿瘤骨转移是临床上较为常见的疾病,随着抗癌治疗方法的不断改进,晚期癌症患者生存时间的不断延长,恶性肿瘤患者出现骨转移及其骨骼并发症的风险也随之明显增加。恶性肿瘤骨转移时常导致出现一些其他临床并发症。例如,骨折、骨疼痛、脊髓压迫及高钙血症等骨相关事件(SRE),当发现以上事件时,不仅影响肿瘤患者的生活质量,也影响患者的生存。骨转移的患者大部分属于晚期,但经过恰当的诊治后,仍可以明显的提高患者的生活质量和延长患者的生存时间,所以有着非常重要的意义。控制恶性肿瘤的骨转移病变,常需要多种方法综合治疗。因此,深入认识恶性肿瘤骨转移病变,进行有效的综合治疗,是减少骨转移并发症,减少或避免骨相关事件,改善骨转移患者生活质量的重要策略。

恶性肿瘤的确切发生机制目前还不十分清楚。恶性肿瘤转移到骨骼并非随机发生的时间,也并不是仅由肿瘤大小及局部血流量决定的,骨转移的骨破坏也并非都是转移瘤细胞的直接破坏作用所致。恶性肿瘤细胞与骨髓细胞之间相互影响所致的复杂间接作用,在骨转移的骨破坏过程中起主导作用。目前,大多数学者同意,恶性肿瘤骨转移的形成及骨破坏损害的发生机制是由于癌细胞转移到骨并释放可溶介质,激活破骨细胞合成骨细胞。破骨细胞释放的细胞因子又进一步促进肿瘤细胞分泌骨溶解介质,从而形成恶性循环。

(二)影像学检查

1.放射性核素骨显像

包括全身骨平面及单光子发射计算机断层显像(SPECT),显像剂常用放射性核素^{99m}Tc-MDP。全身骨显像时,放射性示踪剂^{99m}Tc-MDP 将吸附于骨的表面,骨骼摄取^{99m}Tc-MDP 的量与局部成骨活性及血运有关,骨转移病灶的骨代谢旺盛及血运丰富,引起相应的放射性核素摄取增加,在骨扫描图像上表现为放射性核素浓聚。当直径>2 mm,并且有代谢功能改变时,骨扫描即可检出。骨转移时大部分病灶呈放射性浓聚现象,但也有少部分骨质完全破坏时呈放射性稀疏现象。骨扫描对恶性肿瘤骨转移具有早期诊断的价值,一般的认为有 5%～15% 的局部骨代谢变化时即可以显示出来,骨扫描发现骨转移病灶比普通 X 线检查提早 1～6 个月。由于骨扫描检查的灵敏度高,性价比高,可以反映局部骨骼的血供、骨破坏及增生情况,所以,骨扫描作为临床上检查骨转移的首选方法,也曾经被认为是诊断标准。

放射性核素骨扫描敏感性高,但特异性只有 66.7%。其他可以引起骨代谢异常的疾病,如创伤、炎症、骨关节炎、关节退行性改变等均可导致放射性核素局部浓聚,产生假阳性结果。所以,通常对全身骨显像阳性的部位再行 X 线片,CT 扫描或 MRI 检查进一步证实。放射性核素骨扫描主要用于骨转移癌的筛查,该检查不但有助于确定骨转移的性质,而且还有助于确定骨转移的数量和范围,有助于临床治疗。

PET-CT 扫描是正电子发射计算机断层显像(PET)与电子计算机体层摄像(CT)相结合的影像学技术。PET-CT 是将功能代谢显像和解剖结构显像两个已经相当成熟的技术相融合,实现了 PET、CT 图像的同机融合。PET-CT 图像即可以准确地对病灶进行定性,又能准确定位,其诊断性能及临床实用价值更高,是目前用于全身代谢显像扫描检查的金标准。PET-CT 对大部分的恶性肿瘤骨转移有较高的灵敏度和特异性,但也有一些不足之处:①在显示前列腺癌和肾癌骨转移方面效果欠佳。②对单纯成骨型骨转移灵敏度下降,可能是成骨性病变含有的肿瘤细胞成分少,葡萄糖代谢活性较低所致。③对于颅骨的骨转移显像效果较差。④经济费用高。

2.X 线检查

骨转移癌的普通 X 线检查影像特点:恶性肿瘤骨转移大多数表现为溶骨性骨破坏为主的影像,前列腺癌和甲状腺癌等少数骨转移为成骨性病变。骨破坏病灶区域的骨质边缘无明显骨膜反应;病理性骨折后,一般不形成骨痂;骨转移病灶很少超过关节软骨。溶骨性骨破坏早期为骨质疏松,然后在疏松的区域内出现针尖大小如虫蚀状的溶骨区,最后这些小的溶骨区互相融合形成大的骨质缺损,边界模糊不清。

X线检查是确诊恶性肿瘤骨转移的主要方法,该方法可诊断溶骨性骨转移和成骨性骨转移。该方法对早期骨转移病变的诊断敏感性差,对于溶骨性病变来说,只有当骨小梁破坏达50%以上,并且直径达 1.0～1.5 cm时,才可能形成在X线片上可见的骨转移灶。X线检查诊断骨转移虽敏感性低,但特异性较高,其所显示的特征有助于与其他病变或原发性骨肿瘤相鉴别。因此,X线检查一般适用于有明显骨疼痛或病理性骨折等临床症状表现部位的检查,或用于全身骨显像异常的部位,用于进一步证实骨转移诊断评估检查。X线检查还可用于预测骨转移病灶发生病理性骨折的风险,当负重部位的骨皮质破坏长度＞2.5 cm,骨皮质破坏厚度达30%以上时,发生病理性骨折的风险明显增高,需给予积极的治疗。

3.CT 检查

在诊断的灵敏度、显示病变位置及周围软组织等方面,优于普通X线检查。因此,CT 对全身骨显像检查阳性而X线检查结果阴性,有局部症状,疑有骨转移的患者较有价值。

溶骨型转移表现为松质骨或(和)皮质骨的低密度缺损区,边缘较清楚,无硬化,常伴有不太大的软组织肿块。成骨型转移为松质骨内斑点状、片状、棉团状或结节状边缘模糊的高密度灶,一般无软组织肿块,少有骨膜反应。混合型则兼有上述两型表现。

4.MRI 检查

MRI 具有以下几个特点:①可三维成像,定位准确。②检查范围比较广,对早期发现和准确诊断四肢、骨盆、脊柱的转移灶有独到的优点,它能显示出纵轴上的侵犯范围、髓腔内原发灶和转移灶,显示跳跃性转移灶。③直接显示受累血管情况,不需注射对比剂。④正常组织与转移瘤组织显示的对比度好。⑤骨髓破坏显示比较清楚。⑥对脊柱骨髓瘤、转移瘤和老年型骨质疏松的鉴别优于X线检查、CT 和骨扫描。MRI 是确诊骨转移的主要方法,其灵敏度高于CT 扫描或X线检查,而且无放射性核素辐射影响,在某些方面可以取代骨扫描成为金标准,如核素扫描对弥散性和局灶性骨髓肿瘤以及高度溶骨性破坏的转移瘤可出现假阴性结果,包括乳腺癌的弥散性溶骨性破坏。因此,对核素骨扫描为阴性结果,但有局部骨肌症状的乳腺癌患者应进行 MRI 检查。大多数骨转移瘤在 T_1WI 为等或低信号,T_2WI 为高信号。注射 GD-DTPA 呈中度增强。成骨型骨转移瘤在 T_1WI 和 T_2WI 上均为低信号。

(三)治疗

骨转移是恶性肿瘤的晚期病变,目前的抗癌治疗尚难以根治已发生骨转移的晚期癌症。因此,骨转移癌的治疗总的原则是以缓解症状,改善生活质量为主要目标。恶性肿瘤骨转移虽然都是肿瘤疾病的晚期,预后差,但是合理治疗对患者仍然有积极意义。

1.治疗目的

(1)缓解疼痛,恢复功能,改善生活质量:这是骨转移治疗最主要的目的,也是最容易达到的。

(2)预防或延缓骨相关事件的发生:骨相关事件包括,骨疼痛加重或骨疼痛再发生;病理性骨折,包括椎体压缩或变形、脊髓压迫、骨转移灶因骨疼痛或防治骨折或防治脊髓压迫接受放射治疗、骨转移病灶进展恶化、高钙血症等。

（3）控制肿瘤进展，延长生存时间：恶性肿瘤病变本身是导致骨转移发生的根本原因，所以积极抗肿瘤治疗可以延长患者的生存时间，但并不是所有的患者都适宜，只有那些内脏没有转移的患者才适合积极的抗肿瘤治疗，否则不能行全身化疗。

2.治疗原则

（1）明确个体化治疗目标：了解每一个患者所患的肿瘤类型、患者自身的情况、其他脏器的情况、既往治疗情况、家庭经济情况等进行全面综合分析，判断与其可能实现的治疗目标。

（2）个体化综合治疗：当恶性肿瘤发生骨转移时，说明疾病已经到了晚期，根据我们的治疗目标不同而制订出综合治疗方案。其中包括：止痛药的应用、双磷酸盐的应用、放射治疗、外科手术、全身化疗、内分泌和分子靶向治疗、中医药治疗、支持与康复治疗等。选择治疗方法时，应明确各种治疗手段的优势与不足，每种治疗方法可能获得的疗效和不良反应各不相同。在多种治疗方法联合治疗时，要根据病情安排好治疗的顺序，应注意各种治疗方法之间的相关影响及毒副反应相加的可能。在肿瘤的治疗中，应动态监测病情变化，包括原发肿瘤本身和骨转移的变化，以便根据病情随时调整治疗方案。对骨转移病变的疗效评估缺乏可靠的客观指标，被列为不可测量的靶病灶，骨疼痛程度和骨相关事件发生率是目前评价骨转移治疗疗效的主要指标。

九、骨囊肿

（一）概述

单纯性骨囊肿是髓内的、单房的骨囊肿，充盈着血清或血液样液体，房壁覆衬以厚度不同的膜。本病常见于儿童，男女发病比例为 3∶1，好发于长骨，90％发生于肱骨近端、股骨近端和颈骨近端，骨盆和跟骨是年龄较大患者的好发部位。

（二）影像学检查

1.骨囊肿 X 线检查

X 线检查常有明确表现。单房性囊肿呈一个圆形或卵圆形界限清晰、密度均匀的透亮区，其中无骨间隔。多房性者可见大的分房状现象，骨间隔大部分与长骨纵轴垂直。病变以沿骨长轴发展为主，常有轻度膨胀，但很少向周围膨胀。膨胀使骨皮质变薄，但不致破裂，亦无骨膜反应。骨囊肿常引起病理骨折。

2.CT 检查

CT 检查对病灶部位及囊肿形态的判断有价值。病变一般呈圆形或卵圆形骨质缺损区，边缘清晰，无硬化，皮质缺损轻度膨胀变薄。病变内部为均匀一致的低密度，偶可见到骨间隔，使囊肿呈多房状。增强扫描，囊肿内部无强化。

3.MRI 检查

病变为圆形或椭圆形，边缘清楚，T_1WI 为中等信号，也可因病变内含的蛋白量而略有不同，T_2WI 为高信号。如合并病理骨折，可以观察到典型的骨膜下出血的 MRI 信号变化，即亚急性期 T_1WI、T_2WI 和 PWI 均呈高信号。

（三）治疗

骨囊肿在发生病理性骨折后可被新生骨填塞而自行愈合。对于病变较小者可向骨囊肿内注射类固醇类药物，一般注射 2～3 次后即可达到治愈，恢复正常骨结构。对于较大的囊肿应采取手术方法,彻底刮除囊壁并植骨。对已骨折的病例按骨折处理的原则。

十、动脉瘤样骨囊肿

(一)概述

动脉瘤性骨囊肿系骨的囊性良性病变,囊腔内充满血液,并且被结缔组织间隔分隔,间隔中含有纤维母细胞、破骨细胞型巨细胞和反应性编织骨。本病可以原发,也可以继发于囊性变的良性或恶性骨肿瘤。动脉瘤性骨囊肿可累及任何骨,长骨干骺端常见,特别是股骨、胫骨和肱骨,椎体附件也常见。

(1)本病常见于儿童,年龄中位数约为 13 岁,无性别倾向。

(2)最常见的症状是疼痛和肿胀,很少是继发性骨折引起。

(3)椎骨的病变可压迫脊髓和神经,出现相应症状。

(二)影像学检查

1.X 线检查

动脉瘤样骨囊肿在 X 线上分为骨内和骨外两型。骨内型病变又分为偏心性和中心性两种:偏心性病变是常见的类型,发生于长骨干骺端或骨干。病变为溶骨区,偏心性生长,外缘为吹泡状骨壳,骨内的内缘边缘较清晰,可有轻度硬化。在膨胀的边缘和骨皮质之间可出现层状骨膜反应,似 Codman 三角。在溶骨区内常见到间隔和骨嵴,形成蜂房状影像。当骺软骨板闭合后,病变可侵犯骨骺。脊椎的动脉瘤样骨囊肿常发生在椎板和棘突,病变呈吹泡状膨胀,突向椎旁软组织,也侵犯椎体,使椎体压缩,病变并可由一个椎体向另外椎体扩展。中心性病变常起源于长骨的干骺端和骨干,为溶骨性病变,位于干骺端和骨干的中心,呈卵圆形或梭形,使骨皮质膨胀、变薄。溶骨区内有蜂房状间隔或骨嵴。骨外动脉瘤样骨囊肿极少见,骨壳突向骨旁的软组织中,其下方的骨皮质被侵犯。血管造影可见输入动脉较正常粗大,囊肿内可出现斑片状影,后者系造影剂在囊内血管腔的停留,但肿瘤的周围血管并不增多。若发生动静脉瘘,则可较早地看到肿瘤静脉影。囊内斑片状影显示时间较长久,可一直到静脉期的终了。

2.CT 检查

病变呈囊状膨胀性骨缺损,其内充满液体,密度均匀,无异常钙化,可见骨间隔。骨皮质变薄,骨骼膨大。增强扫描可见有粗大供血血管,囊肿内可显示斑片状明显强化影。动脉瘤样骨囊肿内常显示液－液平面,上方为水样低密度,下方为略高密度的血液。

3.MRI 检查

病骨呈膨胀性、溶骨性破坏,其内部由许多大小不一、信号强度不等的囊组成,其周围以纤维间隔。从总体上讲,囊腔在 T_1WI 呈低信号,T_2WI 呈高信号,而间隔总是低信号。部分病例的囊腔在 T_2WI 上有液—液平面,液面之上部分呈高信号,液面以下部分呈低信号,分别反映了以液体为主以及含铁血黄素为主要成分的液面上下部。尽管液—液平面以及液面上下部信号相反也见于其他骨肿瘤,但于动脉瘤样骨囊肿有较规则的内部低信号间隔以及较薄的界限清楚的边缘。

(三)治疗

本病治疗以手术为主,根据囊肿的部位和大小行肿瘤可采用刮除植骨或病灶刮除后骨水泥充填等方法进行处理。

十一、骨性纤维结构不良

(一)概述

骨性纤维结构不良是髓内良性的纤维性—骨性病变,可累及单骨或多骨。其特点是受累骨内松质骨被增生的纤维组织替代,并有不同程度的骨质化生,故也称骨纤维异常增生症。本病多发于青少年,可发生在单骨,也可是多骨性的,单骨病变为多骨病变的 6 倍。

1.单骨性纤维结构不良

最常见于股骨、胫骨和肋骨,且病灶位于骨的中心,不侵及骨骺。本病常无症状,少数患者有疼痛伴局部症状和畸形,最常见的并发症是病理性骨折。

2.多骨性纤维结构不良

病灶分布在不同的骨骼内,但好发于身体的一侧,常见于骨盆、长骨、颅骨和肋骨,股骨近端是常见的发生部位。一般来说,本病在骨骺成熟以前病灶的数量和大小都在进展,直至骨骺成熟;骨骺成熟后,只有 5% 的病灶继续增大。大部分的病例有症状,主要表现为疼痛、跛行或病理性骨折。

多骨性纤维结构不良伴有内分泌紊乱(如性早熟、肢端肥大症、甲状腺功能亢进症、甲状旁腺功能亢进症、Cushing 综合征)和皮肤色素沉着(牛奶咖啡样斑),称为 Albright—Mccune 综合征。

(二)影像学检查

1.X 线检查

(1)四肢躯干骨的 X 线表现:可分为囊状膨胀、磨玻璃样、丝瓜瓤样及虫噬样四种主要表现。

囊状膨胀性改变:分单囊及多囊两种。大多表现为单囊膨胀性透亮区,边缘硬化而清晰,骨皮质菲薄,外缘光滑,内缘呈波浪形或稍毛糙。在囊内外常散在有条索状骨纹和斑点状致密影,此为本症的特征表现,常见于管状骨及肋骨。

磨玻璃样改变:正常骨纹消失,髓腔闭塞而形如磨玻璃状,常并发于囊状膨胀性改变之中,有时亦可见有粗大条状骨纹和钙化点贯穿交错。

丝瓜瓤样改变:骨膨胀增粗,皮质变薄甚至消失,骨小梁粗大而扭曲,颇似丝瓜瓤状。严重者病骨结构纤细,与正常骨质有清楚界限,常见于肋骨、股骨和肱骨。在长管状骨,常表现为呈纵轴方向分布的粗大骨纹,横行骨纹较少。

虫噬样改变:表现为单发或多发的溶骨性破坏,边缘锐利如虫噬样,有时酷似溶骨性转移瘤样破坏。

(2)颅面骨的表现:主要为外板和板障的骨质膨大、增厚和囊状改变。正常骨结构消失而呈现磨玻璃样或骨质明显硬化,有时可伴有不规则的粗大骨小梁或斑点状钙化影。颅骨内板一般较少受累。

2.CT 检查

主要有两种表现类型,即囊型和硬化型病变。囊型病变主要见于四肢骨,表现为囊状透光区,皮质变薄,骨干可有膨胀、囊内有磨玻璃样钙化。病变发展,囊状透光区可形成多囊,囊内有粗大的骨小梁,囊性病变周围有硬化。股骨和胫骨的病变可因负重而引起病变晚期变形。

硬化型病变多见于颅面骨,也可侵犯颅底骨。骨硬化的特点是非一致性密度增高,在硬化区内有散在的颗粒状透亮区。颅骨穹窿的病变侵犯外板和板障,骨质膨大、增厚和囊状改变,呈磨玻璃样或硬化型改变。面骨主要侵犯上颌骨,硬化区波及颧骨及眶下缘,并占据上颌窦窦腔,使上颌窦闭塞,颧骨突出。

3.MRI 检查

病骨膨胀,多数情况下纤维组织较有特征,在 T_1WI、T_2WI 尚均呈中等信号,病灶边缘清楚。如果病灶内有囊性变、出血、软骨岛、残存的骨髓脂肪,则有散在的高信号,当病灶内全部囊变时,则表现为 T_1WI 为低信号,T_2WI 为高信号。

（三）治疗

单发性病变做刮除术加植骨术。多发性病变,应该防止患肢畸形,避免病理性骨折。对于畸形严重伴有功能障碍者可行截骨人工关节置换术。

第二节　骨关节发育畸形

一、先天性肩胛高位症

（一）概述

先天性肩胛高位症是一种少见的先天性畸形,亦称肩胛骨高位畸形,又称 Sprengel 畸形。女孩发病率高,女：男为(3～4)：1。左侧多见,1/3 的病例发生在两侧。两侧肩部不对称,患侧肩胛骨明显向上向前移位,出生时即可看到,随生长而进展。患侧肩胛骨比健侧高 1～12 cm,平均 3～5 cm。肩胛骨上角可达第 4 颈椎,下角位第 2 胸椎水平。患侧颈部比较饱满、颈短、肩颈线减少,弧度平坦。在锁骨上方可触及肩胛骨棘上部。患侧锁骨向外上倾斜,与水平线呈 25°。肩胛骨体积小,并沿其矢状面旋转,使上角向外、下角向内接近脊柱,可扪及肩椎骨,臂部上举时,肩胛骨向外和旋转活动受限。患侧肩部外展活动受限。肩肱关节被动活动范围正常。由于肩椎骨或肩胛骨和肋骨间纤维粘连,使肩肋间活动受限。肩胛骨外缘凹,棘上部分向前倾斜。肩部周围的肌肉,因纤维变性和发育不全,使肌力减弱,应常规检查各组肌肉以确定有无肌肉活动缺陷。

通过各种检查,以明确伴有的畸形。先天性脊柱侧弯和后突畸形;胸锁乳突肌挛缩性斜颈;胸廓畸形和肋骨阙如;Klippel－Feil 综合征。若两侧均有高肩胛,则颈部短而粗,两侧肩部外展受限,颈椎前突增加。

（二）影像学检查

X 线片显示肩胛骨位置高和伴有的其他骨骼畸形。应摄两侧肩部前后位和肩部最大主动、被动外展位 X 线片,除显示肩胛骨位置高外,还可能观察到外展活动受限的程度。颈胸椎侧位片,可观察到肩胛骨的斜位和侧位像,证实肩椎骨存在。CT 亦可显示肩椎骨。

（三）治疗

治疗高肩胛的目的是矫正畸形和改善肩部功能。新生儿期不需要治疗。婴儿和幼儿时期可采用保守疗法,每天进行主动锻炼和被动伸展,以便维持患侧肩部活动最大范围和增加缺陷肌肉动力的强度,因此,应特别强调主动和被动外展肩部的重要性。向下推压肩胛骨和内收肩部的被动活动、背部过度伸展运动、斜行和向上推压等手法治疗,其效果多不满意。由于肩部畸形和功能障碍严重,近 1/3 的儿童进行早期手术治疗。

二、先天性髋关节脱位

(一)概述

发育性髋关节脱位是 1992 年北美小儿矫形外科学会将先天性髋关节脱位(CDH)改名为发育性髋关节脱位或发育性髋关节发育不良(DDH)。随着研究的不断深入,越来越多的人认为该病除了先天因素之外,后天性因素起着重要的作用,而且是可以预防的。

认为原发性髋臼发育不良及关节韧带松弛症是髋关节脱位发病的重要原因,是与本病关系十分密切的两项因素。在临床上曾遇到复位后,创造了头臼同心的条件,大部分病例可在一定的时间内,髋臼发育不良获得恢复,而部分病例仍存在髋臼发育不良,这是否为原发性尚无结论。Wynne—Davies 观察 589 例先天性髋关节脱位,证明有严重髋臼发育异常的父母,他们的较多亲属患有先天性髋关节脱位,这是多基因遗传因素在本病发病中的作用。

(二)影像学检查

X 线检查是诊断先天性髋脱位的重要方法,典型改变:①髋臼顶发育不良,呈斜坡状,髋臼角增大(新生儿为 30°,1 岁后不应超过 25°,2 岁为 20°,成人为 10°)。②股骨头向外上方移位。③股骨头骨化中心发育小、不规整和出现延迟。髋关节常采用测量法来判断。最常采用的是将髋关节分为四个区(Perkin 方格即伯氏方格),正常股骨头应在内下区,在此分区以外即为为脱位;其次为申通(Shenton)线:髋关节正位,闭孔上缘与股骨颈内缘的连线,正常为一光滑的圆曲线,髋脱位时此线不连续。CT 检查可明确显示髋臼发育浅,股骨头骨化中心小以及髋关节囊增大和关节间隙增宽等异常改变。

(三)治疗

根据患儿年龄大小选择不同的治疗方法,年龄越小疗效越好,一般分为保守疗法和手术疗法。

1.保守治疗

患儿年龄小,发育速度快,在一定的时间内可以恢复至正常状态。这表明复位后头臼互相刺激,按着生理和生物力学的规律各自生长发育,尤其关节运动更能促进髋关节的发育,其中股骨头较髋臼发育更快。基于这一原理,为取得理想复位,复位后维持髋关节稳定性至关重要。为了实现复位后髋关节稳定性必须具备以下条件:①选择一个维持髋关节稳定的姿势,传统的蛙式位是最理想的姿势,但它不利于股骨头的血液供应。②根据不同年龄选择固定支具、夹板或石膏,要求稳定、舒适、方便、便于尿便管理,最好使髋关节保持适当活动。③选择髋关节发育的最适宜的年龄,年龄越小越好,一般以 3 岁以下为宜,有学者统计失败率 2 岁以下为8.5%,2~3 岁为 19%,3~4 岁高达 44%。④头臼比例相称,如比例失调则不能维持髋关节稳定性,甚至失败。⑤复位维持一定的时间,使其关节囊回缩至接近正常,去掉固定后可不再脱位,通常需 3~6 个月时间,年龄越小,固定时间相应越短。

2.手术治疗

(1)Salter 骨盆截骨术:Salter 手术除了使股骨复位之外,主要是使异常的髋臼方向变为正常的生理方向,相对增加了髋臼深度,使股骨头与髋臼达到同心。

(2)Pemberton 髋臼成形术:是通过髋臼上缘上 1～1.5 cm 平行髋臼顶斜坡进行截骨,将髋臼端撬起向下改变髋臼顶的倾斜度,使髋臼充分包容股骨头,达到髋臼形成正常形态。

(3)股骨旋转截骨术及股骨短缩截骨术:股骨旋转截骨术适应于前倾角在 45°～60°者,应与上述手术同时进行,一般于小转子下截骨,通常用线锯,截骨后近截骨端内旋或远截骨端外旋,用 4 孔钢板固定,但要注意矫正不要过度。

股骨短缩截骨术,适于年龄偏大,Ⅲ度脱位,特别术前牵引未到位者,亦在小转子下截骨,短缩 2 cm 左右也可同时矫正前倾角过大,然后也用 4 孔钢板固定。

三、先天性马蹄内翻足

(一)概述

先天性马蹄内翻足是常见的一种先天畸形,其发病率约占 1‰,男孩为女孩的 2 倍,单侧稍多于双侧。马蹄内翻可单独存在,也可伴有其他畸形如多指、并指等。

本病的病因学尚无定论,其学说繁多。如遗传学说,据调查马蹄内翻足家族第一代亲属发病率为 2.9%,较正常人约高 25 倍。有的是常染色体显性遗传,如 6 号,11 号染色体换位,或 18 号中间缺失可能致病;原始骨基质发育异常,主要是距骨,如 Settle 解剖 52 个马蹄内翻足中 44 个有距骨畸形。Shapiro 对马蹄足距骨组织学检查发现距骨骨化中心小、偏位,距骨头、颈有明显异常。但近年多有主张神经、肌肉病变的趋势,代表者 Handelsman 研究结果,小腿内后方肌肉中Ⅰ型肌纤维增加、聚集,比例失调造成肌力不平衡,除肌肉分型外,神经纤维及运动终板退变和再生占 42.9%～54.6%,其超微结构出现肌纤维粗细不匀、肌丝缺乏、Z 线破坏等异常,还发现合并隐性骶椎裂者高达 78.3%,而进行肛门直肠测压均有异常,但这些变化是否为原发性尚难定论,骶髓有何变化不得而知。此外尚有足部软组织挛缩学说、血管异常学说、区域性生长紊乱以及宫内发育阻滞学说等,总之病因尚需深入研究。

生后出现单足或双足马蹄内翻畸形,即尖足,足跟小,跟骨内翻,前足内收,即各足趾向内偏斜,此外胫骨均合并内旋。从治疗效果分析分为松软型与僵硬型两类。

松软型表现为畸形较轻,足小,皮肤及肌腱不紧,可容易用手法矫正。也有人称为外因型,是宫内体位异常所致,但目前病因尚难定论。另一型为僵硬型,即表现严重,跖面可见一条深的横行皮肤皱褶,跟骨小,跟腱细而紧,呈现严重马蹄内翻、内收畸形,手法矫正困难,也有人称为内因型。

随年龄增长,畸形日趋严重,尤其在负重后,足背外侧缘常出现滑囊和胼胝。患侧小腿肌肉较健侧明显萎缩。

(二)影像学检查

诊断先天性马蹄内翻足一般不需要 X 线检查。但确定内翻、马蹄的程度以及治疗后的客观评价,X 线片是不可缺少的。正常足的正位片上,距骨头经舟骨、楔骨与第一跖骨呈一直线,跟骨经骰骨与第 4 距骨呈一直线,此两线之交叉角为 30°～35°;侧位摄片距骨与跟骨轴线交角为 30°。而马蹄内翻足正位片两线交角 10°～15°,侧位片跟距两线交角为 5°～10°。但新生儿 X 线片跟、距骨轮廓较圆,划线有一定困难。通常马蹄内翻足的患儿足部诸骨的骨化中心出现较晚,舟骨在 3 岁以后方可出现。

X 线检查应包括足的前后位片和侧位片,单侧畸形对侧也应同样摄片以作为对照。一般马蹄内翻足的跟距骨重叠,均朝向第 5 跖骨,舟骨向内移位与距骨关系失常。正常足 X 线片跟骨与距骨分开,距骨头与第 1 跖骨呈一条直线,跟骨则朝向第 4、第 5 跖骨。

(三)治疗

先天性马蹄内翻足应早期治疗,原则上松软型以保守治疗为主,一般生后 1 个月开始治疗。而僵硬型以手术治疗为主,通常于生后 6 个月开始治疗。

四、寰枕融合

(一)概述

寰椎枕骨先天性融合,又称寰椎(第一颈椎)枕骨化,或枕颈融合,均指寰椎与枕骨基底间发生的部分或完全的融合,为少见的先天性骨关节畸形。其预后好坏差异甚大,有的终生毫无症状,有的可因神经受损而致死亡。影响预后的因素与伴发畸形的危害性以及是否得到良好监护、恰当的治疗有关。

多数病例与 Klippel－Feilsyndrome 有极为相似的外观表现,即短颈、低发际、颈部活动受限、斜颈,有的尚伴高肩脚,脊柱后突、侧弯及其他系统的先天性畸形。

神经系统的症状和体征多在成年后出现,童年期出现症状者,常常发生在轻微外伤后。迟发的神经症状以及缓慢加重的临床特点,正说明神经损害不在寰枕融合处。由于寰枕关节的融合,增加了寰枢关节劳损机会,因而造成该关节的不稳定,文献报道其中 50% 最终产生寰枢椎脱位以及相应的神经症状,如渐进性发生、发展的锥体束受损致四肢痉挛性瘫痪、腱反射亢进、肌力减弱、步态不稳,以及脊髓受压的其他症状。病变进一步发展,脱位的枢椎齿突逐步升高并相对后移,甚至进入枕骨大孔引起脑干受压症状,椎动脉不完全性或完全受压症状如昏厥、眩晕、共济失调、眼球震颤、复视、语言及吞咽困难等。

(二)影像学检查

临床表现并无特异性,影像学检查是诊断的主要依据,可见分辨寰椎和枕骨是全部融合或是部分融合,部分融合还可分为前弓、后弓和侧块与枕骨融合。

其中伸屈位的颈枕部侧位可见枕寰关节融合,齿状突升高相对后移,颅底凹陷和寰枕半脱位等从而确定诊断。普通 X 线颈枕部正侧位照片仅提供诊断参考。CT 或 MRI 检查,特别是多层螺旋 CT 扫描后的二维重组成像对诊断尤为重要。

(三)治疗

无任何神经症状者其处理原则与颅底凹陷完全相同,出现神经受压症状者,如确诊为继发性寰枢椎脱位所致,可试行牵引复位,但奏效者往往不多,宜行后路减压及枕颈融合术。

五、颈椎融合

(一)概述

先天性颈椎融合是少见的先天畸形。由于缺乏大量正常人颈椎 X 线资料,因此,真正的发病率尚不清楚,近年来国内报道有逐渐增多的趋势,说明本病并非很少见。1912 年由 Klippel 和 Feil 首先介绍。由于多节段颈椎融合,可形成短颈畸形,所以本病又称短颈畸形,但短颈畸形并不见于所有病例,也不能反映本畸形的本质,使用先天性颈椎融合这一诊断名称则更符合实际。

临床表现随融合颈椎的数目、部位、程度及伴发畸形而异,常见表现有以下几种。

1.颈部外观畸形

颈部短、后发际线低、颈部活动受限为典型三联征,但同时具有以上三种征象者不到50%。短颈畸形仅见于多颈椎融合患者,少于三节段的融合或下颈椎的融合者多无上述表现,如发生颈部活动受限多表现为旋转、侧弯受限,而伸屈活动较好。此外斜颈、翼状颈蹼、面部不对称也可见于部分病例。

2.神经症状

除寰枢关节直接受累外,所有神经损害不在颈椎融合段而在紧邻融合区上下的未融合段。产生神经症状的常见原因,对儿童病例而言,是不融合节段颈椎的不稳定性所致,如 $C_2 \sim C_3$ 先天性融合, $C_1 \sim C_2$ 代偿性活动增加,应力集中于此,关节间过度磨损发生 $C_1 \sim C_2$ 不稳定、半脱位、脱位最终导致脊髓受压。文献报道,这种潜在性进行性病理改变,可在轻微外伤后突然出现神经受损甚至死亡。对成人病例而言,未融合段的退变性改变,如颈椎增生或椎管狭窄也是产生神经症状的原因。

所幸的是多数患者在成年后才发生神经症状,约半数患者无神经症状。如出现脊髓受压时,可有不同程度的表现,从轻度肌痉挛、反射亢进、肌萎缩到突然完全性四肢瘫痪。此外,未融合段颈椎退变,可发生神经根受压症状。

3.伴发畸形

先天性颈椎融合常与其他多种畸形相伴发生,除了许多可见的外观畸形外,还有许多潜在的各器官系统的严重畸形,这些畸形的存在对生命的威胁有时超过颈椎融合病本身。常见的畸形依次为高肩胛、翼状肩、脊柱侧弯后突、腭裂、上下肢发育不全等。

较重要的畸形为:①伴发寰枕融合时更易发生脊髓、脑干受压,椎动脉供血不足症。②进行性发展的颈胸段脊柱侧弯,因胸腔容量减少,肺受压可致严重肺功能损害。③先天性肋骨融合,肋椎关节畸形,腰椎性侏儒,可因呼吸衰竭而致死。④文献报道,超过 1/3 的患者伴发严重泌尿生殖系统畸形,如单侧肾缺乏、输尿管异位、梗阻、扩张、肾盂积水等各种肾脏疾病,有的最终可导致肾衰竭、尿毒症,需接受肾移植以维持生命。⑤心脏异常表现为室间隔缺损、动脉导管未闭、主动脉错位、异位心等。⑥听力受损有报道超过 30%,因此对患儿进行听力检测甚为重要,对早发现早治疗极为有利。⑦联动运动是不随意的手部对称性活动,多见于儿童,随着年龄增加而逐渐减少,至成人即可消失。

(二)影像学检查

对颈椎融合病变,通常采用 X 线检查即可发现,但当颈部存在固定畸形使颈椎阴影与枕骨和下颌骨阴影重叠而致影像模糊不清时,可借助伸屈位的颈椎正侧位 X 线片确定诊断。

颈椎融合的部位可局限于两个或两个以上的多个颈椎,融合的范围可局限于椎体间,也可以是椎弓、椎板甚至棘突间的融合。最好发的融合部位是 $C_2 \sim C_3$,最多见的融合节段为两节,椎体及其所有附件的同时融合比单纯椎体融合多见。虽然多个椎体融合在一起,但其总高度不变,与正常一样。对于未融合的颈椎节段 X 线片上,可发现紧邻融合段上下部位椎间关节不稳定,呈半脱位甚至脱位的继发改变。随年龄增长,还可见进行性加重的颈椎退行性变,如椎管狭窄、椎体缘增生。

（三）治疗

无颈部外观畸形，无神经受损者一般不需治疗，但应列为长期随访观察对象，注意防止颈部外伤，避免参加颈部活动较多的一切运动，对于 C_2～C_3 融合的病例要特别注意是否发生慢性颈 1～颈 2 脱位的征象，一旦发现应尽早治疗。

对颈部外观畸形患者可行胸锁乳突肌、斜方肌、颈部筋膜松解术以及皮肤的"Z"字形整形术，改善颈膜、斜颈等外观畸形，增加颈部活动度。

出现神经损害时尤其可能存在的许多潜在器官的严重畸形，应力争早发现，尽早进行相应治疗，以期最大限度减少对健康及生命的威胁。

六、脊柱侧弯

（一）先天性脊柱侧弯

1.概述

本病可偶然发现。多数病例是在出生后已有较为明显的畸形，且进展较快。时常保守疗法无效而需手术治疗，结果导致脊柱的长度受到影响。畸形重而年龄过小的每因推迟手术而致侧弯迅速加重。脊柱不仅弯曲而且短缩。在决定手术前是想先做短段植骨融合，争取不影响日后的生长；还是行长段融合，不顾及若干有生长潜力的椎体而争取制止畸形的恶化。经常需要在两者之间选择。为此，主要问题是对某个具体患儿要分别预测其发展快慢，准确地对畸形进行分类。这不但有助于预测畸形发展急缓而且能找出合理的治疗方案。还应尽早查出并发的其他畸形并给以恰当的治疗。另外，选定合适的手术时间以争取脊柱发挥其生长潜力也是非常重要的。

2.影像学检查

侧突多发生在胸椎上部，其次为胸腰段。侧突一般呈"S"字形，有三个弯曲，中间的一个为原发侧突，上下两个为代偿侧弯，原发侧弯部位的椎间隙左右不等宽，凸侧宽凹侧窄。病程较久者可发生椎间盘退行性改变。若有脊柱扭转，凸例椎弓根向内移位，凹侧多显影不清，甚至消失，棘突亦向凹侧移位。

3.治疗

（1）原位融合限制弧度发展：细心显露棘突、椎板至横突，每步均很重要。术中有时需拍 X 线片以确定部位。

一定要完全显露突侧的椎板和横突，融合后才能发挥限制局部生长作用。但目前还缺少长期观察疗效的病例。视野中的关节小面均应切除。对椎板和横突的骨皮质切除尚有不同的意见，尤其是行椎板下钢丝矫正的患儿去骨皮质可能削弱椎板而影响矫正力量。切除关节小面后的缝隙应同样植骨融合。年龄越小，植骨取材越受限制。冰冻骨、脱钙骨以及复合 BMP 的人工锻烧骨均可考虑与自体骨联合应用，以解决供骨少的问题。3 岁以上的患儿均能顺利地从髂骨取骨。3 岁以下患儿宜在植骨术后半年行二次探查手术，以明确植骨是否完全成功。

（2）Harrington 器械矫正加脊柱融合术：此手术较石膏矫正法平均能多矫正 22°。术前一定要除外椎管内病变。术中要监测脊髓功能。畸形严重的在术前要先用牵引等方法矫正部分弧度。然后行后方器械矫正加后方融术。原则上手术争取躯干平衡较矫正弧度更为重要。在显露阶段要注意有无椎板裂，切勿损伤脊髓。这类手术对 8 岁以上的小儿来说尚属安全。

（3）Luque 法和椎板下钢丝固定：对幼儿，Leatherman 行 Luque 手术而暂不行脊柱融合。Winter 报道用 Luque 法同时融合。因固定的局部可能有椎管狭窄，术前宜先行 CT 检查。为防杠转动，设计"U"字形杠，以预防皮肤穿破。

（4）前方椎体楔形切除，二期后方矫正和融合：两期之间用骨牵引双向缓慢矫正。切除弧度顶数个椎间盘较切除椎体出血少，同样能达到前方松解的效果。二期后方矫正的同时要切除后方残存的骨桥，使前方楔形空隙靠拢才能更好地用器械矫正畸形。最后要行脊柱融合术。

（5）对伴脊柱前突的侧弯应行前后方一期融合：前方经肋间入路达弧度的顶部。先切除突侧的椎间盘和软骨板，植骨融合。脊柱前突严重的宜切除全部椎间盘。最后再做后方切口行脊柱融合术。

（二）先天性脊柱后突

1.概述

先天性脊柱后突是指一个以上的椎体发育畸形造成的脊柱矢状面的角度变形。后突可为单纯骨性异常，也可并发神经组织缺陷（脊髓脊膜膨出）或遗传性和代谢性疾病（软骨发育异常）。先天性脊柱后突的治疗不但要从力学和解剖学角度衡量，也要从临床方面考虑。应强调先天性脊柱后突若不加以治疗，畸形会不断加重，心肺功能会受损，甚至发生截瘫和死亡。若及早手术可以避免风险大、难度高的手术。

2.影像学检查

脊柱后突丧失稳定性可分为急性和潜在性两种。诊断急性脊柱不稳定可借伸屈的侧位动态 X 线检查。通过 X 线片确定有无邻近椎体间的异常活动。所谓潜在性的脊柱不稳定，是指晚期而不易查出的，此种不稳定的危险性与急性者相同。动态 X 线片上虽无异常活动，但与先天性脊柱脱位一样，轻微外伤可突然产生神经症状。晚期不稳定的患者的 X 线片上可见局部椎体前方有一间隙——前方缺损的"空白区"，其中为纤维组织填充，后缘多呈阶梯状。同时，后方附件（关节突间关节、棘突、椎弓根等）也有缺陷。

3.治疗

继发于椎体畸形的脊柱后突宜用手术治疗。术前应给患者做全面系统检查，包括心肺功能测定，有无并发畸形（内脏和泌尿系统）以及神经管缺陷（Arnold-Chiari 终丝约束）等。若有上述问题都要在手术时间和方法上加以考虑。对脊柱自身的畸形应拍正、侧位 X 线片。以了解局部变化和力线异常改变的程度。

预先考虑脊柱融合的后果是必要的。融合的长度主要视年龄而定。患者年龄小，生长潜力大，融合范围要短，借助生长代偿求得平衡。大范围的融合最好争取到成年后施行。前方融合包括各畸形的椎体，使融合尽量接近侧面观的负重力线。融合腰椎最好要保留 1~2 个有活动的椎间盘，如此可借腰椎前突平衡上方的后突畸形。

七、椎弓峡部不连及脊椎滑脱

（一）概述

腰椎峡部裂是指腰椎一侧或两侧椎弓上下关节突之间的峡部有骨质缺损，失去连续性，又称椎弓峡部裂或峡部不连。多年来，该词命名较混乱，如腰椎崩裂、脊椎崩裂、椎弓不连、椎弓根裂、椎弓根不连等。近年来，多趋向应用腰椎峡部裂或椎弓峡部裂等名称，能确切表达病变的解剖部位及病理改变,以利进行交流。

脊柱滑脱是指因椎体间连接异常而发生的上位椎体与下位椎体表面部分或全部的滑移,也即某个脊椎在其下位脊椎上向前滑动产生的病理过程,脊椎滑脱可伴有或不伴有峡部裂。腰椎滑脱好发于 L_4、L_5 椎体,约为 95%,其中 L_5 椎体的发生率为 82%~90%。其他腰椎少见,偶尔也发生于颈椎和胸椎。一些外伤性滑脱和退行性滑脱可多节段同时发生,甚至出现后移位滑脱。但椎弓峡部裂并不都伴有滑脱,只有发生患椎向前移位才称脊椎滑脱或真性脊椎滑脱。若无峡部崩裂,而因椎间盘退行性改变或关节突间关系改变所致的滑脱称为假性滑脱,亦称退变性滑脱,多发生在 L_3~L_4。

腰椎峡部不连患者开始时常无症状,多在无意中经 X 线检查被发现。一般患者在 20~30 岁时症状缓慢出现。开始时有下腰痛或同时有腰腿痛,多为间歇性钝痛,有时为持续性的,在正中或偏一侧,较深在。一般症状并不严重,也不影响日常生活,患者能从事一般劳动。站立、行走或弯腰时可引发症状,过度活动或负重时症状加重。严重的腰椎滑脱可出现间歇性跛行和明显的下肢神经根放射痛,卧床休息时疼痛减轻或消失。

患者有显著的腰椎前凸、臀部后凸、躯干前倾和变短、腹部下垂等,因此下腰部凹陷,脊柱后下部的弧形曲线消失。患者跛行或走路时左右摇摆,弯腰活动受限,前屈尤其受限。女性患者因骨盆变得扁平,腰椎至耻骨联合距离缩短,分娩时可造成难产。很多患者同时有坐骨神经痛,最初痛点位于大腿或臀部,向骶骨部及小腿放射,但一般无感觉、运动异常,膝、跟腱反射正常。部分患者可同时存在椎间盘纤维环破裂,有神经根受压表现者,下肢相应的神经根支配区放射痛和皮肤感觉麻木,弯腰活动受限;直腿抬高试验阳性,膝、跟腱反射减弱或消失。

脊椎滑脱患者,如椎体前移较多,可出现马尾神经牵拉和挤压症状。患者鞍区麻木,大小便失禁,下肢某些肌肉软弱或麻痹,甚至发生不全瘫痪。少数患者因马尾神经受刺激,可引起股后肌紧张,患者向前弯腰困难,直腿抬高严重受限。触诊时,特别是当患者极度向前弯腰时,患椎棘突明显向后突出,并有压痛;其上一椎骨的棘突则向前滑移,患椎的棘突向左右移动度增大,后伸受限并有腰痛是此病的特征之一。

(二)影像学检查

1.X 线检查

椎弓峡部不连及脊椎滑脱的诊断主要依靠 X 线检查。X 线检查一般应拍腰骶椎的正位片、侧位片及左、右 35°~40° 的斜位片。

(1)正位片:一般不易显示病变区,偶尔见椎弓根影下有一密度减低的斜行的或水平的裂隙,多为两侧性,其宽度约 2 mm。如有明显滑脱,滑脱的椎体高度减低,倾斜及下滑,其下缘常模糊不清,局部密度加深,与两侧横突及骶椎阴影相重叠,称为 Brailsford 弓形线,犹如倒悬的钢盔。其棘突向上翘起,也可与下位椎体之棘突相抵触,与上部腰椎之棘突不在同一直线。

(2)侧位片:对于腰椎峡部崩裂和腰椎滑脱的诊断有重要意义,是腰椎滑脱测量的主要手段。在多数此类患者的 X 线片上,可见到椎弓根后下方有一个由后上方伸向前下方的透明裂隙,其密度与滑脱程度有关,滑脱越明显,裂隙越清楚。在有些患者的 X 线片上看不到裂隙,但其峡部细长。由于滑脱椎体不稳,活动度增大,患椎下方之椎间隙变窄,相邻椎体边缘骨质硬化或有唇状增生。还应注意是否有骶椎的先天性或发育不良改变,如骶骨前上缘钝圆、骶椎小关节发育不全或阙如等。有时滑脱椎体会呈楔形变。

脊椎滑脱程度差别很大,大部分病例较为轻微,只有数毫米,但超过 1 cm 者也不少,严重者甚至椎体完全滑脱至下一椎体的前面而非在其顶部。

(3)左、右斜位片:当根据正、侧位 X 线片不能确诊时,采用 35°～40°斜位片可清晰显示裂隙。正常脊椎 X 线斜位片上可看到相邻椎体之间有形似小狗的轮廓,狗脖子处即峡部。狗鼻为同侧横突,狗眼为椎弓根切面图像,狗耳为上关节突,狗颈为上下关节突之间部即峡部,前后腿为同侧和对侧的下关节突,狗身为椎弓。如果发生峡部裂,则 X 线侧位片上表现为狗脖子断裂,犹似狗颈系一项圈。其前下方常位于骶骨上关节突顶点上数毫米,偶尔可位于顶点的稍前方。当然,CT 和 MRI 检查对于峡部裂有更确定的意义。因为普通 X 线片是二维结构,而这两者则是三维结构,能进一步反映人体组织的状态。

(4)特殊位 X 线片:除以上投照位置外,特殊情况下,尚可采用下述投照位置。①前后角度位:X 线中心线向头侧偏 35°。在此位置下 L_5 椎体移向上方,并使下关节突伸长,关节面落在椎间隙中,易显示缺损,同时易于区别关节突关节间隙所造成的假缺损现象。②应力位:过度前屈侧位可使缺损间隙分离。对比脊椎过度屈曲和过度伸展姿势下拍摄的侧位 X 线片,可以判断腰骶滑移的活动性。患者仰卧在过伸支架上,纵向牵引下照片,也有利于判断其活动性。③直立侧位:特别是两手持重物时可加重滑脱程度。

(5)移位程度的 X 线测量:正常的 L_5 与 S_1 构成一条连续弧线。

Meyeding 将骶骨上关节面分为四等份,根据 L_5 在骶骨上向前移位程度,将脊椎滑脱分为Ⅳ度,向前滑移 0～25％为Ⅰ度;滑移 25％～50％者为Ⅱ度;滑移 50％～75％者为Ⅲ度;滑移大于 75％者为Ⅳ度。对正常人体自骶骨上面前缘画一垂线,L_5 椎体前下缘应在此线之后 1～8 mm;如有脊椎滑脱,则 L_5 椎体前下缘位于此线上或在其前方,此线称为 Ull-mann 线或 Garland 征。

自椎骨棘突至椎体前缘中点画一直线,即代表椎骨的前后径。在真性脊椎滑脱患者,因其已有椎体前移,患椎棘突与其下部椎骨关系保持不变,故此径增长;在假性脊椎滑脱患者,因椎体与棘突同时前移,故此径不变。借此可以区别真性脊椎滑脱和假性脊椎滑脱。

Mesehan 根据两条连线的相互关系测定腰椎的滑脱程度。第 1 条为自骶骨后上缘与 L_4 后下缘之间所做的连线。第 2 条为自 L_5 后下缘与其后上缘之间所做的连线。正常人体,两条连线相交点应在 L_4 以下,其相交角度不超过 2°如两线平行,其距离不超过 3 mm。相交角度为 3°～10°,平行距离 4～10 mm 为轻度滑脱;相交角度为 11°～20°,平行距离 1.1～20 mm 为中度滑脱;相交角度大于 20°,平行距离超过 20 mm 为重度滑脱。

2.CT 检查

峡部裂在解剖上是一斜行,水平或略向前凸的弧形裂隙。CT 可以良好显示峡部裂的解剖结构特点,表现为椎弓峡部骨质缺损,即位于椎弓关节间部的不规则裂隙,多数左右不等宽,裂隙宽度大小也不一。峡部裂并脊椎滑脱时 CT 表现主要有以下几个表现:①椎管前后径延长,在显示峡部裂的层面,椎管前后径明显延长,且椎管前后径与滑脱程度呈正比,椎管前后径延长的直接原因是椎体前滑脱的结果。②终板的双重轮廓征:滑脱椎体的下终板与下方椎体的上终板显示于同一层面,但两者位置一前一后,椎终板的双轮廓征,是脊柱滑脱的典型征象,其形成机制可归于部分容积效应范畴。③椎间盘于相邻椎体层面以相反方向超出椎体边缘：即椎间盘对称性地超出滑脱椎体后缘和下方椎体前缘，两者形态相似，方向相反，脊柱滑脱时的椎间盘在滑脱椎体层面椎间盘向后方突出，而在下方椎体层面则向椎体前方突出。

3.MRI 检查

磁共振对于检测峡部裂及滑脱水平相邻椎间盘的早期蜕变疾病很有价值，还能显示整个腰骶椎的椎管和神经，并且能显示椎间盘突出、退变性脊柱炎或其他病变引起的椎管中央受压情况。骨性缺损在矢状面呈后上—前下走行，横断面里斜行、水平或略向前凸，其 T_1WI 信号强度低于椎弓髓质骨，高于或等于皮质骨；T_2WI 信号较髓质骨低或高。椎弓断端骨面边缘不规整，多呈锯齿状改变，骨性缺损在矢状面 T_1 则显示最清楚，在横断面图像应与正常椎小关节鉴别。腰椎下部裂合并脊柱滑脱时，椎体前滑，棘突留在原位不动，因而造成椎管前后径增大，滑脱椎体棘突根部与硬膜囊之间的脂肪间隙增宽等改变。横断面扫描硬膜囊的前后径多明显大于左右径，而矢状面扫描硬膜囊的形态改变多不明显，而这可能与横断面扫描线的方位与硬膜囊不垂直有关。退行性腰椎滑脱好发于 L_4，也可出现与本病类似的某些征象（如脊椎滑脱、椎间盘及椎间孔变形等），但椎弓根完整，不出现骨性缺损，椎管的前后径不会增大，病变椎体棘突根部与硬膜囊之间不会出现增宽的脂肪间隙，且该病发病年龄较高，两者一般不难鉴别。通过对矢状面图像的观察，可直观地显示椎弓上下关节突的形态，除非合并明显的骨质增生，椎弓有无骨性缺损一般易于分辨，MRI 对椎管、椎间孔、侧隐窝等结构亦能良好显示，观察神经受压情况优于 CT。MRI 扫描应采用 4 mm 以下的薄层扫描，以避免部分容积效应所带来的假象。

4.椎管、椎间盘造影

某些脊椎滑脱伴有马尾神经压迫症状者，有时还需要进行椎管造影。其指征为：①有明显的神经系统体征，或以坐骨神经痛为最突出症状者。②疼痛严重，但 X 线照片所示椎弓峡部不连不明显及椎体滑脱不明显者。如滑脱部位硬膜管狭窄，则显影剂在前后侧呈齿状，有的还同时显现出椎间盘突出。

椎间盘造影用于显示椎体滑脱的程度及其与上位椎间盘变性的关系。在术前准备中应用多椎间盘造影来了解多节段椎间盘的变性和产生疼痛的可能性，这对于决定融合节段有帮助，显然比 MRI 更具创伤性，且可能有较高的假阳性率，但某些研究中发现椎间盘造影和 MRI 在评价椎间盘变性时有较高的一致性。若采用椎间盘造影，应注射几个椎间隙，包括病变以及正常椎间隙，以显示这些间隙与潜在病变间隙之间的差异。

（三）治疗

腰椎峡部裂和滑脱的治疗方法很多，至今仍存在争论。一般情况下，大多数患者可通过非手术治疗得以缓解，儿童和少年期脊柱滑脱小于 30% 者宜做定期观察，以了解进展情况。只有少数患者需手术治疗。治疗的根本目的是神经根减压解除疼痛，矫正畸形，加强脊柱稳定性。

第三节　骨关节化脓性感染

一、急性化脓性骨髓炎

(一)概述

急性骨髓炎以骨质吸收、破坏为主。急性化脓性骨髓炎如脓液早期穿入骨膜下,再穿破皮肤,则骨质破坏较少;但脓肿常在髓腔蔓延,张力大,使骨营养血管闭塞或栓塞。如穿出骨皮质形成骨膜下脓肿后使大片骨膜剥离,使该部骨皮质失去来自骨膜的血液供应,严重影响骨的血液循环,造成骨坏死。其数量和大小,视缺血范围而定,甚至整个骨干坏死。由于骨膜剥离,骨膜深层成骨细胞受炎症刺激而生成大量新骨,包于死骨之外,形成包壳,代替病骨的支持作用,包壳上可有许多孔洞,通向伤口形成窦道,伤口长期不愈,成为慢性骨髓炎。

(二)影像学检查

1.X线检查

①软组织肿胀:骨髓炎发病 7~10 天骨质改变不明显,主要表现为软组织肿胀,肌间脂肪间隙模糊、消失,皮下脂肪与肌肉间分界不清,皮下脂肪层内出现条纹状及网状阴影。②骨质破坏:发病早期可出现局限骨质疏松,后形成不规则的骨质破坏区,骨小梁模糊、消失,破坏区边缘模糊,以后破坏区可累及骨干大部或全部,骨皮质也可受累。骨破坏的同时可以出现骨质增生,表现为骨质破坏周围骨质密度增高。骨破坏很少累及骺板或穿过关节软骨侵入关节。③死骨:表现为小片样或条样高密度致密影。④骨膜增生:骨皮质表面形成葱皮状、花边状、放射状致密影,可围绕骨干的大部或全部形成骨包壳。

2.CT 检查

所见基本上与 X 线一致,但 CT 更易发现骨内小的侵蚀破坏、小的死骨和骨周围软组织肿胀、脓肿,能早期发现骨膜下脓肿,但常难以发现薄层骨膜反应。

3.MRI 检查

MRI 对骨和软组织的炎症高度敏感,超过 X 线检查、CT 及核素检查。对早期骨髓和软组织的充血水肿敏感,表现为 T_2WI 压脂像上的高信号;进展期:T_1WI,骨质破坏为低或中等信号,T_2WI,病灶的液体成分如脓液和出血为高信号,死骨为低信号,周围软组织呈高信号为水肿和脓液表现。骨膜反应为与骨皮质平行的线状高信号。增强后可见炎性病灶信号增强,坏死液化不强化,脓肿壁呈环状强化。

(三)治疗

关键是早期诊断,早期控制感染防止炎症扩散。一旦形成脓肿,应及时切开减压引流,防止死骨形成,使病变在早期治愈。否则,易演变成慢性骨髓炎。

1.全身支持疗法

高热期间,补液,注意水、电解质代谢和酸碱平衡。补充营养,必要时多次少量输新鲜血,以增强患者的机体抵抗力。补充维生素 C、维生素 B_1。

2.联合应用抗菌药物

应首选针对金黄色葡萄球菌的有效抗生素,待细菌培养和药物敏感试验有结果时,再调整相应的抗生素。

3.切开减压引流

这是防止病灶扩散和死骨形成的有效措施。如联合应用大剂量抗生素治疗 2～3 天不能控制炎症,诊断性穿刺抽出脓液或炎性液体,均应做局部钻孔或开窗进行减压引流。

4.局部固定

用适当夹板或石膏托限制活动,抬高患肢,以防止畸形,减少疼痛和避免病理骨折。

二、慢性化脓性骨髓炎

(一)概述

慢性化脓性骨髓炎是急性化脓性骨髓炎的延续,往往全身症状大多消失,只有在局部引流不畅时,才有全身症状表现,一般症状限于局部,往往顽固难治,甚至数年或数十年仍不能痊愈。目前,对大多数病例,通过妥善的计划治疗,短期内可以治愈。

在急性期中,经过及时、积极的治疗,多数病例可获得治愈,但仍有不少患者发生慢性骨髓炎。急性期的症状消失后,一般情况好转,但病变持续,转为慢性期。

由于死骨形成,较大死骨不能被吸收,成为异物及细菌的病灶,引起周围炎性反应及新骨增生,形成包壳,故骨质增厚粗糙。如形成窦道,常年不愈。如引流不畅,可引起全身症状。如细菌毒力较小或机体抵抗力较强,脓肿被包围在骨质内,呈局限性骨内脓肿,称布劳德脓肿(Brodie's abscess)。常发生在胫骨上下端,起病时一般无明显症状,仅于数月或数年后第一次发作时才有局部红肿和疼痛。例如,病变部骨质有较广泛增生,使髓腔消失,血循环较差,称硬化性骨髓炎(加利骨髓炎)。最常发生在股骨和胫骨,以间歇疼痛为主。

临床上进入慢性炎症期时,有局部肿胀,骨质增厚,表面粗糙,有压痛。如有窦道,伤口长期不愈,偶有小块死骨排出。有时伤口暂时愈合,但由于存在感染病灶,炎症扩散,可引起急性发作,有全身发冷发热,局部红肿,经切开引流,或自行穿破,或药物控制后,全身症状消失,局部炎症也逐渐消退,伤口愈合,如此反复发作。全身健康较差时,也易引起发作。

由于炎症反复发作、多处窦道对肢体功能影响较大,可有肌肉萎缩;如发生病理骨折,可有肢体短缩或成角畸形;如发病接近关节,多有关节挛缩或僵硬。

X 线片可显示死骨及大量较致密的新骨形成,有时有空腔,如系战伤,可有弹片存在。布劳德脓肿 X 线片显示长骨干骺端有圆形稀疏区,脓肿周围骨质致密。加利骨髓炎骨质一般较粗大致密,无明显死骨,骨髓腔消失。

(二)影像学检查

1.X 线及 CT 检查

主要表现为骨干增粗、髓腔变窄、骨质破坏、骨质增生硬化、骨膜增生、骨包壳和死骨、软组织肿胀。与急性期不同的显著特征为,骨外膜下大片死骨的形成、广泛的增生硬化、骨膜增生反应的明显增加、包壳、无效腔、瘘道。骨包壳是大块死骨干周围被剥离的骨膜形成的。慢性骨髓炎急性发作时,在邻近慢性病变部位出现急性骨髓炎的 X 线表现,如溶骨性破坏、新生骨膜反应、软组织弥散肿胀等。无效腔和死骨的消失是慢性骨髓炎愈合的征象。

2.MRI 检查

受侵骨髓因炎性渗出呈 T_1WI 低信号、T_2WI 高信号，正常骨髓、软组织与病变累及区的界限相当清楚，尤其是在 T_2WI 抑脂序列和 STIR 序列。增强扫描对于鉴别病变累及区及骨缺血、坏死有很大帮助，可鉴别急性和慢性化脓性骨髓炎。明显增厚的骨皮质 T_1WI、T_2WI 均为低信号。感染的肌肉 T_2WI 呈高信号，有强化。对无效腔、窦道的显示相当满意。

（三）治疗

1.全身治疗

手术前患者体质弱者，应增加营养，增强体质，为手术创造条件。手术前后使用有效的抗生素。

2.手术原则

摘除死骨、异物，切除增生的瘢痕，清除肉芽和坏死组织，消灭无效腔，为愈合创造条件。根据不同的病情可选择不同手术方案，如病灶清除术、碟形手术（Orr 手术）、带蒂肌皮瓣转移术、病骨截除术等。

3.药物应用

宜根据细菌培养及药物敏感试验，采用有效的抗菌药物。

三、化脓性脊柱炎

（一）概述

化脓性脊柱炎较少见，占所有骨髓炎 4%。多发生于青壮年，男性多于女性，儿童与老人也可发病但甚少。发病部位以腰椎为最多，其次为胸椎、颈椎。病变主要侵犯椎体，也可侵犯椎间盘并向上下椎体扩散，少数同时侵犯附件或单发于附件。

一般由细菌经血循环传播引起，最常见的致病菌为金黄色葡萄球菌，其次为链球菌，白色葡萄球菌、绿脓杆菌等也可致病。其原发感染病灶可为疖痈、脓肿和泌尿生殖系统下段的感染，少数为外伤、椎间盘手术或腰椎穿刺等手术后感染所致，亦可由脊椎附近的软组织感染（如肾周围脓肿）蔓延而来。

起病急骤，尤其是儿童，出现持续寒战高热等脓毒败血症症状。往往在身体某些部位有感染病灶或手术后患者突感病变局部疼痛剧烈，脊柱活动困难，惧怕移动身体，不愿坐立和行走，被迫卧床。局部腰背肌痉挛、强直、肿胀、压痛明显，少数患者可在病变处出现畸形。可伴有贫血、食欲缺乏及体重减轻。

如病变累及神经根或交感神经，则可出现反射痛，出现直腿抬高试验阳性。病变严重者可压迫脊髓或马尾神经而引起瘫痪，尤其是颈椎化脓性骨髓炎患者，早期就可出现严重的脊髓损伤症状。瘫痪可在急性症状缓解后出现，甚至患者起床活动后出现。

部分病例可形成脓肿，但较结核少见，其部位及蔓延途径随病变部位而不同。颈腰部的脓肿显示于外表或自行破溃形成窦道，而位于胸椎者则不明显。病变在腰部的患者可有大腿前侧疼痛或有股后肌紧张。

对于部分患者，特别是老年患者，症状常不典型，发病可呈亚急性或慢性，全身或局部症状都较轻微，体温微升或可无发热，直腿抬高试验也常呈阴性。但白细胞总数明显增高，细菌血培养常为阳性。

(二)影像学检查

1.X线检查

根据 Waldvogel 和 Vasey 报道,在感染后的 2 周～3 个月放射检查可以有所发现,X 线显示受累的椎间隙变窄,椎体终板发生不规则的破坏或丧失正常的轮廓,终板软骨下骨的部分有缺损或椎体外形改变,椎体骨质硬化性增生肥大。有的在脊柱受累的部位可见椎旁软组织块。晚后期可发现椎体塌陷、节段性后突畸形以及最终僵直。上述系列改变早期可在感染后 2～8 周出现,晚期则在两年以后出现。

起病于椎体边缘者,早期椎体上下缘出现骨质密度减低区,逐渐发展为边界模糊的骨质破坏区,椎体同时受累,骨质硬化,常有明显骨桥形成,骨桥较宽而致密,呈拱形跨越两椎体之间,颇具特征。例如,椎间盘破坏严重,椎间隙完全消失,邻近的受累椎体在愈合过程中可融合为一体,但椎体高度仍可保持正常。在儿童,经过治疗,椎间隙可部分恢复,相邻椎体因在生长期有炎症,血运旺盛,可较正常增大。起病于椎体中央者,一般只累及一个椎体,最初只有骨质疏松,但逐渐向周围发展,当发展到一定程度时,可出现病理性压缩骨折,椎体被压缩成扁平或楔形。未侵及椎间盘时,椎间隙不狭窄。有时骨质逐渐增生硬化,可见椎体关节缘有骨刺形成。但发于椎弓及其附件者少见,早期 X 线片表现为椎弓附件骨质疏松和破坏,晚期表现为边缘锐利的骨质增生和不规则的囊性透亮区,关节突关节亦可发生骨性融合。由于椎间盘手术引起的椎间隙感染,在 X 线片上主要表现为早期相邻椎体关节面疏松、模糊、间隙略窄,继而骨质破坏、边缘粗糙、硬化、骨增生,最后间隙消失,发生骨融合。脊柱化脓性骨髓炎形成脓肿后,脓肿穿破骨膜,通过韧带间隙进入邻近软组织,形成椎旁软组织脓肿。在颈椎可见咽后壁软组织向前呈弧形突出;在胸椎表现为一侧或两侧椎旁肿胀,在腰椎则为腰大肌阴影模糊或膨隆。这种脓肿不如脊椎结核的脓肿明显,通常不发生钙化。

2.CT检查

CT 增加了 X 线片观察范围。CT 可以比较容易观察到软组织肿胀、椎旁脓肿和椎管大小的变化。CT 所见与 X 线片观察所见相似,可以发现椎体软骨下骨溶解性缺损,终板破坏导致横断面出现不规则变化或多个孔洞,不规则的溶骨区附近出现硬化,椎间盘密度降低,呈扁平状,椎间盘周缘骨质破坏和硬膜及椎旁软组织肿胀的情况。椎管造影后 CT 能够更加清楚地显示脓肿和骨质碎片对神经组织的压迫情况,并有助于确认感染是否累及神经结构本身。

3.MRI检查

高分辨率的 MRI 是诊断脊柱感染准确、快速的方法。MRI 可辩认正常的与感染的组织,对确认感染的全貌可能是最好的。但是,MRI 不能完全鉴别化脓性和非化脓性感染,也不能免去诊断性活检的需要。Modic、Masaryk 和 Plaushtek 等人报道了 37 例椎间隙感染的患者中,MRI 的敏感性为 96%,特异性为 92%,准确性为 94%。为检出感染必须做 T_1 与 T_2 两个矢状面加权扫描。T_1 加权像椎体和椎间隙的信号强度降低。但椎间盘与邻近受累椎体的边界不能辨别。在 T_2 加权像中椎间盘呈高信号,但椎体信号明显减低。硬膜囊周围及椎旁的软组织脓肿呈长 T_2 信号,因而能够清楚辨认。常常可辨椎旁组织感染延及硬膜组织的影像,所以不需要再做椎管造影。

4.放射性核素扫描

放射性核素检查诊断脊柱感染也比较有效。这些技术包括:^{99m}锝(^{99m}Tc)骨扫描、^{67}镓(^{67}Ga)扫描和^{111}铟(^{111}In)标记的白细胞扫描。^{99m}Tc骨扫描有三个基本相,即血管像、血池像和延迟静止成像。感染时,血池像可见扩散活性。延迟像可见扩散活性变成局灶性。这种显著反应可能持续数月。感染患者的骨同位素扫描总是阳性的,故对感染无特异性诊断价值。^{67}Ga扫描是骨扫描检出骨髓炎的一种良好辅助手段。Modic等报道,对于感染者以^{99m}Tc和^{67}Ga扫描并用时,其敏感性为90%,特异性为100%,准确性为94%。单独用^{67}Ga扫描不如并用骨扫描和^{67}Ga扫描确认感染更为准确。放射核素也不能确认感染菌种的类型。因为镓同位素在急性感染中衰减很快,用于记录临床进展是有用的。

^{111}In白细胞扫描在诊断脓肿方面是很有用的,但是不能鉴别急性与慢性感染。曾报道在慢性感染中^{111}In扫描呈假阴性。因为放射性核素可积聚于任何炎性或非感染性损害。放射性核素扫描时肿瘤、非感染性炎症常常发生假阳性结果。^{111}In白细胞扫描的最大的优点是能与各种非感染病变鉴别。例如对在MRI和CT扫描图像上看似包块或脓肿腔的血肿和血清囊肿进行鉴别诊断。这种鉴别对术后判断有无潜在感染具有重要意义。

(三)治疗

(1)早期联合应用大剂量抗生素,并根据细菌培养和药敏试验结果及时调整。静脉给药1个月后改为口服,直至症状消失、血沉恢复正常为止。加强支持疗法(营养、输液、输血、纠正水、电解质紊乱)。

(2)急性期应严格卧床,可根据情况选用石膏床或用石膏腰围固定。固定时间一般不应少于3个月或至血沉恢复正常为止。

(3)手术治疗仅限于①神经症状进行性加重。②骨质破坏明显,脊柱畸形及不稳定。③有较大脓肿形成。④感染复发。⑤保守治疗无效。

四、化脓性关节炎

(一)概述

化脓性关节炎是指关节的滑膜和它周围的组织由于化脓菌引起的炎症。儿童及青少年较多见,最常见于髋、膝关节,其次是踝、肘关节。85%以上的患者是由金黄色葡萄球菌及溶血性链球菌引起的。

常有外伤史或身体其他部位感染史。起病急,有全身不适,食欲缺乏,畏寒,发热可达38.5～40℃等急性中毒症状。在婴儿期可表现腹泻、胃肠反应,体温亦不太高。关节疼、红肿、皮温增高、关节活动明显受限,患肢不能负重,关节半屈曲状态,肌肉张力高。深的、肌肉多、厚的关节,红肿可以不明显,但功能障碍同样明显。由于关节囊积液膨胀而囊腔扩大,加上强烈的肌肉痉挛,常发生病理性脱位或半脱位。其他表现:脉快而有力,白细胞及中性粒细胞增多,血沉快,C反应蛋白阳性。关节穿刺出浆液性、血性、混浊或脓性液体。关节液内含大量白细胞和革兰阳性球菌。晚期表现为关节屈曲畸形,髋关节呈屈曲外旋外展畸形,关节僵直、肢体短缩。幼儿多见关节脱位。

（二）影像学检查

1.X 线检查

早期，关节积液表现为关节囊肿胀、关节间隙增宽甚至脱位；关节周围炎性水肿表现为软组织增厚，密度增高，肌间隙模糊，局部骨质疏松。随着病情进展，出现以承重面为主的软骨下骨质破坏，关节间隙变窄，可继发病理性脱位；晚期多出现骨性强直，周围软组织也出现钙化。

2.CT 检查

表现大致同 X 线，但对相关病理改变显示更清楚。

3.MRI 检查

关节积液呈长 T_1 长 T_2 信号，若形成脓液，则 T_1WI 信号略增高。关节软骨信号减低，边缘模糊，厚薄不均或不连续。T_2WI 软骨下骨性关节面低信号带中断或大部消失；邻近骨髓水肿明显。合并干骺端骨髓炎时，可出现髓腔和骨膜下脓肿。若脓液穿破关节囊形成软组织脓肿，信号特点与关节内脓液相似。增强后可见脓肿壁及滑膜明显强化。

（三）治疗

治疗原则是早期诊断，及时正确处理，以保全生命与肢体，尽量保持关节功能。

（1）全身治疗与急性化脓性骨髓炎相同。

（2）早期用足量有效抗生素。

（3）病灶清除术与关节切开引流术：如关节内抗生素治疗不能有效地控制炎症，或位置深的髋关节化脓性关节炎，应及时切开引流。

（4）恢复期处理：急性炎症消退后，如关节没有明显的破坏，可给予理疗，轻手法按摩，鼓励患者逐渐锻炼关节功能，促进关节功能的恢复。

（5）后遗症的处理：关节破坏严重或在治疗中未注意关节保持在功能位，关节遗留非功能位畸形。对这类患者，应行矫形手术，如肘关节可作关节成形术。手术时机：至少在炎症控制 6 个月以后施行。

第四节　骨关节结核

一、骨结核

（一）概述

骨结核大多是由肺结核继发的，但也有患者没有肺结核病史，属于结核菌的隐匿性感染。结核菌核大多首先发生在肺部，在肺部感染后通过血液的传播可以到全身很多系统，可以导致骨骼系统结核、泌尿系统结核、消化系统结核等。中医认为骨痨是由于正气虚亏，筋骨伤损，蓄结瘀聚化为痰浊，流注骨骼关节而发。

本病多见于儿童和青少年。大多数患者年龄在 30 岁以下。10 岁以下，特别是 3～5 岁的学龄儿童发病率最高。发病部位以短管状骨及长管状骨的骨骺、干骺端多见。

（1）功能障碍：通常患者的关节功能障碍比患部疼痛出现更早。为了减轻患部的疼痛，各关节常被迫处于特殊的位置，如肩关节下垂位、肘关节半屈曲位、髋关节屈曲位、踝关节足下垂位。颈椎结核常用两手托下颌,胸椎或腰椎结核者肌肉保护性痉挛,致使出现弯腰困难而小心蹲拾物等特有的姿势。

(2)肿胀:皮肤颜色通常表现正常,局部稍有热感。关节肿胀逐渐增大,肢体的肌肉萎缩。有的穿破皮肤形成窦道。寒性脓肿出现有助于骨结核的诊断。

(3)疼痛:初期局部疼痛多不明显。为了减轻疼痛,患部肌肉一直处于痉挛状态,借以起保护作用。当患者体位改变时,尤其是在夜间熟睡失去肌肉痉挛的保护时,疼痛更加明显,小儿常表现夜啼等。

(二)影像学检查

(1)长骨结核:X线片和CT平扫常表现为骨骺和干骺端类圆形骨质破坏区,边缘较清楚,常跨骨骺与干骺端。邻近无明显骨质增生而可有骨质疏松,无或仅轻微骨膜反应。破坏区可见小沙粒状、碎屑状死骨。病变常侵入关节形成关节结核。如形成窦道或并发非特异性感染,可出现骨膜反应及骨质增生。CT增强扫描图像上,脓肿壁呈厚薄较均匀、边界较光滑的环形强化,中央脓腔不强化。MRI上脓腔呈 T_1WI 低信号,T_2WI 高信号,增强后周围脓壁环形明显强化。

(2)短骨结核:好发于5岁以下儿童的四肢短骨骨干,常为多发,典型影像学表现为"骨气鼓",即骨干内囊状膨胀性破坏、皮质变薄、骨膜反应明显。

(三)治疗

首先是支持疗法,要有充分的营养,如蛋白质、维生素,热量要够,保证充足的休息等。另外就是抗结核治疗,也就是化学治疗,给予各种抗结核的药物,需要坚持的时间比较长。当病情发展到严重的程度时,如出现脓肿、瘫痪等,要考虑手术治疗。

二、关节结核

(一)关节结核影像学概论

1.概述

关节结核为继发于肺结核或其他部位结核的并发症。可继发于骺、干骺端结核为骨型关节结核,也可是细菌经血行先累及滑膜,为滑膜型结核。以滑膜型多见。在后期关节组织和骨质均有明显改变时,则无法分型。

多见于儿童和青年,常单发,好侵犯髋关节及膝关节,其他关节也可受累。起病比较缓慢,局部疼痛和肿胀,关节活动受限。时间长者可伴有相邻肌肉萎缩。关节结核在大体上滑膜充血明显,表面粗糙,常有纤维素性炎症渗出物或干酪样坏死物所被覆。镜下可分为两大类,即渗出型和增生型。前者见滑膜为大量巨噬细胞所浸润,后者见滑膜内有较多典型的结核结节形成。

2.影像学检查

(1)X线检查

1)骨型关节结核:X线检查表现较为明显,即在骺、干骺端结核征象的基础上,又有关节周围软组织肿胀、关节间隙不对称性狭窄或关节骨质破坏等。诊断不难。

2)滑膜型关节结核:较常见,大多累及一个较大关节。以髋关节和膝关节常见,其次为肘、腕和踝关节。早期X线片表现为关节囊和关节周围软组织肿胀,密度增高,关节间隙正常或增宽和骨质疏松。这些变化系因滑膜肿胀、增厚,形成肉芽组织和关节积液所致。持续数月到一年以上。因 X 线表现无特点,诊断较难。病变发展,滑膜肉芽组织逐渐侵犯软骨和关节面,首先累及承重轻、接触面小的边缘部分,造成关节向的虫蚀状骨质破坏。常上下骨面对称受累。由于病变首先侵犯滑膜,关节渗出液中又常缺少蛋白质溶解酶,关节软骨破坏出现较晚。因此,虽然已有明显关节面骨质破坏,而关节间隙变窄则较晚,与化脓性关节炎不同。待关节软骨破坏较多时,则关节间隙变窄,此时可发生半脱位。邻近骨骼骨质疏松明显,肌肉也萎缩变细。关节周围软组织常因干酪液化而形成冷性脓肿,有时穿破关节凹,形成瘘管。如继发化脓性感染,则可引起骨质增生硬化,从而改变结核以骨质破坏为主的 X 线片特点。晚期,病变愈合,则骨质破坏停止发展,关节面骨质边缘变得锐利。骨质疏松也逐渐消失。严重病例,愈合后产生关节强直,多为纤维性强直,关节间隙变窄,但无骨小梁通过关节间隙。

(2)CT 检查:可见肿胀增厚的关节囊和关节周围软组织以及关节腔积液,骨性关节面毛糙有虫蚀样骨质缺损。关节周围的冷性脓肿表现为略低密度影,对比剂增强检查后其边缘可出现强化。

(3)MRI 检查:滑膜型关节结核早期可见关节周围软组织肿胀,肌间隙模糊。关节囊内大量积液,关节滑膜增厚呈 T_1WI 低信号、T_2WI 略高信号。病变进一步发展可见关节腔内向芽组织在 T_1WI 为均匀低信号,T_2WI 呈等、高混合信号。关节软骨破坏表现为软骨不连续,碎裂或大部消失。关节面下骨破坏区内的肉芽组织信号特点与关节腔内肉芽组织相同,若为干酪坏死则 T_2WI 呈高信号。关节周围的结核性脓肿呈 T_1WI 低信号、T_2WI 高信号。在儿童,受累的骨髓和骺板表现为了 T_1WI 低信号和 T_2WI 高信号影。注射对比剂后,充血肥厚的滑膜明显强化与不强化的囊内积液形成明显对比,在关节腔内和骨破坏区内的肉芽组织以及结核性脓肿的边缘亦明显强化。

3.影像诊断与鉴别诊断

本病应与化脓性关节炎鉴别。滑膜型关节结核多为慢性发展,骨质破坏一般见于关节面边缘,以后才累及承重部分。关节软骨破坏较晚,以致关节间隙变窄出现较晚,程度较轻。关节肿胀、密度增高,而邻近的骨骼与肌肉多有明显疏松和萎缩。这些表现均与急性化脓性关节炎明显不同。

(二)肩关节结核

1.概述

肩关节结核约占全身骨关节结核的 1‰,青壮年多见,男性略多于女性。多从肱骨头的骨结核开始。基本病变是形成高破坏性的结核结节。结核菌在骨骺或滑膜内产生炎性结节,伴有骨质疏松和关节肿胀,局部进行性破坏,产生干酪样变化和液化,脓液可穿透关节周围软组织。病变侵犯关节软骨,最后形成的肉芽肿组织会使软骨剥脱。软骨下骨的骨小梁受侵犯会影响关节的负重功能,进而明显加快关节面的退变。病理检查会发现病变中心区有坏死组织和多核巨细胞。

临床表现分为全身症状和局部症状。全身症状包括发热、寒战、体重减轻和乏力,伴发肺结核者同时会有咳嗽、胸痛。患者可表现为急性症状或慢性症状。对于高危人群、5 岁以下的儿童以及老年人,出现上述症状应高度怀疑结核。

肩关节会出现皮温增高、肿胀及活动范围减小,严重影响关节功能。此外,肩关节会感到长期疼痛,劳累后加重,与气候变化无关。局部压痛较轻,肩周肌肉常呈现萎缩。在晚期病变时关节内脓液可穿透关节囊和周围软组织,形成窦道,关节疼痛反而减轻。

2.影像学检查

(1)疾病早期 X 线片肩关节结核病灶主要表现弥散性骨质疏松,关节间隙增宽或狭窄,肱骨近端骨骺上方或关节盂处存在局灶性破坏,病灶界限模糊。后期肩关节可见进行性的慢性软骨破坏,关节面侵蚀,骨萎缩。在儿童,骺板中心可见过度生长。其他影像检查包括骨扫描或镓扫描,可检查出 88%~96% 的骨结核病变。这种扫描敏感性很高,但对结核不特异。

(2)MRI 和 CT 扫描也可提供病变的具体情况,还能早期发现结核病灶。CT 或超声引导下穿刺活检可获得适合的组织或液体进行病理分析。

3.治疗

(1)早期轻度病变可用短腿石膏固定和抗结核药物治疗。

(2)重者多需病灶清除及关节融合术,可一次完成,术后用肩人字石膏固定肩关节功能位,如有窦道则只做病灶清除及外固定。

(3)在儿童可于病灶清除后,石膏固定于肩外展 80°、前屈 30°位。

(三)肘关节结核

1.概述

肘关节结核在上肢三大关节中居首位,占全身骨关节结核的 0.92%,患者以青壮年最多,男女患者和左右侧大致相等。多数患者合并其他器官结核。

肘关节结核与其他关节一样发病缓慢,初起时症状轻,主要表现是疼痛、局部肿胀、压痛、活动功能受限。患肢常呈梭形肿胀,多有脓肿窦道形成。破坏严重的全关节结核可发生病理性脱位。当肘关节病变治愈时,关节多强直于非功能位。

2.影像学检查

单纯滑膜结核 X 线片表现为局部骨质疏松和软组织肿胀。在关节边缘,可见局限性骨质破坏或部分关节软骨下骨板模糊。有时可见破坏灶内死骨形成。关节间隙变窄。晚期全关节结核,则有关节大部分或全部破坏。与其他关节结核相比较,肘关节结核易显示骨膜反应并较广泛(但当有大量骨膜反应时仍须考虑为继发感染)。混合感染时则骨质明显硬化。对诊断有困难者可行滑膜活检。

3.治疗

肘关节结核采用休息、营养、全身及局部使用抗结核药治疗,根据病变的不同阶段及肘关节的具体情况采用不同的治疗方法。

(1)单纯性滑膜结核:在全身使用抗结核药物的同时,①患肢固定:关节肿胀,疼痛较明显时,用石膏托或三角巾悬吊患肢。②关节腔内积脓的滑膜结核,可用关节腔穿刺抽脓后注入抗结核药,每周 1 次,药物用异烟肼 100 mg,或链霉素 0.5 g,3 个月为 1 个疗程,可连续使用 1~2 个疗程。③经非手术疗法无效的滑膜结核,及时施行滑膜切除术。如肘关节不稳定,可加用克氏针固定。术后石膏托固定肘关节屈曲 90°位 3 周。3 周后功能锻炼。

(2)全关节结核:①早期全关节结核及时采用病灶清除术或加滑膜切除术,达到及时停止病变发展的目的,最大限度保留关节功能。术后石膏托固定肘关节在屈曲 90°3 个月。②晚期全关节结核,根据病变的具体情况采用肘关节切除术或成形术,或融合术。

三、脊柱结核

(一)概述

脊柱结核为骨关节结核中最常见者,都由血行感染而产生。它好发于儿童及青年,以20~29 岁发病率最高,占 36.6%。其中以腰椎最多,胸椎次之,颈椎最少。但儿童以胸椎结核多见,可累及几个椎骨和椎间盘,容易产生后突。颈椎结核亦以儿童多见,好发于第 1、第 2 颈椎,易造成病理性脱位。成人多发生在腰椎,一般涉及邻近的两个椎体,后突多不甚明显。

脊柱结核是一种继发病变,即全身结核病的局部表现,原发灶多在肺部,少数在淋巴结、消化系统和泌尿生殖系统等。当人体患病、营养不佳、精神消沉或接受化疗、放疗及免疫抑制剂治疗后,机体抵抗力差,结核杆菌可通过血流或淋巴到达颈椎局部,原在颈椎局部潜伏或已静止的病灶也可重新活动起来而发生颈椎结核。儿童多未感染过结核病,对结核菌的抵抗力很弱,感染后不但容易发病,而且容易扩散,儿童颈椎结核多在结核活动期发病。因此,颈椎结核可发生于原发病灶的活动期,亦可在原发病灶形成甚至静止的几个月、几年或几十年内发病。颈椎结核的发病与颈椎的慢性劳损或积累性损伤有一定关系。

1.全身症状

起病隐匿,发病日期不明确。患者有倦怠无力、食欲缺乏、午后低热、盗汗和消瘦等全身中毒症状。偶见少数病情恶化,急性发作,体温 39℃左右,多误诊为重感冒或其他急性感染。相反,有的病例无上述低热等全身症状,仅感患部钝痛或放射痛也易误诊为其他疾病。

2.局部症状

(1)疼痛:患处钝痛与低热等全身症状多同时出现,在活动、坐车震动、咳嗽、打喷嚏时加重,卧床休息后减轻;夜间痛加重,疼痛可沿脊神经放射,上颈椎放射到后枕部、下颈椎放射到肩或臂,胸椎沿肋间神经放射至上、下腹部,常误诊为胆囊炎、胰腺炎、阑尾炎等。下段胸椎(T_{11}~T_{12})可沿臀下神经放射到下腰或臀部,为此 X 线检查时多仅摄腰椎片,从而下段胸椎病变经常被漏诊。腰椎病变沿腰神经丛多放射到大腿的前方,偶牵涉腿后侧,易误诊为椎间盘脱出症。

(2)姿势异常:是由于疼痛致使椎旁肌肉痉挛而引起。颈椎结核患者常有斜颈、头前倾、颈短缩和双手托着下颌。挺胸凸腹的姿势常见于胸腰椎或腰骶椎结构。拾物试验阳性。正常人可弯腰拾物,因病不能弯腰而是屈髋屈膝,一手扶膝,用另一手去拾地上的东西,称之拾物试验阳性。幼儿不能伸腰,可让其俯卧,检查者用手提起其双足,正常者脊柱呈弧形自然后伸,而患儿病椎间固定或脊旁肌痉挛,腰部不能后伸。

(3)脊柱畸形:颈椎和腰椎注意有无生理前突消失,胸椎有无生理后突增加。自上而下扪每个棘突有无异常突出,特别是局限性成角后突,此多见于脊柱结核,与青年椎体骺软骨病、强直性脊柱炎、姿势不良等成弧形后突与圆背有别。

(4)寒性脓肿:就诊时 70%~80%的脊椎结核并发有寒性脓肿,位于深处的脊椎椎旁脓肿藉 X 线检查、CT 或 MRI 可显示出。脓肿可沿肌肉筋膜间隙或神经血管束流注至体表。环枢椎病变可有咽后壁脓肿引起吞咽困难或呼吸障碍;中、下颈椎脓肿出现在颈前或颈后三角;胸椎结核椎体侧方呈现张力性梭形或柱状脓肿，可沿肋间神经血管束流注至胸背部，偶可穿入肺脏、胸腔，罕见的穿破食管和胸主动脉；胸腰椎、腰椎的脓肿可沿一侧或两侧髂腰肌筋膜或其实质间向下流注于腹膜后，偶穿入结肠等固定的脏器；骶椎脓液常汇集在骶骨前方或沿梨状肌经坐骨大孔到股骨大转子附近。掌握寒性脓肿流注的途径和其出现部位对诊断有所帮助。

(5)窦道：寒性脓肿可扩展至体表，经治疗可自行吸收或自行破溃形成窦道。窦道继发感染时，病情将加重，治疗困难，预后不佳，应尽量避免。

(6)脊髓压迫征：脊椎结核特别是颈胸椎结核圆锥以上患者应注意有无脊髓压迫征，四肢神经功能障碍，以便早期发现脊髓压迫并发症。

(二)影像学检查

1.X 线检查

在病早期多为阴性，据 Lifeso 等观察，认为起病后 6 个月左右，当椎体骨质 50％受累时，常规 X 线检查才能显示出。X 线检查早期征象表现在大多数病例先有椎旁阴影扩大，随着椎体前下缘受累出现椎间隙变窄、椎体骨质稀疏、椎旁阴影扩大和死骨等。椎体骨质破坏区直径 <15 mm 者，侧位摄片多不能显示出，而体层摄片破坏区直径在 8 mm 左右就能查出。在椎体松质骨或脓肿中时可见大小死骨。通常椎体结核病例，除陈旧或者将治愈的患者外，椎旁阴影扩大多为双侧。但脊椎肿瘤如椎体骨巨细胞瘤、脊索瘤、恶性淋巴瘤和肾癌脊椎转移等，在正位 X 线检查上时可见单侧或双侧扩大椎旁阴影，特别限于一侧者，应注意鉴别。

2.CT 检查

能早期发现细微的骨骼改变以及脓肿的范围，对环枢椎、颈胸椎和外形不规则的骶椎等常规 X 线检查不易获得满意影像的部位更有价值。有学者将脊椎结核 CT 的影像分为四型：①碎片型：椎体破坏后留下小碎片，其椎旁有低密度的软组织阴影，其中常有散在的小碎片。②溶骨型：椎体前缘或中心有溶骨性破坏区。③骨膜下型：椎体前缘有参差不齐的骨性破坏，椎旁软组织中常可见环形或半环形钙化影像。④局限性骨破坏型：破坏区周围时有硬化带。

脊椎结核 CT 检查以碎片型最为常见，而脊椎肿瘤也常有与之相似之处，故应结合临床资料综合分析，如椎旁扩大阴影中，有钙化灶或小骨碎片时，有助于脊椎结核的诊断。尽管如此分型，CT 有时还是无法鉴别脊椎结核如脊椎肿瘤。

3.MRI 检查

具有软组织高分辨率的特点，用于颅脑和脊髓检查优于 CT，在脊椎矢面、轴面和冠面等均可扫描成像。

(1)椎体病变：T_1 加权像显示病变处为低信号，或其中伴有短 T_1 信号。T_2 加权像显示信号增强。图像显示有病变椎体除信号改变外，可见椎体破坏的轮廓、椎体塌陷后序列改变和扩大的椎旁影像等。

(2)椎旁脓肿：脊椎结核椎旁脓肿在 T_1 加权像显示低信号，而 T_2 加权像呈现较高信号。冠状面能描绘出椎旁脓肿或双侧腰大肌脓肿的轮廓与范围。

(3)椎间盘改变：脊椎结核 X 线检查椎间盘变窄是早期征象之一。MRI 的 T_1 加权像呈现低信号变窄的间盘。正常的髓核内在 T_2 加权像有横行的细缝隙，当有炎症时这细缝隙消失，能早期发现间盘炎症改变。

MRI 在早期脊椎结核的诊断较其他任何影像学检查包括 ECT 在内更为敏感。临床症状出现 3～6 个月,疑脊椎结核患者,X 线检查无异常,MRI 可显示受累椎体及椎旁软组织(脓肿)。早期脊椎结核 MRI 影像可分为 3 型:①椎体炎症;②椎体炎症合并脓肿;③椎体炎症、脓肿合并椎间盘炎。值得提出受累椎体处于炎症期,而无软组织和椎间盘信号改变者,不能与椎体肿瘤相鉴别,必要时应行活检证实。

(三)治疗

治疗目标是根除感染、治疗神经障碍和防止脊柱畸形,应用支持疗法、药物疗法,必要时手术清除病灶、融合脊椎,早日恢复患者的健康。

1.非手术疗法

在病灶活动期必须坚持卧床,卧前后石膏床或硬床均可。卧床期间可适当进行四肢运动和背部肌肉收缩活动。

2.加强营养,增强机体抗病能力

3.抗结核药物的应用

抗结核药物化疗是治疗脊柱结核的必不可少的一部分。术前应当进行适当的化疗,但也可先活检后化疗。目前临床上使用的一线化疗药有:吡嗪酰胺、链霉素和乙胺丁醇,为了防止单一药物的耐药,提倡联合用药。

4.手术治疗

根据病情选用脊柱融合、病灶清除、脓肿切除或刮除、窦道切除等手术。进行彻底的清创和前路支撑植骨融合并结合化疗是首选。

5.并发症治疗

(1)寒性脓肿的治疗:如脓肿过大,宜先用穿刺法吸出脓汁,注入链霉素,以免脓肿破溃和发生继发性感染以及窦道形成。在适当时机应尽早进行病灶清除术和脓肿切除或刮除。

(2)截瘫的治疗:脊椎结核合并截瘫的约有 10%,应贯彻预防为主的方针,主要措施为脊椎结核活动期坚持不负重,坚持卧床和抗结核药物治疗等。如已发生截瘫,应早期积极治疗,大多可以取得良好的恢复。如失去时机,后果是严重的。如已有部分瘫痪,一般多先行非手术治疗,按截瘫护理,绝对卧床,进行抗结核药物治疗,改善全身情况,争取最好的恢复;如 1～2个月后不恢复,应尽早手术解除张力,如截瘫发展很快,甚至完全截瘫,应尽快手术,不宜等待。在颈椎结核合并截瘫,可有寒性脓肿,应早行手术,可在颈部前侧做切口,在胸锁乳突肌前侧与颈总动脉颈内静脉之间(或在颈动脉鞘之前)进入,显露和清除病灶,必要时一次处理两侧。在胸椎手术多采用肋骨横突切除病灶清除术或行椎前外侧前灶清除减压术,待截瘫恢复,一般情况好转后,再做脊椎融合术,使脊椎稳定。

第五节　骨缺血性坏死

一、股骨头骨骺缺血坏死

（二）概述

股骨头骨骺缺血性坏死又称 Legg-Cave-Perthes 病，股骨头骨软骨炎和扁平髋等，是较常见的骨软骨缺血性坏死。发病原因多与外伤有关。多数学者认为，骨内静脉引流障碍和骨内压力增高是造成本病的主要因素。

真正的病因尚不完全清楚。近年来许多学者认为 Perthes 病的病因复杂，它是一全身性骨骼发育异常的疾患，股骨头缺血坏死仅为一种该病的局部表现。尚有胎位不正、臀位产、孕妇高龄、家庭生活困难等因素。病理过程包括骨质坏死，继之死骨吸收和新骨形成，以及股骨头重新塑形等一系列病理变化。

起病缓慢，病程长。患儿数月来出现间歇性跛行与疼痛，疼痛常向膝部、大腿内侧放射。

症状可因活动而加重，休息后缓解。部分患儿早期可无症状或仅有轻微症状，有时只有轻微步态异常，如行走时小腿内旋。典型体征为患髋有轻度屈曲内收畸形，伸直时，外展和内旋受限。

旋转髋关节时，有轻度肌肉痉挛。该病于活动期，症状较明显。约 20% 的病例有外伤史，伤后急性发病，有跛行，髋关节疼痛及活动受限，患肢短缩。通常伴有肌痉挛，以内收肌和髂腰肌最显著。大腿及臀部肌肉有失用性萎缩，髋关节活动受限，多为屈髋、外展外旋动作，即"4"字试验阳性。有时会出现固定的屈曲内收畸形。临床上有 3 个重要体征，即肥胖、髋关节活动范围减小和内收肌痉挛。本病至晚期，症状逐渐缓解，以至于消失。关节活动可恢复正常，或仅留外展和旋转活动受限和大粗隆膨突。临床表现不一定与 X 线所见一致，有时在 X 线片上显示股骨头明显畸形但症状很轻，甚至无症状，这可能表明髋臼对畸形的股骨头已相适应。

（二）影像学检查

X 线表现可分为 4 期。

1.Ⅰ期

早期 X 线片仅见关节周围软组织肿胀，股骨头骨活轻度向外移位。关节间隙增宽，前板邻近的股骨干前端变化不明显或轻度骨质疏松。侧位片可见股骨头骨骺前部有新月状透亮线，但高度无变化，股骨头末塌陷。骨盆倾斜可使两侧闭孔大小不对称，一般患侧较小。

2.Ⅱ期

可见股骨头骨化中心密度加深，形态扁平。骨化中心累及范围可以是部分或全部，骨纹理消失。骺板附近干骺端的变化明显，并与骨骺变化的范围和程度相一致。干骺端增宽，有囊性变，前板也增宽。股骨头骨骺的软骨下方可见线样裂隙，这是病理性骨折现象。有时在股骨头骨骺中央的原先缺血骨化中心周围，有一层新骨包围，新骨自外围向中心推进，形成"头内头"的 X 线征象。

3.Ⅲ期

股骨头骨前全部扁平,分裂成小块状。股骨头内并存密度增加和减少。干骺端变宽,股骨颈侧方有骨质疏松,轮廓不整齐。此期尚可见股骨头畸形增大,并向外侧突出,髋关节关节面不平整。

4.Ⅳ期

股骨头骨骺逐渐生长、增厚,骨密度与邻近正常骨密度相同,坏死股骨头已修复完毕。股骨头形态部分病例可以正常,但大多数有不同程度的变形,常出现股骨头增大扁平、菌状畸形,股骨头向外半脱位。干骺端变宽,呈广泛囊性变,股骨颈变宽变短,前倾角角度变小,形成髋关节内翻,大小粗隆向上移位,形成巨髋症。

MRI是本病理想的诊断方法,主要表现为骺软骨受累,病变早期软骨出现不均匀长 T_1、长 T_2 信号,受身体重力压迫原先圆隆的骺软骨发生碎裂,股骨头变扁。晚期破坏之股骨头修复,关节面骨质增生硬化, T_1、 T_2 像均表现为低信号。

3.治疗

Perthes病的治疗方法很多,总的有非手术和手术两种,应根据患病时的年龄、病程长短和X线片分期,选择不同的治疗方法。若初期有关节滑膜炎的刺激症状,疼痛跛行明显,伴内收肌痉挛时,应卧床作皮肤牵引,待症状缓解消退后方可允许患儿下床活动。

(1)非手术疗法:外展内旋放置负重石膏固定治疗。

(2)手术疗法:目前手术种类繁多计有10余种,如从改善股骨头血供和降低骨内压与关节内压的手术有股骨上端截骨术、骨盆截骨术、骨钻孔、开窗植骨、带蒂肌肉移植、骨内血管束移植、带血管骨移植、滑膜切除、髋周肌肉松解等。这些手术近期均取得改善股骨头血运、促进坏死股骨头的血管再生的效果。

二、成人股骨头缺血坏死

(一)概述

股骨头缺血性坏死是由于不同病因破坏了股骨头的血液供应,所造成的最终结果,是临床常见的疾病之一。由于股骨头塌陷造成髋关节的病残较重,治疗上也较困难,因此,越来越引起医生们对这一疾病的关注。

引起股骨头坏死的原因很多,一般可分为创伤性和非创伤性两大类,创伤性的如股骨颈骨折、髋关节脱位、髋部外伤等,可直接或间接损伤股骨头血运,从而导致股骨头缺血坏死;非创伤性者诱发的因素较多,而且多数疾病与其发病机制尚不肯定。这些常见的诱发因素有:大量应用激素、长期酗酒、肾脏移植、慢性肝病、潜水病、镰状细胞性贫血、胰腺炎、高血脂、痛风、放射病、动脉硬化等血管狭窄疾患、胶原性疾病等。

至于这些特发性病例的真正发病机制,尚未完全了解,近20多年来,国内外许多学者研究发现股骨头缺血性坏死可能与骨静脉回流受阻、股骨头微血管栓塞等导致的骨内静脉淤滞及骨内压增高有关。

近年来临床所见股骨头缺血性坏死有逐渐增多的趋势,成为诊治中的重要问题之一。股骨头缺血性坏死的标志是骨细胞在陷窝中消失,而不是骨结构的折断。当其重新获得血液供应后则新生骨可沿骨小梁逐渐长入,使坏死的股骨头愈合,但这一过程持续时间较长。在此期间如未能明确诊断,处理不当,继续持重,可发生股骨头塌陷,造成髋关节严重残废。因此,在诊断中强调早期诊断,及时防止股骨头塌陷,是十分重要的。

股骨头缺血性坏死早期可以没有临床症状,而是在拍摄 X 线片时发现的,最先出现的症状为髋关节或膝关节疼痛,在髋部又以骨收肌痛出现较早。疼痛可呈持续性疼痛或间歇性,如果是双侧病变可呈交替性疼痛。疼痛性质在早期多不严重,但逐渐加剧,也可以受到轻微外伤后骤然疼痛。经过保守治疗症状可以暂时缓解,但过一段时间疼痛会再度发作。可有跛行,行走困难,甚至扶拐杖行走。

原发疾患距临床出现症状的时间相差很大,在诊断中应予注意。例如,减压病常在异常减压后几分钟至几小时出现关节疼痛,但 X 线片上表现可出现于数月及至数年之后,长期服用激素常于服药后 3~18 个月发病。酒精中毒的时限难以确定,一般有数年至数十年饮酒史,股骨颈高位骨折并脱位,诊断股骨头缺血性坏死者,伤后第 1 年 25%、第 2 年 38%、第 3~7 年为 56%,询问病史应把时间记录清楚。

早期髋关节活动可无明显受限,随疾病发展,体格检查可有内收肌压痛,髋关节活动受限,其中以内旋及外展活动受限最为明显。

(二)影像学检查

1.X 线检查

早期股骨头形态正常但股骨头内出现斑片样密度增高区,局部骨小梁模糊。随着病变的发展可出现股骨头坏死的典型 X 线表现,早期所见的相对密度增高区周边出现高密度硬化边,病灶可以是椭圆形、三角形、楔形。随着病变进展可出现新月征,新月征出现预示股骨头塌陷的正式开始,这是诊断股骨头缺血坏死的重要征象。未经治疗的股骨头缺血坏死都会继发髋关节退行性骨关节炎。

2.CT 检查

在股骨头缺血性坏死诊断方面的应用可达到两个目的,即早期发现微小的病灶和鉴别是否有骨的塌陷存在及其延伸的范围,从而为手术或治疗方案的选择提供信息。诊断股骨头缺血性坏死,CT 与普通 X 线片相比可较准确的发现一些微小的变化,但是在早期诊断股骨头缺血性坏死,核素扫描和 MRI 比 CT 更为敏感。

3.MRI 检查

近年来,应用磁共振诊断早期的股骨头缺血性坏死已受到了人们的重视,实践证明 MRI 是一种有效的非创伤性的早期诊断方法。正常条件下,骨髓内的脂肪或造血细胞的短 T_1 和 T_2 形成为磁共振的强信号。虽然在股骨头内阻断血液供给后 6~12 小时可导致造血细胞的死亡,但是这些细胞数量少于脂肪细胞,因此,MRI 还反映不出来骨内的病变。MRI 最早可以出现有确定意义的骨坏死的信号是在脂肪细胞死亡之后(12~48 小时)。由于反应性的纤维组织代替了脂肪和造血细胞,其结果使信号的强度降低。信号强度的改变是骨坏死的早期并且敏感的征象,在一些病例当核素扫描结果尚未发现异常时,磁共振已出现阳性结果。应该指出这些检查的发现不是特异性的,同样可见于骨髓内其他病变,如骨肿瘤等所引起的改变。另外,MRI 检查也可发现关节内的滑液较正常人增加。因 MRI 较昂贵,如果股骨头缺血性坏死已造成髋关节的结构改变,其他检查方法能够判断,则不必再做重复的检查。

缺血早期表现为关节软骨下的脂肪髓出现长 T_1 低信号,信号可均匀或不均匀,可为环绕股骨头的环现典型表现"双线征",即受损部位由于反应性骨硬化,而呈现 T_2 低信号,硬化缘内侧骨髓发生充血水肿,其含水量多而 T_2 像呈高信号。此时关节面尚光滑,股骨头完整;病情进一步发展,缺血坏死区可被吸收,发生炎性充血、纤维化或钙化,使受累股骨头内的脂肪髓含量降低,病变区出现不均匀 T_1 像低信号,T_2 像呈高信号,关节软骨发生碎裂、坏死,关节面变粗糙。

4.骨的血流动力学检查

Ficat 认为,对于 X 线片表现正常或仅有轻度骨质疏松,临床无症状或有轻度疼痛、髋关节活动受限者,做骨的血流动力学检查可以帮助诊断有无早期股骨头缺血性坏死,其准确率达 99%。

骨血流动力学检查有下列结果可考虑股骨头缺血坏死:①基础骨内压>4.0 kPa(3.0 mmHg)。②压力试验>1.3 kPa(10 mmHg)。③有一条以上骨外静脉充盈不良,对比剂反流到股骨干,对比剂在干骺端滞留。

上述检查仅适合于早期诊断,即对股骨头缺血坏死Ⅰ、Ⅱ期及 X 线片尚无表现的病例。对于Ⅲ、Ⅳ期患者,由于关节软骨常已碎裂,骨与关节间隙相通,骨内压力常下降,故不准确。

5.动脉造影

股骨上端的动脉走行位置及分布均较规则,行径较直,可有曲度自然的弧形弯曲,连续性好。目前对于股骨头缺血性坏死的病因,多数学者认为是供应股骨头血液循环受到损害所致,因此动脉造影中所发现动脉的异常改变可为早期诊断股骨头缺血性坏死提供依据。

6.放射性核素扫描及 γ 闪烁照相

放射性核素扫描及 γ 闪烁照相是一种安全、简便、灵敏度高、无痛苦、无创伤的检查方法,患者易于接受。对于股骨头缺血性坏死的早期可见局部放射性摄取减少或阙如,对诊断具有很大价值。特别是当 X 线检查尚无异常所见,而临床又高度怀疑有骨坏死之可能者作用更大。放射性核素扫描及 γ 闪烁照相与 X 线检查检查相比,常可提前 3~6 个月预报股骨头缺血性坏死,其准确率可达 91%~95%。

(三)治疗

股骨头缺血坏死的治疗应根据病因、年龄、病变程度、单髋还是双髋受累等给予相应的治疗,其目的在于制止病变继续发展,改善股骨头血运,促进坏死修复,最大限度地保留患髋关节的功能。对于已发展为严重骨性关节炎,年龄又较大者,可行人工髋关节置换术。

1.非手术治疗

成年股骨头缺血坏死Ⅰ、Ⅱ期病变,范围较小,可卧床,患肢避免负重或牵引。如双侧病变应卧床或坐轮椅车,减轻体重,口服活血化瘀及扩血管药物,如蒲黄、川芎、红花、大青叶等。西药海得琴、冠心平等与丹参片有相似作用,高压氧治疗有一定疗效。应定期拍 X 线片观察病变进展情况,如有进展,应改行手术治疗。

2.手术治疗

(1)股骨头髓芯减压术。

(2)带血管蒂骨瓣、肌蒂瓣移植及血管束植入术。

(3)经大转子旋转截骨术。

(4)闭孔神经切断术。

(5)全髋关节置换术:对晚期股骨头破坏重,不能保留者,应做人工全髋关节置换。

三、胫骨结节缺血坏死

(一)概述

胫骨结节是髌韧带的附着点,属于牵拉骨骺。约在16岁时该骨骺与胫骨上端骨前融合,18岁时胫骨结节与胫骨上端骨化为一整体。故18岁前此处易受损而产生骨骺炎,甚至缺血、坏死。本病又名 Osgood-Schlatter 病。

股四头肌是全身最强大的一组肌肉,其牵拉力通过髌骨、髌韧带常使尚未骨化的胫骨结节骨骺产生不同程度撕裂。男性青少年喜爱运动,在缺乏正确指导时往往发生这种损伤。

此病可伴有退行性关节病,可出现间歇性发作和滑膜炎等退行性关节病的典型表现。当关节软骨开始软化和纤维性变时,因关节软骨不能较好地缓冲承受应力,使较大的应力作用于软骨下骨板,使软骨下结构遭到破坏。许多患者通常有近期活动量增加和(或)创伤史,干骺端内水肿导致的压力增多会引起疼痛,当压力高到一定程度时将会引起骨坏死。如果结构性改变较小,则软骨下病变可能痊愈,症状可消失。如果病灶面积大,骨结构减弱,可引起大小不等的骨坏死和塌陷。如果塌陷较小,且局限于胫骨干骺端内,则始终不会有 X 线片像的发现。只有较大的破坏性病灶才会在普通 X 线片像上显示出来。

(二)影像学检查

患者可分为两大类。

(1)Ⅰ类:患者始终无软骨下骨塌陷改变,亦无 X 线的异常发现。但有一系列 MRI 异常改变,根据 MRI 的异常改变Ⅰ类患者又可分为 A、B、C 三型。

A 型:表现为软骨下区有较小的、界限明确的低信号区,此种信号减弱在 T_1 加权像上最容易看到。

B 型:改变位于软骨下区,呈弥散性改变,达髁线以下的胫骨干骺端内。此种改变非局灶性,而呈弥散性信号在 T_1 和 T_2 加权像上清晰可见。

C 型:均为软骨下骨的局限性变化并波及干骺端,此时不仅有一界线分明的低信号线包围的病灶,伴有典型的骨坏死表现。

(2)Ⅱ类:X 线片上可见到典型的骨坏死表现,包括大小不一的软骨下骨塌陷,局部骨密度减低,周围为硬化的边缘,MRI 可见与此相同的改变。

老年患者胫骨骨坏死表现为胫骨干骺端的软骨下骨系列性破坏。最轻的表现为局灶性信号改变(A 型),能够自愈。中期病变相当常见表现为广泛的干骺端水肿,虽然恢复但会残留有瘢痕和 MRI 扫描可见到的软骨下改变(B 型)。小面积的局灶性骨坏死,无软骨下骨塌陷,但病灶持续存在(C 型)。最严重的表现,绝大多数为破坏性的,包括大面积的软骨下骨受累,最终 X 线片可出现异常表现,并伴有大面积骨坏死和软骨下骨塌陷。

(三)治疗

本病在18岁后,胫骨结节与胫骨上端骨化后症状即自行消失,但局部隆起不会改变。在18岁前,只要减少膝关节剧烈活动症状会缓解。有明显疼痛者也可辅以理疗或膝关节短期制动。一般无需服止痛剂,亦不宜局部注射皮质类固醇,因注入皮下不会有效,而骨骺又难以注入。作者曾见皮质类固醇注入皮内,引起皮肤坏死,骨后外露长期不愈者。偶有成年后尚有小块碎裂骨骺未与胫骨结节融合而症状持续,此时可行钻孔或植骨术以促进融合。

四、腕月骨缺血坏死

(一)概述

月状骨无菌坏死较少见。54.5％与外伤有关,血液供应受到障碍后,出现不同程度的月状骨坏死,多在 14～47 岁发生,且常为一侧。Stahl 将其分为五度:

(1)第Ⅰ度:月骨有细小骨折线;

(2)第Ⅱ度:骨折线掌侧面出现脱钙,骨折线变宽;

(3)第Ⅲ度:骨折线背面出现骨质硬化;

(4)第Ⅳ度:骨折线两侧硬化范围扩大,月骨塌陷,有继发的骨折;

(5)第Ⅴ度:桡腕关节面有创伤性关节炎表现。

腕部僵硬,活动受限,尤以背伸活动受限显著。疼痛,可向前臂放散,呈持续性疼痛。疼痛多在未确诊前 2～6 个月即出现。握力仅及正常的 47.4％～52.0％。少数病例出现腕管综合征的症状。

(二)影像学检查

1.X 线检查

X 线片是诊断本病的最直接手段,X 线片可显示月骨小梁断裂、吸收、囊性变月骨硬化,塌陷直至碎裂等表现。临床多根据 X 线影像学进行分期、目前国际上应用最广的是 Lichtman 分类。Ⅰ期:月骨形状正常,但月骨内骨折、骨小梁断裂。Ⅱ期:可见月骨的硬化性改变。ⅢA期:月骨除有硬化性改变外并伴有塌陷。ⅢB期:在ⅢA期的基础上伴有舟骨的掌屈畸形,腕正位像可显示舟状骨变短头状骨移向近端等。Ⅳ期:显示月骨硬化、塌陷、碎裂和广泛的创伤性关节炎。临床可根据此分类法,在不同病变期选用一种最合适的手术方法。

2.CT 检查

CT 图像可显示骨质疏松、囊变、骨质密度不均匀,以后可出现骨碎裂、骨质密度增高。CT扫描对骨的小囊变、硬化及小裂纹比较敏感,有助于早期诊断。

3.MRI 检查

MRI 检查对骨的缺血性改变反应较敏感,对本病早、晚期的诊断均有应用价值。X 线片上没有任何改变的Ⅰ期病例,MRI 图像上可出现明确的低信号区改变。故早期诊断率较 X 线片要高得多。在 T_2WI 低信号区域内存在高信号区,则表示月骨有明显的恢复倾向。因此,MRI 对本病的早期诊断、判断转归和决定治疗的方法,均起着决定作用。

同位素 ^{99m}Tc 骨扫描对本病各期均是一种有效的诊断方法,尤其在Ⅰ期 X 线片诊断不明确时更具有诊断价值。一般摄左右双侧腕部片对比后才能进行评价。

(三)治疗

早期以保守治疗为主,做理疗合石膏固定。晚期病例,视情况可做月骨置换术、腕骨局部融合术、近排腕骨切除术及关节融合术。有时仅做月骨摘除术也可获较满意疗效。

参 考 文 献

[1]龚渭冰,徐颖.超声诊断学.北京:科学出版社,2007.

[2]周永昌,郭万学.超声医学.北京:科学技术文献出版社,2006.

[3]郑哲岚,童紫莺,等.超声对胡桃夹现象诊断标准的探讨.中华超声影像学杂志,2004,13:363-365.

[4]吴恩惠.医学影像学(第5版),北京:人民卫生出版社,2005.

[5]De Los Rios la Rosa F,Khoury J,Kissela BM,et al.Eligibility for Intravenous Recombinant Tissue-Type Plasminogen Activator Within a Population:The Effect of the European Cooperative Acute Stroke Study (ECASS)Ⅲ Trial.Stroke,2012,43(6):1591-1595.

[6] Alexandrov AV. Current and future recanalization strategies for acute ischemic stroke.J Intern Med,2010,267(2):209-219.

[7]Jauch EC,Saver JL,Adams HP Jr,et al.Guidelines for the early management of patients with acute ischemic stroke:a guideline for healthcare professionals form the American Heart Association/American Stroke Association.Stroke,2013,44(3):870-947.

[8]中华医学会神经病学分会脑血管病学组畸形缺血性脑卒中诊治指南撰写组.中国畸形缺血性脑卒中诊治指南 2010.中华神经科杂志,2010,43(2):146-153.

[9]中华医学会神经病学分会脑血管病学组缺血性脑血管病血管内介入诊疗指南撰写组.中国缺血性脑血管病血管内介入诊疗指南.中华神经科杂志,2011,44(12):863-869.

[10]Liu X,Zhang S,Liu M,et al.Chinese guidelines for endovascular management of ischemic cerebrovascular diseases.Intervent Neuro,2012,1(3-4):171-184.

[11]Broderick JP,Palesch YY,Demchuk AM,et al.Endovascular therapy afther intravenous t-PA versus t-PA alone for stroke.N Engl J Med,2013,368(10):893-903.

[12]王志红.神经系统疾病影像诊断与分析.北京:人民军医出版社,2011.

[13]孙吉林,赵文清,吴育锦,等.神经疾病影像快速定位诊断.北京:化学工业出版社,2012.

[14]Spence JD,Hackam DC.Treating arteries instead of risk factors:a paradigm change in management of atherosclerosis.Stroke,2010,41:1193-1199.

[15]Noda H,Iso H,Yamashita S,et al.Risk stratification based on metabolic syndrome as well as non-mentabolic risk factors in the assessment of carotid athersclerosis. J Atheroscler Thromb,2011,18:504-512.

[16]Wagenseil JE,Mecham RP.Elastin in large artery stiffness and hypertension.J Cardiovasc Transl Res,2012,5:264-273.

[17]Jensen MD,Ryan DH,Apovian CM,et al.2013 AHA/ACC/TOS guideline for the management of overweight and obesity in adults:a report of the American College of Cardiol-

ogy/American Heart Association Task Force on Practice Guidelines and The Obesity Society. J Am Coll Cardiol,2014,63: 2985-3023.

[18]Palmefors H,DuttaRoy S,Rundqvist B,et al.The effect of physical activity or exercise on key biomarkers in atherosclerosis-a systematic review.Atherosclerosis,2014,235: 150-161.

[19]Steiner T,Bosel J.Options to restrict hematoma expansion after spontaneous intracerebral hemorrhage. Stroke,2010,41(2):402-409.

[20]Delgado Almandoz JE,Yoo AJ,Stone MJ,et al.The spot sign score in primary intracerebral hemorrhage identifies patients at highest risk of in-hospital mortality and poor outcome among survivors.Stroke, 2010,41(1):54-60.

[21]中华医学会神经病学分会,中华医学会神经病学分会脑血管病学组.中国畸形缺血性脑卒中诊治指南 2014.中华神经科杂志,2015,48(4):246-257.

[22]李健丁.螺旋 CT 和 MRI 在进展期胃癌术前分期中的价值.影像诊断与介入治疗,2006,4(5).

[23]段燕东.胃肠道间质瘤影像学诊断及其价值.影像诊断与介入治疗,2007,5(1):23-25.

[24]张瑞平.结直肠癌螺旋 CT 征象与肿瘤血管生成的关系中华生物医学工程,2008,14(1): 43-47.

[25]张跃珍.小肠间质瘤 CT 表现及不同危险性征象分析.肿瘤研究与临床,2008,20(7):456-459.

[26]张云亭,袁幸德.医学影像检查技术学.北京:人民卫生出版社,2001.

[27]方松华.胃肠道间质瘤的血管造影诊断.中华肿瘤杂志,2005,27(8):496-498.

[28]柏树令.系统解剖学(第 5 版).北京:人民卫生出版社,2001.

[29]库在唱,唐光健.现代全身 CT 诊断学(第 2 版).北京:中国医药科技出版社,2007.

[30]贺伟,潘纪戎,周新华,等.肺非结核性分枝杆菌病的 X 线和 CT 表现.中华放射学杂志,2004, 38:20-25.